第3版

强迫症

你和你家人需要知道的

[美]布鲁斯·海曼/Bruce M.Hyman，
切莉·佩德瑞克/Cherry Pedrick 著

陈晓莉，容怡 译

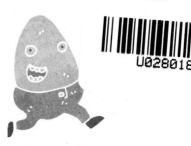

U0280181

重庆大学出版社

THE OCD WORKBOOK(THIRD EDITION)：YOUR GUIDE TO BREAKING FREE FROM
OBSESSIVE-COMPULSIVE DISORDER BY BRUCE M.HYMAN,PH.D AND CHERRY PEDRICK,RN
Copyright：© 2010 BY BRUCE HYMAN AND CHERRY PEDRICK
This edition arranged with NEW HARBINGER PUBLICATIONS
Through BIG APPLE AGENCY, LABUAN, MALAYSIA
Simplified Chinese edition copyright：© 2014 CHONGQING UNIVERSITY PRESS
ALL rights reserved

版贸核渝字（2013）第 340 号

图书在版编目(CIP)数据

强迫症——你和你家人需要知道的/（美）海曼
（Hyman,B.M.），（美）佩德瑞克（Pedrick,C.）著；陈
晓莉，容怡译.—重庆：重庆大学出版社,2014.9（2022.10 重印）
（心理自助系列）
书名原文：The OCD Workbook
ISBN 978-7-5624-7652-8

Ⅰ.强…　Ⅱ.①海…②佩…③陈…④容…　Ⅲ.
①强迫症—治疗　Ⅳ.①R749.99

中国版本图书馆 CIP 数据核字（2014）第 175318 号

强迫症:你和你家人需要知道的
qiangpozheng:ni he ni jiaren xuyao zhidao de
[美]布鲁斯·海曼　切莉·佩德瑞克　著
陈晓莉　容　怡　译
策划编辑:王　斌
责任编辑:王　斌　敬　京　　版式设计:敬　京
责任校对:刘雯娜　　　　　责任印制:赵　晟
*
重庆大学出版社出版发行
出版人:饶帮华
社址:重庆市沙坪坝区大学城西路 21 号
邮编:401331
电话:（023）88617190　88617185（中小学）
传真:（023）88617186　88617166
网址:http://www.cqup.com.cn
邮箱:fxk@ cqup.com.cn（营销中心）
全国新华书店经销
重庆市正前方彩色印刷有限公司印刷
*
开本:720mm×1020mm　1/16　印张:17.75　字数:300千
2014 年 9 月第 1 版　　2022 年 10 月第 5 次印刷
ISBN 978-7-5624-7652-8　定价:56.00 元

本书是针对强迫症行为疗法的最佳指导用书,它包含对强迫症最新行为疗法的详尽易读的描述,以及一些在其他书籍中很少见到的信息。海曼博士和佩德瑞克博士对实践行为疗法运用中的困难进行逐步分析,他们将最新的治疗强迫症的行为技巧逐一明确,这本书是非常成功的。

——伊思·实斯波恩 (精神病学家,新墨西哥州立大学健康科学中心副教授,著有《痛苦的思绪和秘密的仪式强迫症——隐藏的瘟疫》)

这是个结构严谨的、为强迫症患者设计的自救计划,其中成人或儿童患者认知行为疗法的例子非常详尽。父母和家人可以在本书中获得打破行为模式的支持和帮助,而专家也可以通过本书来安排行为疗程,减轻患者痛苦。

——布兰奇·弗洛伊德 (迈阿密大学医学院心理和精神病学副教授)

我们早有必要写一本治疗强迫症的工具书,将详细的治疗步骤和细节告知患者及其家人,海曼和佩德瑞克的这本书正好满足了这个需要,它为治疗各种各样的强迫症提供了非常重要的实用信息。

——杰佛里·M.施沃基 (医学博士,洛杉矶加利弗尼亚大学心理学研究教授,《脑锁:如何摆脱强迫症》作者)

《强迫症:你和你家人需要知道的》对强迫症患者及其亲属来说是非常有益的,它详细描述了强迫症的症状和病因,同时提供了与这种令人极其困扰的病症作斗争的简单易行的指导,这两位作者将非常复杂的概念理论和治疗办法变得幽默、简单和让人愉快,对那些想确信自己的某些行为和想法是否具有强迫症特征的读者,本书也提供了一张症状表和评测工具,我将会给我的病人及其家人大力推介此书。

——福根·奈兹罗格鲁 (博士,美国行为心理学委员会成员,纽约大颈生物行为学研究所精神病学专家,纽约长岛霍夫斯茁大学心理学教授,纽约大学心理学教授)

《强迫症:你和你家人需要知道的》是一本全面的实用的治疗指导工具书,它将会帮助成千上万的强迫症患者和那些支持他们从这一严重的疾病中逐渐恢复的人们。

——芭芭拉·范.明 （博士,布朗大学精神病学和人类行为学副研究员）

本书对强迫症的现代新型疗法进行了详细的解释和说明,我本人打算把该书介绍给我的病人,书中包含有我们所知的治疗强迫症的最强大有效的办法,以及这种办法最基本的组成部分——仪式干预和暴露这两部分逐步清晰的步骤。此外,我很开心在书中看到了如何使用认知技巧办法来治疗强迫症的例子和详细步骤,书中还包含有针对各种不同种类强迫症的明确建议,包括多虑性失调、肇事逃逸、收藏型强迫症。这本书不但针对自我治疗的病人,也针对医生,他们可以使用书中的例子和手段有效治疗强迫症。

——詹姆斯·M.克莱波恩 （博士,美国职业心理学委员会成员,心理学家,强迫症基金会科学建议委员会成员）

此书不仅是本工具书,海曼和佩德瑞克描述了强迫症,揭开了其神秘的面纱,此外作者还为专家和病人提供了详细有益的诊疗计划,《强迫症:你和你家人需要知道的》应该是你强迫症文献资料中非常重要的一本。

——罗伯特·H.亚克曼 （社会工作硕士,纽约州立大学布鲁克林健康科学中心精神病学系临床副教授）

读这本书真让人觉得愉快,在我二十年强迫症研究和临床经验中,这是我遇到的最好的自助资料,临床社会工作者海曼和注册护士佩德瑞克合著了这样一本对强迫症患者及其家人非常重要的资料书。此外,这本书以实践中获得的根据为基础,兼可读性、趣味性、易接受性于一身,是强迫症治疗的必备读物,我强烈推荐这本书。

——布鲁斯·A.泰勒 ［心理学博士,塔拉哈西(美国佛罗里达州首府)佛罗里达州立大学社会工作学院主任］

祝贺本书作者,他写出了一本非常全面的、均衡的、极具可读性的书。这本书对强迫症患者、他们的家人以及任何想了解强迫症及相关病症的人都是极大的福音,本书中给出了我见过的最好最详尽的自助治疗指南,建议各位治疗专家、医生人手一册,仔细研读。本书不仅可以帮助他们成为更好的专家,还可以帮助他们更好地了解自己的病人。

——唐纳德·W.布莱克 （医学博士，爱荷华大学医药学院精神病学教授）

本书极具可读性，信息丰富，我会鼓励我的病人们多多阅读，以便更清楚地了解强迫症及其症状，以及如何在治疗中互相配合。

——罗布托·A.道明维兹 （迈阿密大学医药学院前任教授）

谨以此书献给:成千上万名与强迫症日夜奋战的人;

因家庭成员身患强迫症而生活受到深刻影响的家人们;

致力于强迫症治疗以期为患者减轻痛苦的专家;

致力于强迫症研究,以期加深人们对强迫症的理解并寻求

治疗突破的研究者和科学家们。

目录
CONTENTS

引 言

引　言

在这个世界上，你身在何处并不重要，重要的是你在向哪个方向前进。

——奥利佛·温黛尔·霍尔姆斯

《强迫症:你和你家人需要知道的》一书在过去十年已经成为强迫症患者、患者家属，以及临床医师极有价值的参考书。本次第三版讨论了强迫症更多的症状，介绍了认知行为疗法的最新趋势，同时也为努力与强迫症抗争的患者家人提供了更多的帮助和指导。如果您想对强迫症有一个更全面的了解，寻求克服强迫症的办法，这本书就是你需要的。

我们是谁?

"我得回去，我得赶紧回去看门到底锁上了没有。"我盯着自家的门，赶紧熄火，跳出汽车，我得再检查一遍。

"我看见你锁了门的，妈妈。"我儿子詹姆斯明显觉得不耐烦了，他不想上学迟到，于是在后门大叫，"你都检查两遍了。"

我知道我每天都锁门了，那我为什么还要一遍一遍地检查呢? 无法解释，我只是需要这么做，这种情况一再发生，我不得不一遍一遍地有规律地返回家里看锁了没有。每天中午，没有任何预警的这种恐惧都会袭击我，我锁门了没有? 关灯了吗? 咖啡机关了吗? 之后我就开始一遍遍地检查我的家电、门锁、汽车刹车，以及一些工作文件，当这一情况开始影响我作为一名家庭健康护士的工作时，我开始寻求治疗。

我被诊断患有强迫症，一种大约有 2.5% 的人都患有的精神疾病。作为一名护士，我或多或少对强迫症有所了解，但是还没有做好准备，我急需康复，这一需要让我阅读了关于强迫症的所有书籍和文章，因此我得以在杂志上发表了关于强迫症的若干篇文章，以及有机会在家中继续接受护士课程的学习，研究和写作也帮助我使用认知行为疗法来治疗自己的疾病。

当我的强迫症状有所改善，我开始去帮助其他有类似病症的人，我遇到了许多因缺乏知识和帮助而深受其害的患者，通过我在因特网上找到的支撑体系——强迫症患者基金会，我们为深受强迫症之苦的人们提供帮助，但首先给需要信息的人们提供一个去处是非常必要的。

我那电脑迷儿子主动提出帮我建立一个网站，我要网站做什么？后来我知道了，他创作了一个非常精美的教育指导强迫症患者的网站，在这过程中有成千人通过网址 www.Cherry Pedrick.com 链接，找到了关于强迫症的最好的网站。

我在 1997 年强迫症基金会的会议上遇到了布鲁斯·海曼博士，当时他正在写一本书，一本可以给强迫症患者提供治疗工具的工具书。两年来他一直在努力寻找一位患有强迫症的医学同行，这样就可以从一个病人的视角来写自己的亲身经历，我们发现彼此可以在这本书的写作过程中满足各自的需要，我们都为这个写作计划贡献了自己的才能。我当过护士，这使得我能够很好地理解强迫症及其治疗办法，而我自己也是患者，就可以带着同情和理解来看待问题，我真诚地期望，我们二人的专业能力和水平可以给本书的读者提供帮助。

——切莉·佩德瑞克 注册护士

不，我没强迫症。但在 1987 年，我做临床精神病学医生 7 年之后，别人介绍了一个病人给我，中等年纪，有一系列的清洗和检查症状，他每天洗澡 2 个小时，拒绝触摸任何不熟悉的物体，害怕灰尘和细菌，每天洗手 27 次。由于之前我从未有过治疗强迫症的经历，我一方面为他的怪异举止而苦恼，另外一方面也为他痛苦的遭遇而动容。当我意识到自己惯常使用的治疗方法并不适合他，无法真正的帮助他时，我开始了一项任务，学习关于强迫症的一切知识，并向国内任何有相关专业知识的专家求教，这使我于 1988 年进入到由埃德娜·福阿教授领导的位于前宾西法尼亚医学院的焦虑症治疗中心（宾西法尼亚医学院现更名为 Allegheny 健康科学院）。在那里我观察到了使用密集行为疗法治疗强迫症患者的成功案例，由于之前有使用认知行为疗法进行诊疗的基础，我能够及时地将这一疗法应用于自己的强迫症患者。

我发现，只有极少数的强迫症患者得到了合适的帮助，这促使我有了写这一本书的想法。尽管我们的文化在理解和治疗包括强迫症在内的心理疾病上已经走了很长一段路，但恐惧和无知依然存在。对许多与强迫症病魔做斗争的患者来说，都害怕因寻求帮助而面临疾病带来的尴尬和不适。而那些寻求了外界帮助的患者，也常常会对结果感到失望。我有很多病人都告诉我，在找到真正了解强迫症的医生之前，他们都曾在许多对强迫症有了解的健康专家那里寻求过帮助，虽然他们用意善良，但常常传递错误的信息。这种疾病让人绝望，这使得许多患者试图从各种渠道获得帮助，虽然这些帮助不过是给了他们一些渺茫的希望。他们在医生和医疗机构那里寻求帮助的一些沮丧的经历通常会导致更多的情绪上的痛苦、负罪、沮丧和不信任，许多人渐渐地放弃了，失去了希望和信心。

至今医学上依然没有治愈强迫症的办法，在读完本书之后可能你仍然是个强迫症患者，但那时你将获得与强迫症斗争的武器。本书的写作目的，就在于帮助强迫症患者在抗争中走上正轨，一步一步地帮助他们发生变化。

本书中的许多治疗技巧并不是新的。它们曾在许多其他自助书籍中出现，甚至还包括许多职业心理学家的临床教材中。本书以简单清晰易于理解的语言，展示了目前关于行为变化过程的理论。这是 10 年治疗数以百计确诊强迫症病例所获得的经验的结果。

——布鲁斯·M.海曼博士　注册临床社会工作者

如何通过这本书获得帮助？

本书无法取代在合格的心理健康专家那里获得的正规心理学或精神病学的治疗。患者应该通过以下几种方式来使用本书：

1.与正在进行的精神病学或心理学治疗相结合。比如说，你目前正在接受一个非常专业并且合格的心理学专家的治疗，但他的专业并不在于治疗强迫症，那么这本书可以帮助你的医生扮演教练或指导的角色，或者可以指导你逐步控制强迫症。

2.对那些因为各种原因不愿寻求专家帮助的患者来说，可能他们也想尽可能了解强迫症，那么这本书就可以作为自我干预的指导用书。如果你认为自己患有强迫症，那么我们强烈建议你寻求在诊断和治疗强迫症方面有经验的心理专家，一位合格的精神病学家或心理学家可以帮助你确诊疾病，并帮你判断自助的认知行为疗法是否适合你。

3.想克服强迫症但不知从何入手的患者，或者是那些无法获得专业治疗的患者。或许您渴望了解更多关于强迫症的知识，希望把这本书作为克服自己症状的指导。如果你患有强迫症，我们强烈建议你寻找专业的心理治疗师。精神病学医生或心理医师将会帮助您确认强迫症的诊断，并判断自主认知行为疗法是否适合你。如本书第 16 章的讨论，一些其他的疾病有时会和强迫症并发，就会使强迫症的恢复治疗变得复杂。如果患有多种疾病，制定能够治疗每一症状的综合治疗策略则尤为重要。

4.对那些试图更深了解强迫症的家庭成员来说，就像我们不建议医生为自己的家人们治疗与自己专业领域不相关的疾病一样，我们同样不建议强迫症患者的家人籍由本书来扮演心理专业治疗师的角色，即使他们曾经接受过相关训练。然而，当患者依照本书规划的自助过程进行自助时，他们的家人依然可以提供非常有价值的帮助和支持，本书的第 4 章描述的就是值得信赖的朋友或家人如何扮演行为助手的角色。

关于本书

本书包含四部分。读完第一部分（第 1 章—第 3 章）之后，你会了解到什么是强迫症，如何诊断强迫症，其症状都有哪些，以及目前治疗这种疾病的方法。这 3 章讨论了普遍认可的强迫症诱因。第 3 章回顾了最有效的治疗强迫症的方法：药物治疗和认知行为疗法。

第二部分（第 4 章—第 9 章）是本书的核心，一步一步地引导你在自我指导下克服强迫症，并讨论了对待强迫症康复的态度，哪些是有利的，哪些是不利的，哪些是康复过程中切合实际的期望，特别强调了对待自己要宽容和耐心。一旦开始自我康复治疗，你就需要三到六周的治疗时期，自我康复治疗在这段时间必须是你的第一任务。摆脱强迫症的困扰而重获自由将会使这种投入变得非常有价值。注意，我们说的并不是摆脱强迫症，而是摆脱强迫症的折磨。除非强迫症很严重，你会发现生活中存在一点点的强迫症会更有效率，更加充实。

第二部分还包括如何单独或在临床治疗医师的指导下使用本书的说明。它同时讨论了如何判断你是否需要专业咨询。如果你身边没有治疗医师，找一个值得信任的朋友或家人帮助你实施某些行为活动。在该版中，第二部分增添了一个新的章节——第 9 章：赢得突破的更多工具。本章陈述了认知行为疗法的"第三次浪潮"的有关资料，包括正念的使用，这是在精神健康领域不断获得认可的一种方法。

4

第三部分(第 10 章—第 15 章)为强迫症的具体症状进行了介绍。你不必通读这部分所有内容,可以跳过某些章节,去阅读那些和你联系最紧密的章节。在这部分内容,你会了解到并非常见但和强迫症有些微联系的强迫症症状和不适症的最有效的治疗策略。这主要包括强迫性思维、多虑症、肇事逃逸强迫症、健康焦虑症,以及囤积症。

第四部分(从第 16 章—第 19 章)包括了与强迫症有关的疾病以及家庭问题的重要信息,并为你提供了如何求助他人的详细信息。第 16 章讨论了与强迫症有关的症状类型,包括身体畸形障碍和拔毛发癖。因为强迫症也发生在儿童身上,第 17 章提供了关于怎样把书中的这些原则应用在治疗强迫症儿童身上。家人在恢复治疗中起着重要作用,所以第 18 章专门讨论了这个重要话题。此外,在该修订本中,我们在每个章节后面增添了新的内容,即"给家人和朋友的建议"。我们鼓励你把这个信息与亲密的朋友和家人分享。根据个人情况,你也许需要专业帮助。第 19 章为你选择了专业的精神健康医师提供了指导建议。因为后援团对克服害羞和孤僻有很大的帮助作用。第 19 章在帮助患者确定后援团上提供了建议。

附录也包含了有价值的资源。有些人在遇到强迫症时会不知所措,不明白为什么强迫症会导致举止奇怪。也或许,有些人把强迫症当作秘密,认为"说出来"会使周围的人大吃一惊。因此,附录中包含了该障碍的确切信息,你应该抄录下来,给你的老师、学校的辅导员、家人、心灵导师等,他们可能会从这些信息中受益。附录给出了强迫量化表(Y-BOCS),这是一个用来确定强迫症严重程度的自评表。每一条目都询问了患者这些症状是如何干扰日常生活的。其范围从 0 分到 40 分,40 分代表强迫症最严重的程度。考虑到该表能够快速测验患者的症状程度,当自主治疗在开始和中间阶段,以及强迫症的矫正获得了有意义的进步的时候,进行测试非常恰当。这能使患者掌握所获取的进步,为减少强迫症状在生活中的干扰仍需要做的努力。

第 1 部分

学习了解强迫症

1.什么是强迫症?

在生活中,没有什么比恐惧更糟糕、更危险了。

——Jawaharlal Nehru

在本章中,你将见到成千上万患有强迫性神经官能症也即强迫症的典型代表。他们所与之抗争的疾病,让他们的大脑充斥着一些并不需要的想法,并且威胁他们如若不采取一些重复的无意义的行为便会倒霉。它们并不罕见,40个人中大约就有1个强迫症患者。

强迫症是以强迫性思维或强迫性行为为典型特征,会让人沮丧且浪费时间,影响人们的日常工作、生活和人际关系。强迫性思维是指持续的冲动、念头、意向或想法,它侵入人的正常思维,导致过多的焦虑和担忧。强迫性行为是指一种心理活动或重复性的行为动作,以期减少或阻止因强迫性思维而引发的担心和焦虑,他们通常有避免或阻止某种令人恐惧或绝望的事件发生的企图,比如死亡、疾病以及一些幻想的霉运等。

强迫症的基本类型

检查者

检查者通常会过度地不理智地担心自己"并不完美"的行为,幻想自己可能导致周围人发生灾难和危险。他们会感到自己不得不一遍遍地检查门、锁以及家电的开关以保证避免那些有可能发生的灾难。他们还会检查自己关心和爱护的人,以避免灾难发生在他们身上。这种检查可以缓解因强迫性思维而带来的不适焦虑,但效果一般都非常短暂,他们的担忧或焦虑通常会再次回来,或者被其他的强迫性思维所取代,从而导致更多更频繁的检查行为。如此这般,焦虑——检查——短暂放松——更频繁检查的循环模式就建立起来。这种检查行为可能与强迫性恐惧有关,也可能无关。比如说,某人在某次忘记关房门而产生了不断检查房门锁的强迫性行为,或者某个学生因在作业中犯错而养成了不断检查自己作业的行为。

清洗者

清洗者对细菌、灰尘、病毒或外界物质可能引发的感染而产生强迫性思维。他们生活于恐惧中,担心自己无法阻止那些传染媒介给自己和他人带来伤害。出于这种恐惧,他们不停地洗手、淋浴,要不整天花好几个小时的时间来清理屋子。时间一长,他们的恐惧加剧,发现更多会导致危害的可能,这种清洗、清洁变得更加夸张,带来的舒适感和放松感也越来越微弱。

秩序和重复者

秩序和重复者认为,他们必须以一种特殊的、绝对的、完美的方式来安排某件事,或者他们需要一遍遍地重复做某个特定的动作。很多此类型的人都会要求某项特定的事物,比如他们的鞋带、头发或其他个人物品,要非常完美地平衡或者对称。如果他们的东西被他人移动、触摸,甚至小小地重新安排了一下,他们都会感到极度的郁闷和沮丧。他们担心自己或珍视的人受到某种危害,这种恐惧使得他们陷入过分遵从某种秩序或不断重复某种特定行为的怪圈,他们会不停地跨越某个房间的门槛,会默默地数数或者自言自语,重新布置物品,反复开灯关灯直到他们觉得刚刚好,只有这时他们的强迫性思维或恐惧才会被放下,哪怕只是短暂的一段时间。

纯强迫思维人群

纯强迫思维人群通常会有一些不必要的、突如其来的可怕想法或意象,认为自己会给他人带来危害或伤害。这些想法大多很暴力,且多与性相关。或者他们会产生很多不好的想法,但他们自己对这样的想法或做法又是非常不齿且厌恶的。我们把这类强迫症称为纯强迫性思维。这类患者通常只会出现强迫性思维,却不伴随有明显的强迫性行为。最近对此类强迫症的研究显示,纯强迫思维患者也会出现一些强迫性行为,但通常都比较轻微和隐蔽,例如一些心理上的强迫行为或仪式什么的,比如说,许多此类型患者会有很多重复的行为来反击他们的焦虑,数数、祈祷或者心里重复某件事,等等。他们还会在大脑中不断重现某个场景,来驱逐疑虑,释放焦虑。他们对自己生殖器官可能在正式场合出现的非正常反应异常关注,总是在不停地监测和审视检查。他们总是不停地询问别人自己的行为是否给别人带来危害,和前面几类患者一样,这些心理活动会使他们的焦虑得到暂时的缓解,但随着时间推移,这种轻松的感觉会逐渐减少,而那些心理仪式会变得更加夸张和严重。

收藏者

收藏者会收藏一些非常不重要的东西,并且发现自己很难扔掉别人都认为是垃圾的东西。他们过分看重自己收藏的物品,并夸大了它们的重要性。他们经常担心自己在遥远未来的某天可能会需要这些东西,丢掉这些东西所带来的困扰可比保有这些东西带来的麻烦大多了。

多虑性失调

多虑性失调的人对宗教、道德、伦理问题有强迫性思维。他们对自己有一套行为规范,比其他有共同信仰的人要严格许多。他们的强迫性行为可能包括祈祷,以及不停地从周围人那里寻求肯定,来证明他们"道德上的清白"。这些行为只能带来暂时的轻松,而无法提供永久的平和、心静以及摆脱焦虑,患者逐渐就需要更多的祈祷活动或其他的一些仪式寻求别人的肯定。

人们或多或少都会有一些强迫症症状,我们都曾回头检查自己是否关好了房门,一个人引以为豪的一些积满灰尘的旧报纸在另一个人看来不过是一堆无用的垃圾,然而,当这些行为开始干扰正常生活时,强迫症就成问题了。

可能你也有上述的一些症状,但这些症状并没有过度影响你的生活,那么继续下去,你或许会发现这些习惯确实已经开始干扰你的生活,即使症状还没有严重到确诊为强迫症。因此这些针对强迫症患者的认知行为疗法同样也会使你受益。

患强迫症的人会出现一系列症状,这是非常常见的。比如说切莉·佩德瑞克可能会出现反复检查、大脑思维仪式或反复洗手的习惯。许多患者可能会常年表现出一种主要症状,这种症状消失,那种症状出现。比如说一位曾经是清洗者的患者可能会因为对传染的恐惧消失而变成一个检查者,反之亦然。这并没有一个固定的模式,强迫症的表面发生改变是正常的。

现在我们将介绍几位患者给大家。除了切莉·佩德瑞克之外,其余的人物都是许多患强迫症的人物的合成。你可能会发现自己和其中一个或多个人物有相似之处,但这仅仅是巧合而已。

切莉的故事

"如果……怎么办?"——自己离家时忘记关门而感到恐惧。随着时间的流逝,我的担忧和回去反复检查的行为侵入了我整个生活,我会回家检查门锁、咖啡机或者炉子是否关好。出门在外的时候,我总是会停下手头的工作,回到我的车上看手刹车拉起没有,车门是否关上了。"如果……怎么办?"成了每日伴我左右的同伴。"如果我真的没锁车门又有个小孩子爬进去受到伤害怎么办?""如果我没刹车,车尾被撞了一下,结果往前开伤了人怎么办?"强迫性的思维伴随着一种恐惧而生,我担心自己如果做了什么,或者不做什么,就会有人受到伤害。我在做饭时还喜欢使劲洗手,担心会污染食物什么的。

现在,在强迫症成为我并不需要的伙伴十年之久后,它并不经常发作。有时会有一闪而过的强迫性思维出现,但我总想办法驱逐它们。在极少数的情况下,我会回家检查,看门锁是否锁上了,但检查过后我还是会继续自己的生活。刚开始和海曼博士合作这本书时,我还不敢说自己已经摆脱了强迫症的困扰,但现在,我就有胆量这么说了。

玛莉的故事

当玛莉的大儿子感染了一种致命的病毒时,担心可能患上某种严重疾病的恐惧逐渐地控制了她的生活。她开始避免血液、灰尘、细菌以及一些红色的斑点。她担心不管相隔有多远,自己可能会因此而得病,无法照顾自己的儿子。五年来她的恐惧状况持续恶化,此时她才寻求治疗。那时，玛莉一天洗手约100多次，每天洗澡要洗整整1个小时。

她避免靠近医院、诊所和医生办公室，因为她认为这些地方都是被污染的。有些街道也是在她限制范围之内，比如那些流浪汉经常出现的街道，因为她认为流浪汉比那些有家可归的人身上更容易出现外在的伤口。她还避免接触有红色斑点的东西，因为她总觉得那些斑点极有可能掩藏着血迹。

只有在家里的个别她认为安全且干净的区域她才会觉得自在和舒服，这些区域是禁止其他家庭成员进入的，尤其是她的丈夫。他在当地一家包裹邮递公司工作，负责当地医院的日常物品运输。因此，在玛莉的眼中，丈夫是被污染的，他下班回家后必须马上洗澡，并且把衣服全部扔进洗衣机中，这样玛莉就不会碰到它们了。

梅乐迪的故事

尽管梅乐迪已经忘记自己何时开始频繁的检查，但直到她升入大学她才意识到这样频繁的检查行为是有问题的。她从家里搬出来和一个室友同住，梅乐迪每晚检查门锁、炉子和家电的行为让室友觉得很安全，刚开始室友还对她的关心非常感激，然而，由于需要检查的东西越来越多，梅乐迪每晚的例行检查耗时也越来越久。

当室友发现梅乐迪检查那些总是关着的窗户、厨柜的背面以及床下面的时候，她开始警惕起来。此外，这些东西还必须以一定的顺序来检查，如果在检查的时候她被打断了或者注意力被扰乱，有时仅仅会因为感觉不对，她都会重新开始。

梅乐迪还把自己的功课复制下来，并保存在一个盒子里，每天晚上她都会一遍一遍翻看这些功课，担心自己可能漏掉了重要的某一部分或是写了什么攻击性的内容。她每天打3~4通电话回家，看父母和弟弟是否安全，还要不停地联系朋友或其他一些白天有联系的人，看自己有没有说错话，有没有咳嗽时候不捂嘴巴妨碍到别人。每个夜晚她都在不停地回顾白天发生的事情，找自己可能犯过的错误，以及可能伤害或妨碍到别人的事情。

罗伯特的故事

不停地检查也是罗伯特的问题，但他的问题大多与开车相关。有天晚上他看到有个男人站在路中间，他从后视镜看过去，看见那个男人突然从车后猛穿过马路，他是不是撞上他了？他回头看，在马路另一边并没有看到那名男人的身影。

罗伯特在下一个十字路口掉头回转，他慢慢地开过自己刚刚看到那个男人的地方，并没有尸体，他确实没看到，但他仍然不确认，掉头又开回来。往复一个小时以后，他约会已经迟到了，但心里仍然无法确定。他回了家，焦急地等待电视上的新闻，因为如果有交通意外有人受伤，电视上肯定会报道的。

一个星期后，罗伯特开车时遇到一个在自行车道上骑车的妇女，他又一次体验到了恐惧。他可能撞到她了，他从后视镜望回去，那个妇女仍然在那里，镇定地骑着车，对他的恐惧完全不以为意。不久之后，每次开车经过行人或骑自行车的人时，他都会回头看，并从后视镜里往回看。渐渐地，他养成每天晚上 11 点看新闻的习惯，关注每天他开车经过的那些区域发生的交通事故。

本的故事

本在还是孩子的时候就喜欢将自己房间的玩具摆放得非常整齐。士兵的玩具都设在一个盒子里，字谜什么的也在书架上专门位置，他的书也根据大小分类摆放，小一点的在右边，大一点的在左边。他的这些行为在学校也受到其他孩子的议论，每天他都会把书放在椅子下面相同的位置，铅笔总是削得很尖，而且放在桌子的正中央，橡皮则放在左上角，试卷什么的总是排得整整齐齐，放在桌子中间。

成年之后，本的家极少有人做客，因为客人离开后他要花很大的精力把一切东西归位，就连他家人偶尔的拜访他都无法忍受，因为东西不在原本的位置上会给他带来很大的焦虑。

杰克的故事

杰克的问题在于跨过房间的门槛，一旦他脑子里有不好的想法或是觉得"有什么不对劲"时，他都会回头重新从刚刚经过的那扇门再走一遍。他经过门槛时，必须先摸右边，然后左边，最后摸上边。如果他感觉还好，那么他就走过了那道门，如果他感觉不好，他会退后一步，然后再前进一步，然后重复他的"摸门"程序。

坐在椅子上和从椅子上站起来也有程序可言。首先，杰克要先摸地板然后摸椅子两边，然后再站起来。写字也要花很多时间和精力，每个字母他都要摸两遍。因此，无论他做什么花的时间都要比别人长。他每天定闹钟定到早上 3 点，这样才能保证他早上 7 点准时出门。所有跟穿衣打扮相关的事都必须完成得刚刚好。

马克的故事

负罪感常常困扰马克——当一些不好的想法出现时，常与神明或者性相关。于是他开始祈祷，但这些祈祷词必须正确，否则是没用的，他要一遍遍重复直到他觉得这些祈祷词是正确的。让马克更加痛苦的是，这些不好的想法在他身处教堂的时候发作得更为频繁，结果，他不得不远离教堂，完全放弃了对上帝的信仰，但是他又害怕一旦自己离开教堂，那种负罪感会加剧。

利兹的故事

甲之蜜糖，乙之砒霜。年复一年利兹都用这句话来证明自己的收藏是有意义的，但是那些在她公寓里面排成一排装在箱子里的东西，除了她之外没人视为珍宝。时间一长，这些箱子成了负担。利兹期望通过搬家来解决这个问题。她把箱子封存放置重新来过，但新公寓很快又会挤满新的箱子。

她收藏报纸杂志、收据和信件，即便是那些在信箱里面的广告商品宣传册。她不知道自己为什么会这样，但扔掉这些东西的念头会让她感到极端焦虑。

安的故事

安在为两岁的孩子准备早饭,她拿刀子切西红柿,突然,她脑中出现了用刀刺向自己女儿的恐怖念头,她被这个念头吓到了,内心充满了深深的恐惧。第二天她在厨房的时候,同样的念头又出现了。晚上她给女儿洗澡时,心里突然又想,如果我把自己的孩子淹死了会怎样?同样,这个念头又让她极为困扰。

几天后她一遍一遍地思索这件事,整天有这些吓人的想法。"我肯定是个恐怖的妈妈",为了让自己不再使劲想这些,她不停念叨着"我是个好妈妈,我绝不会做那种事",以使自己分心,但那些念头仍然会出现,且一次比一次强烈。只要单独和女儿在一起,她就会变得非常紧张和焦虑,只要有女儿出现的场合,她就避免接触刀子等任何尖锐的东西,给女儿洗澡时,她一定要让母亲在旁边(母亲对她这些恐惧的想法一无所知)。

荣的故事

荣也被许多不好的念头所困扰,在他的大脑里面,某些场景像电影一样一遍遍在大脑中重放。他很害怕这些念头成真,在那些场景中,他总是在伤害别人,通常是他的妻子。但为何这种念头总在脑海中出现让他不堪重负?可能在他看电影或吃饭的时候这些念头就会突然出现在大脑中,而当这些念头没有出现时,他的大脑就会出现音乐,一连几天都是同样的旋律,有时突然旋律就变了,另外一个旋律出现,又开始折磨他了。

你刚刚看到的,是强迫症患者的典型故事,现在完成下面"我与强迫症的斗争"表,写出自己的故事,就像跟你觉得安全的人聊天一样,比如你最亲近的朋友,或者那些你有足够自信认为他们不会拒绝评价或者批评你所写内容的人。要允许自己把患上强迫症之后生活中的所有想法和感情都表达出来。如果需要,可以另外找些纸来写。可能你现在还没意识到,其实你并不孤单。如果你担心别人看到你的故事,写完后就把它们装在信封里,然后放在安全的地方,如果有一天你完全摆脱了强迫症,你会发现今天所做的这个练习,是你康复道路上第一件有意义的事情。

我与强迫症的斗争

简要描述你与强迫症作斗争的故事。_____

_____

_____

现在描述一下你最严重的症状。_____

_____

_____

详细描述一下病情症状过去到现在是如何发展的,在过去几个月或几年中

症状是如何变化的?_____

_____

_____

_____

这些症状如何影响到你的生活、工作、事业、家庭、友谊、爱情等方面?____

_____

_____

_____

如果你并没有强迫症,那你的生活会有何种不同呢?_____

_____

_____

_____

强迫症几年来的发展

20 世纪,强迫症曾以"强迫性神经官能症"和"精神强迫症"为人所知。强迫症曾一度被认为是种罕见的疾病。1964 年研究者预测只有 0.05% 的人(大约 2 000 人中只有 1 个)患有强迫症,1977 年这个数字涨为 0.32%(大约 1 000 人中有 3 个),而目前研究预测为 2.5%(Yaryura-Tobias 和 Neziroglu,1977b)。这一疾病之所以被认为罕见,最主要的原因就是患者的隐蔽性。

西特蒙德·弗洛伊德,心理分析的奠基人,认为强迫症是患者内心矛盾导

致的一种心理疾病,可以用"聊天治疗"这种心理分析技巧来治疗。几十年来,这种治疗办法效果并不理想,而强迫症也渐渐变成闻名的难以治疗的疾病,就连弗洛伊德也承认自己为强迫症所迷惑。他传播自己的心理学理论,但他同时期望未来,对人脑化学和解剖学的理解在帮助人们精神病方面发挥更重要的作用。

未来即是现在,心理学已经从对心理的理论研究发展成对人脑的研究。当代科技的发展,包括正电子发射 X 线断层摄影术、单光子发射计算体层摄影术和磁共振成象,使用这些技术,科学家们就可以探讨人脑的深层结构和化学反应。现在我们知道,强迫症并不是由无意识的内心矛盾和斗争导致的,而是因为大脑某部分出现了异常。

神经化学和血清素药理学上的新发现,使科学家们将强迫症和人脑中的血清素运行出现故障联系起来,血清素在掌管我们的情绪和行为方面发挥着重要的作用。目前我们已有 7 种可以纠正此类不平衡问题的药物,分别是安拿芬尼、百忧解、氟伏沙明、帕罗西汀、西酞普兰、草酸依西普兰和左洛复。服过以上任意一种药物之后,很多强迫症患者都发现自己症状减轻。还有其他一些患者在服用这些药物之后只会得到极少的轻松感,那么此类患者还需要其他一些药物进行辅助治疗。这一点告诉我们,血清素不均衡并不是强迫症的唯一病因。因此很显然,在大脑化学和药理学方面我们还有很多东西需要研究。

直到 20 世纪 60 年代,心理分析程式化地被用于强迫症的治疗中。而当药物被成功地用于该病的治疗时,疗法也发生了改变。1966 年,英国心理学家维克多·迈尔开始使用行为疗法治疗因强烈的感染恐惧而入院的强迫症患者。

迈尔和他的同事们将密集频繁地使患者接触其恐惧的事物,比如浴室门把手和龙头,和严格限制其洗浴和清洁时间的方法结合起来。事实上,他把医院里面除了厕所用水的其余水源全部关闭。经过几天的强化治疗,这种创新疗法出现成效,15 个病人中有 14 个出现了明显的症状缓解,10 人进步很快,甚至症状消失,4 人有了较大的进步。自迈尔博士的开拓性工作之后,世界各地的无数研究都证明了使用行为疗法(暴露和反应抑制)对减轻强迫症症状卓有成效。

同心理分析疗法强调用隐蔽的无意识的力量干预患者已经失控的行为不同,行为疗法强调对人类行为的理解,以及通过未学习过的错误行为和态度来改变行为的空间和能力。

20世纪80年代,保罗·萨库斯基和保罗·弗蒙坎普开始发现错误的信条和观念在导致强迫症状中发挥的重要作用。他们将六七十年代由艾丽斯(1962)和贝克、艾米莉、格林·贝尔(1985)发展出来的认知疗法应用于强迫症的理解和治疗。认知疗法包括明确并质疑导致患者不正常行为的不合理的荒谬的想法观念以及错误的思维模式,之后,认知疗法开始和行为疗法并肩作战,共同用于强迫症的治疗(Yaryura Tobias 和 Neziroglu,1997b),合称为认知行为疗法,也就是CBT。这是本书成书的基础,也是治疗强迫症一个强有力的武器。

摆脱强迫症

回顾了你自己与强迫症的斗争历程,你会发现生活中感到绝望困惑、不确定,担心自己的未来,背负强迫症的负担,这些都是正常的。然而,随着对精神学疾病,尤其是强迫症的科学理解的进步,现在已经看到了过去从未看到的曙光。同样,有效药物的普及以及认知行为疗法在治疗强迫症上的推广,也使我们看到了过去从未出现的希望。强迫症在大众中已经引起了前所未有的关注,反映出社会对个体差异接受程度的提高。强迫症患者再也不会因患有这种病而感到羞耻和尴尬。

认知行为疗法目前已是治疗强迫症的最有效的疗法。切莉就使用本书介绍的疗法逐渐摆脱了强迫症症状,她并未痊愈,事实上强迫症也并没有完全治愈的疗法,但她的生活已经不再为强迫症思想和行为所控制。当那些困扰的想法出现时,她有办法驱散它们。是的,有时她也会检查一下看门关上没有,或是不必要的时候洗手。但她并不会觉得自己必须反复重复这些行为。我们坚信,只要努力,强迫症的症状就会明显减轻,为此书中提供了必要的工具。

我们只有一个警告:如果你同时患有包括临床抑郁症的其他精神健康障碍,会使强迫症的治疗变得复杂。如果你认为自己的强迫症因为另一种精神障碍而复杂化,就请咨询专业的精神医疗师。针对每一症状的综合治疗策略将会比只针对强迫症的策略要奏效得多。

给家人和朋友的建议

　　强迫症不只是个人问题。它也在深层次上影响着家人和个人的关系。《强迫症:你和你家人需要知道的》的第 3 版将通过在每个章节后面增加"给家人和朋友的建议",更加强调强迫症患者的家人和朋友也要面对的问题。本书结尾为强迫症患者的家人、朋友和老师列出了一些书籍以供他们阅读。根据我们的经验,在理解这个神秘而让人困扰的疾病中敞开心扉学习的家人,对康复的成功起着关键作用。

　　花点时间和你关爱的人讲讲他/她的强迫症给你的生活带来怎样的困扰。如果你读了这本书,你会发现你和他/她之间的沟通一直是无效的。这很正常,也在预料之中。谦逊地坦白和承认自己的错误,去学习一切方法让自己成为你爱的人康复的一个积极因素。

2.强迫症的症状和诱因

尽管这世界充满着苦难,但同时也有无数战胜苦难的方法。

——海伦·凯勒

近看强迫症

在美国,强迫症在最常见的精神疾病排行榜中位列第四,终身患病的几率高达 2.5%。这意味着 40 个人中就有 1 个强迫症患者,那么美国大约有 660 万的男人、女人,甚至孩子,患有强迫病。以前预计的数字比较低,为 0.05%~0.32%(每 200 到 1 000 人中有 1 个)。现在预测的数字要比 1964 年、1967 年的数字高出 25 倍到 60 倍(Yaryura Tobias 和 Neziroglu,1997a)。65% 的强迫症患者发病时间小于 25 岁,只有 15% 的患者是在 35 岁之后才患病的。同时,女性患病的几率要稍稍大些,但在儿童患者中,男孩与女孩患者的比例大约是 2:1(Niehous 和 Sein,1997)。

对于一名普通强迫症患者来说,这些数字意味着什么呢?意味着他们其实并不孤单。强迫症患者倾向于将自己患病的情况保密,结果你根本无法清楚地判断和认识,究竟还有多少人有着同样的问题。下次在你遇到一大群人,比如在棒球场、音乐会、商场,甚至在购车商场前排队时,环顾四周,在你身边的 40 个人中就有 1 个强迫症患者。

强迫症在每一种文化、每一块大陆上都会出现。其中五个国家对于强迫症的研究(加拿大、波多黎各、德国、韩国和新西兰)都显示了同样的患病比例。

强迫症症状的出现是非常缓慢的,但也有个别患者是突然出现症状的。患者在家庭或工作中出现情绪波动导致强迫症的发生,这并不少见。生活出现大变动时,比如第一次离家、怀孕、孩子出生、怀孕结束、责任和压力突然增加、健康出现问题或者亲人离世,都有可能导致或加剧强迫症症状。

《精神疾病诊断和统计手册》(DSM-IV-R,第四版)被心理学专家视为疾病

诊断的"圣经"（美国精神病协会,1994）,该书中说到:

> 强迫症的核心特征就是强迫性思维或行为反复发作,严重到非正常消耗时间(每天超过 1 个小时),或是导致明显的情绪低落、情绪障碍。在患病过程的某个时刻,患者会意识到自己的强迫行为或思维有些过度且并不理智。(《精神疾病诊断和统计手册》,P417)

强迫性思维是指患者所经历的一些顽固的困扰的不合适的想法、冲动、观念和意象,通常这些想法、冲动、观念和意象导致患者明显的焦虑。患者感觉到这些想法并不受自己的控制,并且意识到这些想法并不是他(她)们自己愿意有的。然而,渐渐地他(她)会意识到,这些强迫性思维是他们自己心里产生的,并不是外界无故强加的。

某个强迫性的想法或冲动所带来的不适感会使患者试图限制和减少这种不适。因此,患者开始出现强迫性行为。强迫性行为是指患者出现的一些心理活动,比如无声重复某些单词、祈祷或者数数字,以及一些重复行为,比如排序、检查、洗手等。强迫性行为的作用在于可以缓解由强迫性思维恐惧或担忧而引起的种种不适,它可以限制、控制以及中和焦虑。这些行为并不能给强迫症患者带来满足或者愉悦。他们总是觉得自己被迫采取这些行为来阻止一些令人沮丧的情境发生——通常是伤害他人,或者伤害自己。强迫性行为试图阻止或中和的东西要么与现实毫无瓜葛,要么有明显的过度特征。

强迫症不是什么?

知道强迫症不是什么对理解强迫症非常重要,许多重复性的行为都被误解,贴上强迫症的标签。

迷信和仪式祈祷

由某种特定的文化习惯所规定的仪式化行为,其本身并不是强迫症,除非这种行为已经超越文化常规,或是在一些没有相同文化习惯的人视为不合适的时间或者场合发生,或者这些行为已经干扰了正常社会生活。在重要的生活转折或极度悲伤的情境下,这些仪式化行为可能会突然加剧。那么在不熟悉文化背景的医生那里可能会被视为强迫症。迷信和重复的检查行为在我们日常生活中常会遇到,但是要确诊为强迫症,只有患者的此类行为非常耗时并且导致治

疗上明显的障碍和明显的情绪低落。(《精神疾病诊断和统计手册》,P420)

意识到某些重复或仪式化的行为可能是文化原因而不是强迫症,这一点至关重要。仪式和某些重复行为是我们所有人都有的正常行为中的一部分。比如说做祷告,可能就是我们日常生活非常重要的一部分。大部分人在日常生活过程中都会有一些仪式化、重复的行为,而且很多人都很迷信,但如果这些行为完全控制了人,导致了明显的情绪障碍、低落或者焦虑,或者过度消耗时间,那么就有患上强迫症的嫌疑了。强迫症治疗专家罗伯特·亚克曼恰当地将强迫症描述为"对唯一的狂热"。

其实每个人都会担忧,个别情况下也会过度担忧,但由强迫症而导致的担忧通常是无道理且荒谬不理智的,而忽视这种担忧会让人觉得焦虑和紧张。过度但理智的担忧可能是抑郁症的症状之一,许多人都会出现强迫性行为,但却不一定有患有强迫症,他们对细节和程序过分关注,对规矩、规则过分在意,并且做事一定要以他们认为正确的方式。

另一方面,强迫症患者的强迫性行为大多是无用的、重复的,并以驱散焦虑为目的的。而绝大多数情况下,强迫症患者都会认为自己的行为很愚蠢无用且非常困扰,甚至是非常尴尬和羞耻(Podrick,1997)。

滥用物质和强迫性赌博

尽管很多行为都具有强迫性的特点,但由于它们并不完全符合强迫症的临床定义,因此并不能认为是强迫症。这种情况包括病态的赌博习惯和物质滥用(包括毒品和酒精等)。强迫症和此类成瘾的疾病之间的主要区别就是强迫症引起的绝大部分强迫思维和行为都是没有必要且不愉快的。和上瘾不一样,强迫症无法带来任何愉悦或满足感,强迫行为大多是为了减少不适和担忧,而不是为了带来瞬间的短暂快乐。

饮食障碍

肥胖症、神经性厌食症、饮食规律紊乱症的患者身上所出现的对食物或纤瘦过度关注的症状和强迫症患者有些相似。很多神经性厌食症的患者都有明显的强迫症状,因此这两者之间被疑有非常紧密的联系(Hecht、Fichter 和 Postpischil,1983)。

强迫性人格障碍（OCPD）

想起个性这个词，我们大概会想到描述一个人整体行为的一些词组，"他个性很好，很懂得关心别人"，或者"她个性强势、固执，有操控欲"等。所谓"个性"，是指固定的，长期的，由"摇篮"到"坟墓"都会表现出来的对生活中一系列情境和挑战的回应，这些回应可能由后天发展而来，也有可能是先天遗传的特征，即不会在生命过程中发生太多的改变。

当某种个性风格或某些性格特征给人的生活带来压力或困难的时候，人会出现所谓的"性格障碍"。

> 强迫性人格障碍的患者会表现出对细节、规矩、秩序的过分关注，有完美主义倾向，并以灵活、开放和效率为代价，过分关注精神上人与人之间的掌控地位，他们将世界视为非黑即白，非是即非，没有灰色地带，任何一些不完美都是无法接受的。（《精神疾病诊断和统计手册》（第四版））

这种模式在患者成年早期即出现，并可能在多种生活场景中显露。在工作中，此类患者可能表现得高效、值得信赖并且颇有计划性，但经常过度。他们可能会过度关注工作的细节，导致本末倒置。在个人生活中，他们断然拒绝一切变化和自发性事件，相反喜欢一些可预见的重复的高度程式化的生活，他们倾向于严格控制自己的情绪和行为，对他人总表现得冷漠和漠不关心。

强迫症和强迫性人格障碍的区别

尽管强迫症患者会有强迫性人格障碍的特征，但实际上只有极少数的强迫症患者（6%～25%）会具有强迫性人格障碍的一切特征（Baer 和 Jenike，1998）。这两者的区别在于对生活的损害程度不同。患有强迫症的人，深受该病困扰，并且迫不及待地想要摆脱疾病，而强迫性人格障碍患者则极少感到不适，也极少会有寻求别人帮助的需求，他们很少意识到自己反常行为所带来的问题，直到深受困扰的家人或者同事提出。

当强迫症患者同时患有强迫性人格障碍时，个别特征如严责苛刻、完美主义和控制欲会使得强迫行为更难改变，这大多是源自强迫性人格障碍患者对接受帮助、指导和外界干预的抗拒和不情愿——因为这些帮助和干预意味着他们并不完美。不幸的是，当他们打算面对自己的问题时，他们都会不知所措，然而，最低谷的时刻也就是出现转机的时刻。

强迫症的症状

尽管强迫症有许多不同种类的表现方式，但最常见的症状就是强迫性的检查行为、强迫性的洗漱及清洁行为，其他的症状还包括对对称的要求、不必要的性幻想或攻击性想法、强迫性的数数行为、不停寻求别人肯定、秩序化的整理仪式，以及收藏癖等。

部分患者仅有纯粹的强迫性思维，这意味着他们并没有具体的强迫性行为。此类人较可能有一些与性行为或攻击性行为相关的重复出现的想法，这些想法一般会受到指责。而另一类人则表现出"初级强迫性动作缓慢"，这类人最明显的症状就是动作缓慢，他们每天可以用几个小时来洗漱、穿衣、打扮或吃饭。

强迫症症状的发作模式千变万化，不一而足。许多患者可能一生都只有一种症状，而也有许多患者可能有多重的强迫性行为或强迫性思维。比如说，一个"检查者"可能同时也是一个"清洁者"。此外，在患者一生中，症状可能会发生改变并互相转化。举例来说，一个青春期有些困扰的强迫性思维的患者，可能成年早期会变成一个"清洁者"，之后又极有可能变成一个"检查者"。

以下是强迫症可能引发的症状列表，认识这些征兆可以帮助患者从自设的框框里解放出来，寻求帮助。在符合你情况的症状旁边做个记号，在后面几章你进行"自助指导项目"时，可能会用到它。一个或多个症状无法确诊强迫症，记住，只有当这些行为导致明显的情绪损害、低落和焦虑，或者太过耗时，才能确诊为强迫症。

强迫性思维

1.传染

对以下几种东西极度恐惧、厌恶，或过分关注

☐ 身体排泄物、分泌物、尿液、口水、血液等

☐ 灰尘或细菌

☐ 黏稠的物质或残渣

☐ 室内清洁用品或化学剂

☐ 环境传染源：氢、石棉、放射物、有毒气体

☐ 接触动物

□ 昆虫

□ 因传染而得病

□ 通过传染使他人得病

□ 疾病:艾滋、肝炎及性传播疾病等

2.收藏、储存、收集的强迫性思维

□ 对丢弃某些东西特别是没用的东西感到很担心

□ 有收集无用物品的迫切愿望

□ 对空间的不适感——马上把空间填满的需要

3.关于秩序的强迫性思维

□ 对平衡、对称、精确或秩序的过分关注

□ 对书写"完美"或"一般"的过度在意

□ 要求报纸书籍或其他物品以某种"完美"的方式排列

4.关于宗教的强迫性思维、一丝不苟

对以下各种事物情境的过度恐惧担忧和过分关注

□ 有某些亵渎神灵的想法或说不吉利的话

□ 因某些亵渎神灵的想法而受到惩罚

□ 关注宗教信条

□ 对是非、道德问题的关注

□ 思维总是停留在一些宗教意象或想法上

5.对于身体的一些强迫症思维

对于以下各种事物或情境的过度恐惧、担忧和关注

□ 患有疾病,或对某人的外表产生的负面回应

6.侵略性强迫思维

对以下各种事物或情境的过度关注以及不合逻辑的恐惧

□ 伤害自己

□ 伤害他人

□ 因某种不合适的冲动而出现的行为——如撞倒某人、刺伤别人等

□ 由于自己的粗心伤害到别人

□ 对某个恐怖事件负责——如火灾、入室盗窃等,尤其当这些

事件因个人粗心导致时

☐ 突然出现伤害行为或猥亵行为

☐ 做些令人尴尬的事或显得很愚蠢

☐ 大脑中出现暴力的恐怖的意象导致做出危害他人的举动

7.与性相关的强迫思维

令人困扰的、不正确的、使人担忧的思维

☐ 性幻想、意象以及性冲动

☐ 猥亵自己孩子或别人孩子的想法

☐ 成为同性恋者的想法

☐ 对他人采取暴力性行为的想法

8.其余各种强迫性思维

☐ 了解或记住某个东西的需要,例如广告口号、牌照号码、人名、单词、过去发生的事件等

☐ 担心说错话,担心不能正确说出某个东西或事件,担心自己会遗漏某个细节

☐ 担心丢东西

☐ 担心犯错

☐ 易被某种声响或噪声影响——钟表声、噪声或嗡嗡声等

☐ 易被某种面料或纺织物在皮肤上的感觉所困扰

☐ 突然出现的毫无意义的令人困扰的声音、音乐或某个单词

☐ 由于对特定单词的迷信而害怕说这些单词

☐ 由于迷信而害怕使用某些颜色

☐ 过度固执地严守某种迷信

☐ 过度关注所谓的幸运或不幸的数字,并在生活中严格遵守

强迫性行为

清洗、清洁类的强迫行为

过度的、无逻辑的和无法控制的

☐ 洗手,通常以某种仪式化的方式进行

☐ 淋浴或洗澡,通常以某种仪式化的方式进行

□ 清洁房屋、个别特定的房间、院子、人行道、汽车等

□ 清洗个别物体,以及家庭用品用具等

□ 使用某种特定的清洁剂或某种特殊的清洗技巧等

□ 避免接触任何被"污染"的物品

□ 避免去某些特定的地方——城市、城镇、高楼——认为这些地方被"污染"了

□ 习惯带手套或其他防护措施以避免自己受到污染

"检查"类强迫性行为

一遍遍地检查(即使已经确认过无数次了)

□ 自己是否在无意识的状态下伤害到其他人

□ 自己是否伤害了自己

□ 他人是否伤到自己

□ 自己是否犯了错误

□ 没有发生任何恐惧的事

□ 自己是否做了某些给未来生活造成问题的事情

□ 不断检查各种生理表征或健康状况——脉搏、血压、外表等

□ 检查身边各种物体——锁、窗户、家电、炉子等

□ 不断拧紧瓶盖,来检查是否关紧

□ 不断重复关门的动作,来检查门是否关紧

收藏、积攒等收集类的强迫性行为

□ 收集和积攒一些看上去无用的东西

□ 从地上捡一些没用的东西

□ 感到无法丢弃一些看上去无用的东西:"有天说不定我会用上它们的"

重复、数数、排序

□ 反复阅读某个东西,有时持续好几个小时

□ 过分担心自己阅读中读不懂的东西

□ 过度且重复书写东西

□ 重复某个常规性的活动:在楼道里进进出出,反复跨过门槛,在一张椅子上不停地起立坐下、梳头、系鞋带,不停地穿衣服脱衣服

□ 每天固定次数地做某件事

☐ 清点某物的数量——书架上的书、天花板的块数、经过的汽车数量

☐ 在强迫性行为过程中做某件事，比如检查或清洁时数数

☐ 以某种特定顺序安排事物——书籍、钢笔及橱柜等

各种其他的强迫性行为

☐ 大脑中的某些仪式：祈祷或是重复某些好的想法来对抗那些坏的念头

☐ 不断地自言自语并且在大脑中一遍遍重复某个"咒语"

注意：这些大脑行为活动是为减轻或中和焦虑

☐ 过度需要向其他人索取肯定，然而周围人认为已经给予他足够充分明显的肯定了

☐ 需要承认自己犯过的错误，即使是一些非常细微的、不重要的小事

☐ 占据大量时间的一些迷信行为

☐ 有触摸、轻敲或揉抚某个物体或人的需要

☐ 除检查之外的其他防止伤害自己或他人的行为，如避免接触某个物体，或采取极端谨慎的措施来预防一些发生率极低的事件

☐ 仪式化进食，即按照某种特殊的规则——排放食物或餐具，在特定的时间，以一种特殊的顺序进食

相关症状

☐ 找自己的毛发——头发、眉毛、睫毛和阴毛

☐ 自残行为——比如揪扯自己的皮肤

☐ 强迫性购物

注意：强迫性购物通常与收藏联系在一起——比如说担心什么东西用完而使劲购买积累

强迫症如何诊断

强迫症的诊断是基于精神病学检查、病人症状和病史以及症状对日常生活的影响程度等，根据症状的性质、长度及频率，医生将强迫症和其他有类似症状的疾病区分开来，包括精神分裂症、恐惧症、惊恐症、焦虑症等。此外，还

需要预定一个身体检查来明确是否有其他原因导致出现症状。然而目前还没有针对强迫症可靠确诊的血液测试,那么精神健康专家们到底是如何区分强迫症患者和其他那些过分担心的人们呢?

研究表明,有 80%～90% 的人都会出现一些不必要的令人困扰的念头(Niehous 和 Stein,1997),但大多数人都能控制自己大脑中这些令人不愉快的想法,不会出现太多的不适——或者说他们可以完全驱散这些想法念头。这些念头对他们来说,持续时间较短,强度较弱且出现频率也不高。另外,强迫症症状通常会有明显的发作迹象,会给患者带来明显的不适感,并且导致强烈的中和或减轻症状的冲动。强迫症引发的强迫性行为或思维已经明显影响到生活,大多数时间,强迫症患者都会觉得自己行为过激或者不够理智,精神健康专家通常会借助一些工具来辅助确诊强迫症。

耶鲁·布朗强迫症评测表(Y-BOCS)是用来明确定位强迫症症状和评估症状强度的一个问卷,同时还可用于监控和评估临床治疗效果,这个问卷还有儿童版本的。其他的评估工具还有强迫行为检查表(CAC)、莱顿强迫症量表(LOI)、莫兹利强迫性量表(MOCI)、帕多瓦量表(PI)和美国国立精神卫生研究所全球强迫量表(NIMH Global OC)。

强迫症和羞耻心

强迫症患者对自己的强迫性思维或强迫性行为会有非常典型的隐蔽性和羞耻心,很多患者都成功隐藏了自己的疾病长达多年。和其他精神病患者不同,强迫症患者会对,至少某些时候会对自己不合时宜的举动或行为有所意识,然而,他们通常却没有意识到这些行为和症状是可以被治疗的临床条件的一部分,或者他们担心,一旦自己向他人暴露出一些强迫性思维和行为,他会被嘲笑,甚至被关起来。

由于这种隐蔽性,许多患者一直到几年十年之后才寻求帮助。而同时,那些强迫症思维和行为也慢慢地影响着他们全部的生活方式。从强迫症第一次发作到寻求治疗之间的平均时间是 7.5 年(Yaryura Tobias 和 Neziroglun,1976b)。我们期望随着科学研究的深入和人们对强迫症理解的加深,这个时间段会逐渐缩短。

由于患者的羞耻心,他们中的许多人都不会去咨询心理健康专家。相反,他们可能因为自己的症状而寻求其他健康专家的帮助。而一些警惕的非精神病学专家也会在那些找他看其他不相关疾病的患者身上发现强迫症症状,家庭医生可能是第一个发现患者强迫症症状的人,父母和其他家庭成员可能会提到患者频繁地洗手啊,数数啊或者其他一些检查行为等。还有些患者怀疑自己感染了艾滋病或其他疾病,不停地要求检查或咨询,也会让医生们提高警惕。

其他医生也可能发觉强迫症的症状,比如皮肤科医生、肿瘤学家、传染病学家、内科医生、神经科医师、神经外科医生、产科医生、儿科医生、整形外科专家或者牙医等。比如说,皮肤科的医生可能会注意到,干裂的双手或是类似于湿疹的状况——由于洗手过度频繁;还有患者可能会因为自己认为的一些明显的缺陷频繁咨询整形外科医生,过度清洁牙齿而导致的牙齿损伤会引起牙医的警惕;怀孕期间及产后也有可能出现强迫症的迹象;而抽动秽语综合症、脑部损伤、癫痫、舞蹈病、基底神经元损伤或障碍等疾病会让神经病专家和神经外科专家发觉一些强迫症症状,从而将患者介绍给合适的精神病专家或其他心理健康专家,而不是将患者看成是怪人或疯子。

强迫症和抑郁症

许多强迫症患者也有一定程度的抑郁症症状,从轻度("蓝调")到重度,威胁生命的抑郁性疾病有以下特点:长期存在强烈的忧伤、绝望感,对正常活动和追求丧失兴趣,缺乏活力,失眠、厌食以及具有轻生念头。在他们寻求治疗的时候,接近三分之一的人表现出临床抑郁症(也称"重性抑郁症")——抑郁症最严重的致命形式;大约三分之二的强迫症患者在人生中曾经历一段时期的临床抑郁症(詹尼克,1996)。许多人患有轻度形式的抑郁症——心境恶劣,一种低程度的抑郁情绪。大多心情恶劣的强迫症患者表现出抑郁,因强迫症给生活质量造成严重的制约而抑郁。对于这部分患者,强迫症的成功治疗常常会使患者的恶劣心境减轻。

抑郁症是否是独立性疾病,不受强迫症的影响,抑或是由强迫症引起的继发疾病的问题,对此目前仍有争议。调查显示,56.9%的强迫症患者曾经历过严重的抑郁时期。据一些强迫症专家估计,90%的强迫症患者具有强迫症继发抑郁症。

有趣的是,治疗抑郁症的许多药物疗法对强迫症同样有效,这说明,与大脑结构和神经化学异常的相似问题在两种障碍中同时发生着作用。毫无疑问,进一步的研究将会揭示强迫症和抑郁症的关系。或许,抑郁症是强迫症的一个自然衍生。事实上,患有强迫症是让人抑郁的事情。

如果强迫症对你来说是一个问题,留意临床抑郁症的主要警示信号就非常重要。也因此,医生和家人警惕临床抑郁症具有同样的重要性。主要临床抑郁症的出现使强迫症的治疗更为复杂。如果你处于严重抑郁状态,你可能不能完全从本书中提出的自助治疗中受益,因为学习和记忆能力匮乏是主要临床抑郁症的主要特征。抑郁症的诊断最好出自挂有营业执照的精神健康医师,他会使用一系列临床工具来评估抑郁症的可能性和严重程度。

为了帮助你确定自己是否患有抑郁,应该向专业精神健康医师咨询,我们这里提供了一些评估办法。首先我们列出了主要临床抑郁症的迹象。按以下列出项检验自己(或者在一张纸上把它们写出来)。

- 一天大部分时间都处于抑郁情绪,几乎每天如此。
- 对所有或几乎所有活动没有兴趣。
- 明显的体重下降或体重增加,或几乎每天胃口都在减少或增加。
- 几乎每天都失眠或过度睡眠。
- 感觉极度焦躁不安或生活节奏放慢。
- 几乎每天都精力匮乏或丧失。
- 几乎每天都感觉自己没用,过度或不当自责。
- 思考能力或注意力几乎每天都在下降,或几乎每天都优柔寡断。

确诊主要临床抑郁症需要你表现出至少五种以上的症状,并且连续出现两周,和之前的机能有明显变化。此外,其中一个症状必须是抑郁情绪使对活动的兴趣或乐趣减少(美国精神病学协会,2000)。

强迫症会有家庭遗传吗?

至少有一部分强迫症是基因遗传疾病,自 1930 年起关于强迫症的研究中,有 20%～40% 的案例都证明强迫症患者的亲属也患有强迫症(Yaryura-Tobias 和Neziroglu,1976b)。而强迫症患者的亲戚患有强迫症、亚临床强迫症和抽筋秽语综合症的几率更高(Also brook 和 Pauls,1998)。

那些早期就发作强迫症的患者可能有亲属患有强迫症(Geller,1998),而同卵双生双胞胎较之异卵双胞胎更容易出现强迫症(Billet、Richter 和 Kennedy,1998)。然而,即使强迫症出现了家族遗传的倾向,它是怎样一代一代遗传下去却不得而知。研究者认为强迫症并没有特定的致病基因，是由许多不同的影响大脑机能的基因以很复杂的方式导致的。因此，我们需要做更多的研究，而目前很多研究也正在进行中。

是什么导致了强迫症？

没有人知道到底是什么导致了强迫症，但研究人员正在努力地拼凑出这个难题的谜底。强迫症似乎是由某种遗传体质和一些明显的环境因素结合起来导致的，遗传倾向包括脑部结构、神经化学、电路等的轻微变化，环境因素包括心理和身体上的创伤、童年时情感被忽视、虐待、家庭压力、疾病、死亡、离异等，再加上一些生活中的重要转折，如青春期、搬家、结婚、育子以及退休等。遗传生物因素就像是一个火盆，一旦与环境因素结合起来，就会激发强迫症状的出现。

关于强迫症最常见的理论就是它与人脑中重要的化学信使——血清素的非正常活动相关。血清素在很多生理过程中起到一定的作用，如情绪、一些侵犯行为、冲动情绪的控制、睡眠、味口、体温、痛感等。

血清素失调也被认为与抑郁、饮食障碍、自残以及精神分裂等疾病相关（Yaryuara-Tobias 和 Neziroglu，1997b）。

血清素是一种叫做神经传递素的化学成分，神经细胞利用它来传递能量以及互相间传递信息。神经传递素在两个神经细胞间的小空隙（也叫空触间隙）处工作，当神经传递素被传递的神经细胞吸收之后，传递就结束了。这个过程被称作是（神经细胞对化学物质的）再吸收，通过药物增加可用血清素会使神经薄膜上的一些摄取体发生变化。据称强迫症患者体内的摄取体都是不正常的（Jenike，1996）。

大脑成像研究业已证明强迫症患者脑中有几个部分都不太正常，包括视神经床、尾状核、额眶部皮质、扣带回等。Jenike 和助手进行了一项研究，将强迫症患者的大脑和未患强迫症的人的大脑进行比较，磁共振成像显示强迫症患者的大脑中皮层更大（Jenike，Breiter，Baer 等，1996）。

视神经床负责处理人体其他部分输送至大脑的感官信息，尾状核是处于大脑深处的基底神经枢节的一部分，它负责过滤人的思绪，感官信息就是在这里被分类处理。正常情况下，一些不必要的信息都会被忽视，强迫症患者所受到的困扰情绪和冲动，就是尾状核无法过滤的那一部分想法。强迫症患者的尾状核,就像是一个不合格的公寓看门人,没有将那些不需要的东西逐出家门。

额眶部皮质位于人脑的前额部分,在眼睛上方。人的思想和情感都在这里会合,如果尾状核放过那些不好的思想和冲动,会使皮层的工作变得更加复杂和困难。额眶部皮质会告诉我们到底哪里出错了,我们何时要避免什么事情,它就像人脑中一种预警系统。而对强迫症患者来说,额眶部皮质就像是超时工作的工人。

扣带回位于大脑中心,它帮助我们把注意力从一个思想或行为转换至另一个思想或行为。当它过度活跃时,我们就会长时间重复某一种行为、思想或念头。扣带也是大脑的一部分,它预示危险——如果你不采取一些强迫性行为,一些可怕的事情就会发生。

想象一下,如果大脑的每个部分都朝你怒吼,这时强迫症就到了最恶劣的状态。

(1)视神经床接收身体每一个部分的信号,让你对身体的每个变化高度紧张。

(2)尾状核大门洞开,让那些不好的令人困扰的思想统统进入大脑。

(3)额眶部皮质将思绪和情感混合起来,告诉你"有事发生! 快采取行动!"

(4)扣带回会让你不断进行强迫行为,来释放那些堆积在你脑子的焦虑。

(5)同时,空触间隙也朝你大喊:"快多释放点血清素吧! 这儿急缺。"

此刻你一定在想,难怪我有这样那样的问题了。你也会满怀希望地意识到患上强迫症并不是你的错,是你的大脑出了问题。当然,我们这种说法过于简单化了,甚至专家也无法确切了解大脑各部分的功能,如前文所说,谜底仍在拼凑的过程中。

研究发现,一些自我免疫系统的疾病,如西登·哈姆舞蹈病、风湿热、儿童链球菌感染、狼疮等也会导致强迫症。还有些研究也证明强迫症和埃克诺莫氏脑炎、下丘脑病变、头部损伤、脑癌和癫痫等疾病有一定的关联。然而,大多数强迫症病例并没有这些灾难性的原因和解释(Jenike, 1998; Yaryura-Tobias 和 Neziroglu, 1977b)。在第 15 章中,我们将探讨儿童自身免疫性精神障碍(熊猫病),这是一种罕见的自身免疫反应,有时会导致儿童患者患上强迫症。

研究已经发现,认知行为疗法可以给大脑运动带来积极的变化(Nakatani

et al.，2003），药物可以帮助治疗血清素缺乏，这些强有效的治疗办法会一起帮助你打破强迫症的桎梏。这一切对强迫症患者意味着什么呢？

尽管还有很多细节和过程我们不甚了解，但越来越多的证据证明，大脑回路、结构以及神经化学物质出现的病变在引发强迫症上发挥了非常重要的作用。此外，环境或发展性的事件有可能影响某次症状的发作、表现以及严重程度。然而我们却不能因此而责怪患者的父母、配偶或其他家人。无论这两个因素——遗传因素和环境因素在任何一个病人身上扮演着怎样的角色，强迫症患者都会从认知行为疗法和药物治疗方面获益多多。

总有希望在那里！

给家人和朋友的建议

本章给强迫症下了定义：什么是强迫症，其表现症状、诊断方法以及潜在诱因是什么。请仔细阅读本章，这会使你对强迫症了解更多。我们前面已经指出，强迫症患者会常常感到羞耻，他们不愿别人知道自己的偏执想法和强迫性行为。你关爱的人可能会对你隐藏自己的症状。在你对强迫症都有了更好的了解之后，尤其是当你表示你愿意去学习并且尝试理解的情况下，你关爱的人可能会对你慢慢敞开心扉。请注意：我们说的是"尝试"去理解。没有人可以完全明白另一个人的内心感受如何。

了解你自己和你爱的人的状况是前提。当你们开始这个康复之路的时候，双方或许都会经历各种感受：寻找希望的安慰，对未知的恐惧，接受的过程，从羞耻中释放，对认知行为疗法的紧张不安，等等。无论这些感受是积极的还是消极的，都要和你爱的人一起讨论。

3.我们能做什么?

去做我们所恐惧的事,则恐惧必亡。

——拉尔夫·瓦尔多·爱默生

强迫症曾经一度被认为是没什么希望治愈的精神疾病,过去的二十年在有效治疗强迫症上已经取得了长足的进步。大量临床和科学证据表明,认知行为疗法(CBT)和药物治疗相结合是非常有效的治疗手段。正是由于这些进步,许多强迫症患者都过上了有意义、有收获的生活。

认知行为疗法中的认知,是指帮助纠正强迫症患者脑中一些错误想法和观念的具体办法和技巧;而"行为"则是指改变患者行为(比如强迫症患者的强迫行为)的一些具体的办法。认知行为疗法对强迫症患者最有效的技巧是"暴露及反应干预"(ERP),有时也称为"暴露及仪式行为干涉"。本书中的自助项目就利用了认知行为疗法,也包括"暴露及反应干预"技巧。

本章将进一步描述认知行为疗法,同时对强迫症目前的药物治疗做一小结。然而,向医生或药师征求意见,选择适合自己病症的药物,这一点是非常重要的。

我们同样也会讨论一下所谓的后备治疗方案,包括顺势疗法、针灸疗法、生物反馈疗法、补充维他命,等等。尽管这些办法在很多条件下都可能有效,但它们在治疗强迫症方面的作用还有待证明。强迫症患者有时会对传统的药物治疗办法心存怀疑。无论怎样,都要确认你所考虑的治疗办法有合理的研究支持,并且要证明这办法比宽心丸管用一些。错误的治疗办法是非常有害的。

药物治疗

最有效的治疗强迫症的药物属于抗抑郁药群。最常用的药物有氟伏沙明、百忧解、舍曲林（左洛复）、帕罗西汀、氯米帕明（安拿芬尼）、西酞普兰和草酸依地普伦。此外，文拉法辛、度洛西汀等其他抗抑郁药物也可能有效，但需要更多的研究加以论证。

安拿芬尼是最早用于治疗强迫症的药物之一，早先是属于三环抗抑郁药物而为人们所知。自 20 世纪 70 年代起在世界范围内广泛使用，1990 年美国也对此药物开禁，它的使用被认为是治疗强迫症的首次突破。它对血清素、多巴胺和人脑中其他的化学信使都有非常强烈的作用。现在专门针对血清素的新药物也逐渐被开发出来了。

这些新药物被命名为选择性血清素再吸收抑制剂（SSRIs）——这些药物在它们对血清素的作用上是有选择性的。让我们先回顾一下第 2 章中关于血清素作用的内容，血清素是负责大脑神经细胞之间互相交流的神经传递素的一种（化学信使）。可当这些神经传递素位于神经细胞之间叫作突触尖隙的狭小空隙时，这些神经传递素就变得活跃起来。因为如果一个神经细胞要和另一个细胞传递信息，就必须将神经传递素这种大脑化学物质释放至突触尖隙。当信息交流或传递过程完成之后，这些化学物质又被传递细胞重新吸收，回去这个过程被称为再吸收。安拿芬尼和选择性血清素再吸收抑制药物减缓血清素的再吸收，这样就给接收神经细胞留下了更多的可用的血清素，从而延长它对大脑的作用。

增加可用血清素的含量，会导致神经末梢叫作接受器的组织产生一些变化。我们将接受器想象成一把锁，那么血清素就是打开这把锁的钥匙。要让能量在一个个细胞合适传递，就必须为这些接受器——"锁"找到完全匹配的化学钥匙。研究显示，强迫症患者的血清素接受器是不正常的。

当一种选择性血清素再吸收抑制剂药物不能够提供合适的钥匙时，就要试试另外一种。而这个药物又有可能影响到其他对完全匹配非常重要的大脑化学组织，这种完全匹配又可能只适用于某一个特定的患者，而不是其他人。这也就解释了为什么这种药物对患者有用而另外一种没有。在你找到适合自己的选择性血清素再吸收抑制剂药物之前你可能已经试过其中几种了。如果任何选择性血清素再吸收抑制剂药物都无法有效缓解症状，那么就需要配合服用其他药物，来刺激所服用的选择性血清素再吸收抑制剂。有时为了达到最好的治疗效果，需要服用更多药物，有时其他药物要和选择性血清素再吸收抑制剂药物混合服用，一种典型的用来治疗精神分裂症的精神病药物作为附属媒介，在治疗强迫症上逐渐发挥着重要的作用。你的医生应该有足够的学识,帮助你将不同的药物进行安全搭配,从而更好地治疗你的强迫症。

服用剂量和方法

要缓解强迫症状,就要服用较大剂量的药物——通常要比治疗抑郁症所需的剂量更大。但是有些人,就算是最低剂量,反应也很敏感。那么,这种情况就从最小剂量开始服用,即将药片切成一半一半的服用,然后再逐渐增加剂量,这可能才是最有效的办法。而且有些选择性血清素再吸收抑制剂药物是液状的,这样患者就有可能从极小的剂量开始服用。

注意这种情况,有极少部分的患者服用了大剂量的药物但症状却未减轻,又有些患者虽然服用了极低剂量的药物但却有不错的效果。至今科学上还无法解释这种现象出现的原因。然而这种结果非常罕见,医生应该建议首次服用药物的患者逐渐加药,最终服用身体可接受的最大剂量的药物。

药物大概需要 12 个星期才开始见效,在最初的几个星期里,可能会出现一些副作用,但症状却不见减轻,使医生有可能等不及而想过早地放弃药物治疗,因为抑郁症患者通常只需要 4~6 个星期症状就会减轻,未咨询医生前请不要擅自停药,这些药物在停药时往往需要逐渐停药,慢慢地停药。

应对副作用

所有的药物都有副作用,治疗强迫症的药物也不例外。对大多数人来说,药物的副作用大多较轻且可以忍受;而对个别人来说,副作用会变得却很严重。如果你无法忍受一种药物的副作用,那么你有可能受得了另外一种。通常情况下,药物的副作用在你服药一段时间以后,会逐渐减轻或者消失,所以忍耐一段时间。许多强迫症患者因为药物的副作用而不必要的害怕或躲避药物,或者并没有给身体足够的时间来适应药物。然而,许多坚持服药并获得进展的病人都反映,药物带来的益处要比它们的副作用多得多。

如果你的身体有任何不适的副作用或不寻常的症状,一定要咨询你的医生,他会告诉你这些症状是否危险,或是否需要调整药物剂量。调整剂量,划分药剂,甚至改变服药的时间常常都可以减轻药物的副作用。然而,不咨询自己的医生请千万不要做出上述的变动,如果你要停药,可能也要逐渐停,突然停药,尤其突然停掉安拿芬尼,会导致眩晕、呕吐、发烧、头疼、睡眠问题和心神不安等。

别让这些副作用让你放弃了药物治疗强迫症,大多数的副作用都是可以处理的。如果副作用太过严重，医生会帮你减轻剂量或者更换药物，告诉医生那些可能因为服药而引发的症状。

应对常见副作用

睡眠问题：治疗强迫症的药物可能会使有些患者出现睡眠问题。这种情况发生后，你可向医生咨询，看是否可以更改服药时间。整体上来说，让人兴奋的药物应清晨服用，镇静类药物应夜晚服用。然而，每个人对药物反应不同，使一部分人昏昏欲睡的药物可能会使其他的人非常清醒。

坐立不安：有些人因为服用治疗强迫症的药物变得心神不宁、极度兴奋，有些人甚至会因为服药而经历短暂的强迫症症状加剧，持续时间从几个小时到几天不等。如果心神不宁或焦虑非常严重，医生可能会暂时给你开些药物来减轻这种症状，让你放松下来。

体重波动：做好准备，你的胃口可能会有所变化。服用选择性血清素再吸收抑制剂药物之后很多人体重都增加了，也有部分人体重暂时减轻。在服用那些有可能增加体重的药物之前，调整你的饮食和锻炼计划，如果你预见到并且采取了预防措施，那么体重增加对你而言可能性会变小。其他一些药物，如抗癫痫托吡酯、抗抑郁药安非他酮等，会导致患者体重减轻。如果你发胖了，医生可能给你开了些类似的药物。

> 切莉·佩德瑞克在服用选择性血清素再吸收抑制剂药物的头两年，体重大概增加了20磅，这仅仅是因为服用药物吗？不见得，这似乎与抑郁症也有关系。"我真的是抑郁时就会瘦下来，而我感觉稍微好一点，我就会吃很多，紧张和焦虑的时候我也会大吃大喝。和其他服药的病人一样，我迫切需要碳水化合物，尤其是糖。但对我来说，这可能仅仅是一个借口，我需要重新控制饮食，只要这么做，我才能把增加的体重减下去。"

口干：这是许多治疗强迫症药物常见的令人非常困扰的副作用之一。这是由于唾液分泌减少而导致的。啜饮液体可以减轻症状，吃些硬糖块可能也有效，试试那种不含糖份的糖果，避免损害牙齿。唾液的作用是对抗细菌，坚固牙齿，唾液减少会使牙齿出现问题，如果口干让你非常难受，医生可能会建议你使用人工唾液来润滑口腔。

恶心：将药物和少量食物和在一起服用，可以减轻眩晕恶心。服药后稍稍休息一下，但别躺下，因为那样会引起胃灼热。

胃灼热:如果你感到胃部灼热,在吃饭或服药两小时内不要躺下休息,夜间胃灼热,你可以在头下多垫一个枕头。如果症状持续,要向医生索取药物减轻症状。

便秘:有很多措施可以预防便秘,饮食中要有高纤维、水果蔬菜,要富含水分,高纤维食物包括生蔬菜、水果和所有谷物,煅炼身体也有帮助。如果这些都不能缓解便秘,让医生开些纤维添加物或多酯钠胶囊服用。

腹泻:如果你有腹泻症状,吃些低纤维食物,如香蕉等,不要吃那些高纤维食物。排便后在肛门上涂些凡士林。多喝水,避免脱水。如果腹泻不止、虚弱头晕或排尿量减少,一定要知会医生,这些都是脱水的症状,让医生给你开些治腹泻的药物。

头晕:腹泻脱水、低血压、脉动过速以及一些药物的非症状副作用都会导致眩晕。告知医生,让他帮你确认头晕是不是因为其他的原因,是否需要过度关注。一定要保证充分的饮水量,小心不要摔跤,起立时动作要放缓,站起来后停几秒再走路,头晕或昏昏欲睡千万不要开车。

性功能障碍:安拿芬尼和选择性血清素再吸收抑制剂药物会在性功能上给患者带来副作用,不分男女。包括缺少性冲动,延迟获得性快感,甚至无法勃起或达到高潮;也有些人会出现突然性趣增加的症状,如果你有上述副作用,请通知医生。

针对这种副作用,有些患者可以通过在周五、周六停药的办法,从而在周末时可以和伴侣发生性行为,享受性生活。但这种办法对百忧解并不管用,因为它的副作用影响时间很长。没有医生的监控或同意,请不要擅自调整药物。性功能上出现的障碍和问题要和医生及时沟通,他并不会觉得吃惊,因为许多药物都有这样的副作用,他有可能会开西地那非(伟哥)给你来应对服药引起的性功能障碍。

药物治疗的预防措施

服用药物治疗强迫症是患者康复计划的一个重要的组成部分。为了更有效更安全地开展药物治疗,服药前要有一些简单的预防措施,让你的医生或药剂师告诉你一些关于药物的知识,用下面的这个表来提醒自己该向医生咨询些什么?

该向医生咨询些什么?

1.这些药物是如何帮助我减轻强迫症症状的?

2.要多长时间才会起效？

3.服用剂量是多少？多长时间服用一次？

4.我要服药多长时间？如果停药会出现怎样的反应？

5.药物不起作用的话应该怎么办？

6.药物会有哪些副作用？

7.这些副作用危险吗？出现哪些状况我要及时向医生汇报呢？

8.我该怎样做缓解这些副作用呢？

9.服药时有什么饮食禁忌吗？

10.有没有打印好的关于这些药物的说明？

记得向药剂师咨询，许多药店针对每张处方都会有书面的说明，即使是医生或药剂师已经向你说明过这些药物，你也要花点时间阅读一下这些说明。

11.在服药前或者服药时，我是否需要做此测试呢？

医生有义务给你提供关于药物的信息，你同样也有义务向他们提供信息帮助他们采用更加适合你的药物，如果你有下述情况一定要知会你的医生：

1.任何已知的药物过敏。

2.目前服用的其他药物包括非处方药。

3.是否怀孕或准备怀孕，或是否处于哺乳期？

4.是否有其他身体或精神疾病？

5.是否有心脏病或心脏杂音？

医生是开药的人，但是你才是吃药的那一个，你可以采取下列预防措施，来保证治疗达到最佳效果。

1.保证开药的医生是个精神病学家，或者至少在治疗精神病方面有丰富经验。

2.让医生写出药物名称、剂量以及服用频率，把填写好的处方和医生所写的进行比较。

3.在进行药物治疗前进行一个全面的全身检查，确认你没有某些能影响医生选择药物的身体状况。

4.尽可能了解所服药物。

5.向医生汇报出现的副作用或新症状，如果你无法确认是否与所服药物有关，那么给医生打个电话。

6.要知道在无法找到医生的情况下应该给谁打电话求助。

7.在开始治疗前或接受治疗时，去做医生建议你做的所有检查，比如血常规检查、心电图等。

8.告诉医生你目前服用的所有药物。

9.只在同一家药店拿药，有一个药剂师知道你所服用的药物可以避免药物之间偶尔出现的互相反应。

10.要知道药物的性状，有时你会拿到由不同厂家生产的药物。如果药片或胶囊和平常看上去不太一样，记得要向医生咨询。

11.在没有咨询医生之前，请不要随意改变药物的剂量。

12.在没有咨询医生之前，不要随意停药。

13.在服用任何其他药物之前，即使是非处方药，也必须要询问医生的意见。

14.如果你忘记服药，要咨询医生看有什么补救方法。

15.让某个家庭成员或者朋友了解你正在服用的药，将他们的名字写来给医生看，必要的时候还要给急救人员看。

16.如果药物使你眩晕，调整一下自己的日常活动，在你确定自己的反应没有问题之前，不要开车或使用机械。

17.将药物放在孩子和宠物都够不到的地方，包括那些偶尔到你家做客的孩子们。

18.将药物储存在阴凉通风的地方，浴室潮湿的空气会降低药效。

19.保证自己在假期有足够的药物，提前几天重新填写处方，因为有时药剂师需要打电话给医生，来获得重新开药的许可。

20.将药储存在原装的盒子里，瓶子上要有明显的标识。

21.建立一个用来提醒你每天吃药的机制，药房出售的每日装药容器是个很有效的帮助。每个星期中的每一天药都放在一个小袋中，每星期开始时将药放进容器，一眼看过去你就知道自己是否吃过药了，每天都要做的例行公事是很容易忘记的，如果你所服药物种类繁多，你可以找一个每天都有几个不同小袋子的容器。

22.服药前阅读药瓶的标签——即使是那些你每天都要吃的药物，有时候很容易拿错药瓶，尤其在黑暗的情况下。

酒精和药物

在服用治疗强迫症的药物时,酒精的摄入要非常小心,药物和酒精的混合常常会使强迫症患者作出有攻击性的举动。而众所周知,酒精还会加重抑郁,对服用药物治疗强迫症的患者来说,酒精的影响更大,正常人一杯酒对他们而言可能会有两杯的效用力。如果你有饮酒的习惯,要和给你开药的医生详加讨论,就把酒精视为你借助药物跟强迫症斗争过程中干扰疗效的一种化学物质吧!

认知行为疗法

认知行为疗法一个疗程的完成是强迫症患者康复过程的重要组成部分。加州大学洛杉矶分校刘易斯·巴克斯滕教授的研究证明,认知行为疗法会给大脑活动带来和成功药物治疗所引发的类似的积极变化。

认知行为疗法为强迫症患者提供了对抗强迫行为和强迫思想的工具。不断练习和使用该疗法所教授的技巧和工具会使患者的症状得以控制。好的行为疗法要求有积极性、主动性,还要每天坚持练习。刚开始可能会觉得很困难、很有挑战性,甚至很可怕——但症状减轻使得这一切有所值。同时使用药物疗法和认知行为疗法,两者有互为辅助的关系。药物可以改变血清素含量,而认知行为疗法可以帮助患者修正行为,教给他们对抗强迫行为和思想的技巧;药物可以降低焦虑程度,从而使实施认知行为疗法变得简单易行。

暴露及反应干预(ERP)是治疗强迫症的主要行为技巧。暴露的目的在于通过一个叫作"习惯化"的过程来减轻与某些强迫思想相关的焦虑和不适感。"习惯化"是一个自然过程,在这个过程中通过重复的、长时间接触刺激物使我们的神经系统变得习惯或者厌烦该物体。我们生活中有许许多多"习惯化"的例子。当我们突然跳入一池冰水中时会感到一阵突如其来的刺骨寒冷。我们的感言神经向大脑传递信息。天! 冷! 但如果我们忍着而不是马上跳出池子,几秒中之内那种寒冷的感觉就会变得逐渐消失,甚至你都开始觉得暖和了。到底发生了什么? 当然,水本身并没有变热,而是我们的神经系统使那种寒冷的感觉变得麻木了,我们也就逐渐习惯了冷水。自然保证我们在频繁过长时间的接触任何外在或心理上的刺激物之后,对那些可能会引起和激发焦虑和恐惧的情境,习惯化就可以减轻那些恐惧和焦虑反应。通过将患者长期暴露在真实的可能引发焦虑和激发仪式行为的情境下可以做到这一点。这被称为"有机的"真实的暴露。

比如说,某个使用认知行为疗法的患者可能会被要求触摸或直接接触那些他害怕的东西。比如说空的垃圾桶或是其他一些被污染过的东西。同时,还不允许他通过洗手减轻焦虑。通过反复练习,患者会意识到自己之前担心的那些灾难性的后果并不会发生,而类似情境引起的焦虑也会逐渐减少,这就是认知行为疗法中"习惯化"的过程。

"暴露"最好分阶段进行,如同婴儿学步一样,终极目标就是完成对恐惧物体和情境的习惯化。比如说,使患者"暴露"于一个受污染的垃圾桶可从使患者仅用一根手指触摸拉圾桶上较为"安全"的部位开始。最后,可以慢慢发展至用一根手指触摸这个垃圾桶。然后一直等,直到"习惯化"现象产生。之后再让患者多用几根手指。然后是手心,然后是手背,每一个过程患者的恐惧都受到挑战,引发焦虑,然后,习惯化最终自然而然的发生了。

有时,重塑恐惧情境是不实际或不可能的。比如有的患者会恐惧生病或失去所爱的人。这种情况就要使用假想暴露的手法。假想暴露是指让患者在脑海中不断重复想象他所恐惧的意象或情境,一直持续到习惯化过程发生。与有机暴露相结合,假想暴露一个非常有用的技巧,来克服许多强迫症患者都有的"害怕某种想法"的特点。在自助项目中,你将受到非常详细的指导,帮助你设计和实施有机暴露和假想暴露两种技巧来治疗强迫症,加上耐心和练习,最终减轻强迫思想的发作频率和强度。

反应干预

反应干预的目的在于降低患者仪式化行为的频率。医生指导强迫症患者面对其恐惧的东西,经历采取仪式化行为的冲动,同时阻止类似于洗手或反复检查这种仪式化行为,起先患者可能被指导推迟进行仪式行为的时间,最后直接彻底抵制自己的强迫行为。反应干预的最终目的,在于停止所有的仪式化恐惧且不可能完成的事情。但是通过有规则的努力练习和"教练"强有力的支持。比如说医生或者家人朋友,反应干预可以视为打破强迫症桎梏最强有力的办法。

认知变化

认知行为疗法的认知部分,是指不断地挑战和对抗那些已经被歪曲的,导致和维持患者强迫思维和强迫行为的想法和信条。认知治疗是由阿尔伯特·

艾丽斯、阿隆·贝克等人发明的。在这种疗法中,患者被鼓励明确那些障碍想法和观念,并用更精确更现实的想法去取代他们。传统上这一过程是通过治疗专家和病人的沟通交流而完成的。这个过程被称为认知重组。下表列出的是强迫症患者主要的认知误区,并举例说明。

1.非黑即白,非有则无的思维方式

例:"如果我不是完全安全,那我一定处于巨大的危险中。"

"如果我没做好这件事,那我一定做得很糟。"

2.有魔力的想法

例:如果我脑子里出现那些不好的恐怖的想法,那么这些想法肯定会导致不好的事情发生。

3.过度估计风险或危险

例:"即便我所冒的风险极小,可怕的事情仍有可能发生。"危险发生的小小可能性也会被视为风险极大的可能性。

4.完美主义

例:无论我做什么,如果我不能做到完美,那就是不可原谅的。

5.过度的道德感

例:即使是犯了极小的错误或行为失策,我都将被打入地狱或受到严厉惩罚。

6.对他人过度负责

例:我必须随时随地防止自己犯错误,这些错误可能会伤及无辜,哪怕是间接地伤害他们。

7.思想/行为混合(类似于"有魔力的想法")

例:如果我脑海中出现了伤害他人的想法,那感觉就好像我已经做了这件事一样,或者未来我也极有可能那么做。

8.过度重视思想

例:如果我脑中想象发生了一件事,那么这件事发生的几率就会变得很高。

9.排他性错误

例:如果有不好的事情发生,那发生在我或是我爱的人身上的可能性比发生在别人身上的高很多。

10.高尚的棋子(也被称为"牺牲情结"或是"奉献的羔羊")

例：我是多么的高尚啊，每天不停地做那些事情（洗手、数数、检查等），将自己的生命奉献给自己至爱的人。我们做的事情以及遭受的痛苦是使他们免于危险和伤害而付出的小小代价而已。只有我把每件事情做好做对，我亲近的人才不会遭受痛苦或者死亡。

11."要是……怎么办"的思维模式

例：今后，要是我犯错/得了艾滋/伤害了别人，那该怎么办呢？

12.无法宽容不确定性

例：除非百分百确定了这件事，知道一切都各就各位毫无差池，否则我根本无法放松。如果我对任何事情都无法确认，比如我的未来、健康或是我爱的人的健康，我就感觉难以容忍。

尽管这些强迫症引发的思维如果发生转变对患者的康复至关重要，但目前仍未掌握到科学依据来证明，在"暴露及反应干预技巧"缺席的情况下，认知行为疗法会有效地导致这些变化。大部分的强迫症患者都痛苦地意识到，至少有时会意识到，他们的想法和思维是强迫性的，不正常的。认知行为疗法用于强化暴露和反应干预是最有效的。

在自助项目中，认知行为疗法使用了认知重组的办法（第8章）来应对那些保持患者强迫思维和行为的障碍性观念。总体来说，你会发现在加强暴露和反应干预的效果方面，这是个行之有效的办法。

然而，认知治疗也有局限性。认知治疗在能够在智力上进行抽象思维的患者身上作用最好。不幸的是，焦虑和抑郁情绪常常干扰患者，使他们不能集中注意力于错误的观念，从而无法有效地改变他们。此外，认知改变技巧，如果不加监控，本身也会变成一种强迫性行为。自言自语的治疗办法就应该受到特别关注。要避免患者陷入强迫行为的陷阱。

药物治疗与认知行为疗法的选择

随着对强迫症有效治疗办法的普及，使用何种干预手段就成了患者及其家人询问的最常见的问题，尤其在治疗初期。总的来说，将药物治疗或认知行为疗法中的任意一种视为治疗方案的一部分，这一点非常重要。

最终，许多患者同时使用这两种疗法获得了最大效果。药物治疗，是来自一个主攻药物的心理健康专家。认知行为疗法来自心理学家或治疗师，他们接受专门的训练，学习减轻强迫症状的具体技巧。这两种办法为日常控制强迫症状提供了强大的好处,患者经常会问:"到底哪种疗法会好些呢?"实际上,更有用的问题是:"针对每个不同的患者个体,在不同的治疗时间(阶段)到底哪种治疗办法更合适呢?"每种治疗办法都有自己的优势和缺陷。

对那些从未接受过正规诊断和治疗的严重病例来说,开始采用药物治疗非常重要。药物治疗在快速减轻焦虑、抑郁症状,改善患者情绪,集中精神和注意力方面的作用,可以助患者一臂之力,让他们面对认知行为疗法的艰难任务。药物可以被比作挡水翼墙,帮助那些游泳初学者浮在水面,之后他们就可以学习那些让他们在水中舒适游泳的初步技巧(认知行为疗法技巧)。

并非罕见,一些强迫症患者可能忠诚地服用各种不同的药物,服用合适的剂量,遵医嘱服用足够长的时间,但收效甚微。或者,有些人会发现药物的副作用是如此难以忍受以致他们无法继续服用。对这些人来说,缺少的可能就是认知行为疗法或暴露及反应干预技巧。同理,那些努力学习暴露及反应干预技巧但收效甚微的患者也极有可能发现额外的药物治疗是他们控制自己强迫症状的关键。一个接受过良好训练,在治疗强迫症上有经验的心理健康专家,会在你康复过程中就下一步使用何种治疗手段方面给出最后的建议。

心理疗法

传统的心理治疗方法——"谈话疗法"似乎对强迫症并不起效。几十年前,在我们对强迫症有目前这种认知之前,这种疾病被认为仅仅与人的生活经历有关,比如说不太快乐的童年、和父母的关系障碍以及在童年时期学到了关于"整洁"的一些歪曲观念等。在传统的心理治疗中,医生对患者进行长期的深度的挖掘,一个星期一次或几次,持续几个月甚至几年,患者向医生讲述那些导致今天他们生活沮丧的、不满意的过去。在这种心理治疗中,治疗师耐心地坐着,一小时接一小时的专注地听着病人诉说,希望可以通过"谈话"找到治愈的办法。尽管这种专家倾听了解他们担忧的做法使患者从中得到一些放松,但很少有患者报告说这种办法在实际上改变了他们强迫症状的程度。

所有学派的能力出众的治疗师都承认,针对强迫症必须要有多种模式的全面的治疗办法。谈话疗法对加强应对生活压力(那些激化强迫症状的压力)方面、应对机制方面可能会有所裨益。针对强迫性的完美主义、优柔寡断、怀疑及拖延病,心理疗法结合药物治疗和认知行为治疗,可能也是颇有成效的。

神经外科疗法

药物治疗和认知行为疗法是强迫症患者的治疗选择,无论是单独使用一种治疗办法还是两种同时使用,大多数的患者可以通过这两种治疗办法使症状获得一定程度的减轻。然而,仍然有极少部分症状非常严重的患者,即使已经使用了现有的一系列治疗手段加以治疗,仍未获得丝毫的好转。这类任何治疗手段都不起作用的患者,很可能就适合最后一种办法——神经外科疗法。世界上只有几个拥有较丰富经验和成功实施手术技巧的医学中心可以完成这种极其精细微妙的外科手术。

强迫症的神经外科疗法包括扣带回切开术、前扣带回切开术、尾状核下束切断术、边缘脑白质切开术。这些手术通过对脑环路病灶处的微创来完全切断或堵塞在患者大脑中过度活跃的大脑环路。在过去几年中,一种叫作伽玛刀的技术开始被使用,伽玛刀是无损伤的手术,可以避免传统手术可能产生的并发症,如感染、脑出血、癫痫发作,以及其他外伤并发症。这种技术是无痛的。

其他的手术办法,如 DBS,深部脑刺激已经在治疗严重的帕金森症上面卓有成效,在减轻顽固强迫症患者症状的作用也初露端倪。医生在患者脑中植入一个并不会切断脑部组织或回路的刺激电极,它会产生一种微弱的电流脉冲,阻断过分活跃的大脑回路,从而减轻强迫症状。

尽管神经外科手术可以减轻非常严重的强迫症患者的症状,但却无法根治强迫症,粗略估计有 39%～45% 的患者有较大的进步或完全摆脱了症状(Husted 和 Shapira,2004)。然而,手术却可以提高手术前那些疗效不好的治疗办法的有效程度。认知行为疗法是非常重要的术后治疗办法,也可能还需要药物治疗。症状减轻并不是即刻出现的,而是循序渐进的,需要几个星期的时间才能完全体现出来。

谁需要用神经外科疗法来治疗强迫症呢?不可能任何阅读本书的人都需要或适合神经外科疗法,只有症状非常严重,持续时间长,严重影响患者日常生活功能的患者才是合格的。所有实施这些手术的医学中心都要求患者只有在使用了所有治疗办法都无效的情况下才可使用手术治疗,这包括深度使用认知行为疗法和尝试所有可用药物治疗(每种办法至少使用 10 个星期,同时要到药物的最大剂量)。大多数的医疗中心要求病人至少接受 3～5 年的其他治疗(Jenik，1998)。

替代治疗方法

强迫症所谓的替代治疗方法包括：顺势疗法、针灸疗法、生物反馈疗法以及补充维他命，这里仅列出几个供参考。虽然这些方法对许多健康治疗或许奏效，但对强迫症的疗效有待证明。既然已经有支持药物疗法和认知行为疗法的许多研究，为什么还要尝试有待求证的所谓强迫症的替代方法呢？我们给出了几个原因：强迫症患者有时会怀疑传统治疗途径。因此，一些强迫症患者或非患者从理念上反对药物治疗，他们更偏向于"自然"疗法。尽管认知行为疗法的效果已经得到证明，但许多患者对这种疗法很排斥，因为他们认为实施起来很困难。尽管一些替代治疗方法开始会让人感到害怕，但寻求这些替代疗法的患者认为，尽管已经得到证明的疗法具有可行性，但仍然有25%的患者，由于许多无法明确的原因没有从那些已经被证明有效适用的治疗办法中获益。如果你也遇到这种情况，就会倾向于任何一种替代疗法，希望能够减轻症状。尽管如此，任何一种疗法都应该有合理研究和证据的支持，以证明它比安慰剂疗效更好，认识到这一点非常重要。在本章的开头我们说过，错误的治疗方法具有危害性。

明智的选择治疗办法

很多人使用那些未加证明的后备的治疗办法，可能是因为他们缺乏教育，无法了解什么是有帮助的，还有可能是因为他们深受一些心理医生之害。这些心理医生有些对病症了解不够，还有一些仅仅是因为缺乏职业道德。只有少数心理专家接受过认知行为疗法的充分培训，尽管这个数字还在增加。这种治疗手段对医生来说也较为困难，因为要求他们摆脱办公室的限制，在自然环境下对患者加以治疗。

找到一个接受过正规训练或者至少愿意学习这种疗法的医生是非常重要的。这本书就可以帮助那些并非专业的治疗强迫症的治疗师，在进行治疗项目中，他可以充当你的教练和建议者。

计许多多患者成年累月的寻找治疗疾病的灵丹妙药，寻找致病原因。同时因为患病而责怪自己。如果你患了强迫症，停止责备自己和那些爱你的人，学会控制你的疾病和生活。自助项目就是很强大的第一步，在下一章中，你将开始一个漫长的征程——或许也是最困难的。然而,它却向你保证了你能取得最好的回报,摆脱强迫症状的负担。[①]

给家人和朋友的建议

作为强迫症患者的家人、朋友或者伙伴,首先要做的就是收集有关强迫症的信息及其性质、诱因和治疗方法。然而,重要的是,你不能只停留在这个阶段。第二步你需要作出全面的治疗选择。你要支持关爱的人尝试各种选择。医疗诊断,特别是强迫症的诊断并不是轻易作出的。实际上,强迫症的特殊本质有时会干扰作决策的过程。对于有些强迫症患者,他们焦急地去寻找"最佳"治疗决策,同时还担心自己作出错误的决策,这种情况可能会过度延误治疗,会使经常上网搜索治疗方法的患者和家人无法承受网上关于强迫症的大量信息,这些信息经常相互矛盾。寻求帮助——方法和渠道的决定能够帮助最摇摆不定的人作出取舍。实施暴露及反应干预的决定会因为恐惧让人望而却步,而恐惧则会出现在康复治疗的最初阶段。

因此,在关爱的人的康复中,耐心显然是作为朋友和家人的一种美德。万事开头难,而这个过程则比你想象的更加长久。本书新增章节会使这个过程变得简单顺利,给患者朋友带来了福音。在你帮助关爱的人确定最佳治疗的选择时,坚定地站在他们背后并且表现出你的亲近和耐心。

3

我们能做什么?

---

① 本章的部分内容选自护士继续教育教程——《强迫症》,作者是注册护士切莉·佩德瑞克,1997年由国家继续教育中心出版。经同意后用于本书。

第 2 部分

自助策略

4.强迫症的认知行为疗法——自主自助项目

采取行动是会带来风险,且耗费成本,但舒适地不作为所带来的长期风险更大,成本更高。

——约翰·F.肯尼迪

本章为强迫症患者介绍自主自助项目,这个项目是建立在认知行为疗法(CBT)的基础上的。正如前几章中提到的,认知行为疗法区别于传统的"谈话"疗法,"谈话"疗法集中注意力于导致患者目前症状的过去发生的事件;而认知行为疗法的关注点则在现在——明确和改变导致和维持现有症状的思维模式和行事方法。"暴露及反应干预"原则被广泛认为是认知行为疗法的黄金法则。经过二十多年的研究以及数以千计强迫症患者的病例证明,暴露及反应干预是减轻强迫症状的一种非常有效的干预手段。

暴露及反应干预包括两个方面的内容:"暴露"患者于其恐惧的情境、思维和意象中,再加上"反应干预",或自发阻止强迫行为,听上去很简单吧?但事实上,你即将要做的这件事需要辛苦努力、较大的决心、奉献精神与勇气。需要勇气是因为那些意象冲动和恐惧会非常真实和生动,强迫症引发的冲动和仪式化行为是如此强大、顽固,以至于改变它们这样的念头都是非常令人恐惧的。当然如果不是那么恐惧,你也不会得强迫症了。

为什么暴露及反应干预会有用?

"暴露及反应干预"手段部分建立在一个经科学广泛验证的原则之上:恐惧可以通过直接面对导致焦虑、沮丧及逃避等负面情绪的那些物体和情境而减轻。"暴露"依赖以下两个重要并且相关的学习过程:习惯化和消除法。

习惯化

正如上一章中提到的,习惯化是通过重复的长期接触新刺激物从而使我们的神经系统自然对其麻木的一种过程。它也常常被称作是"神经系统厌倦的拯救者"(Ciarrocchi,1995)。日常生活中我们都经历过习惯化的过程,前一章中我们给大家举过跳入冷水池中身体会发觉刺骨寒冷的例子,几分钟后,习惯化的自然过程会使我们不再觉得寒冷。

暴露及反应干预手段利用和习惯化相同的过程系统克服因为某些人(如无家可归者)或某地(飞机)的情境,强迫症所引发的恐惧感觉和沮丧心理,甚至还包括我们自己思想引发的恐惧。通过频繁和长期与我们害怕的情境直接面对,人的神经系统会自动"麻木",恐惧的反应达至一个可控制的程度。

利用"习惯化"克服恐惧的一个简单例子就是克服恐水症。患者首先被慢慢带近游泳池,一直到离池边只有几英尺距离,直到患者恐惧感逐步扩大,引发不适,然后停下来。几分钟后,随着"习惯化"过程进入神经系统。之前的恐惧感觉逐渐被"麻木"。当平静下来以后,患者再一次被要求再往池边前进几英寸。然后恐惧感又出现引发不适,患者再一次停下,直至这种感觉,逐渐被习惯,并减少到可控制的程度,像婴儿学步一样,一步步地重复这个过程,慢慢地患者可将一根脚趾放入池中,之后两根,之后一整只脚、脚踝直至小腿,然后膝部,之后两条腿都可以完全浸入池中。渐渐地,整个人都可以进入水中而不会觉得怎么害怕。尽管我们过度简化了这个过程,但克服强迫症恐惧采用类似的方式,尤其伴随要阻碍强迫行为或反应即反应干预的时候。

消除法

暴露及反应干预手段的另一个基本原则和基础就是消除法。所有行为可视的(包括吃饭、开车、上班等)或不可视的(包括思考或情感),都是由行为的结果所支配操控的。

行为的结果导向了我们的行为,行为的结果要么是积极的——如赞扬、拥抱、债款还清、美味的食物气味和情感,以及我们所珍视的人的关注,要么就是消极的——如惩罚、批评、尴尬、停车犯规罚单、罚款甚至牢狱之灾。积极的结果还可被称为增强物通过带来积极的愉悦和满足,或减少消极负面情感如饥饿、痛苦、紧张等起到作用。以发泄或逃避为目的吃饭、喝酒或看电视的行为,因为减轻了人的不适感,就可被视为增强物,增强物影响着我们的所有行为,要不是通过增加愉悦感、舒适度,要不就通过降低不适感、不确定感、痛苦或紧张感等。

"削弱"发生于增强物不再带来愉悦的情感或不再减少紧张或不适感。那么回想一些可以增强或回馈的行为：努力为还账或奖金而工作，为爱人的一个微笑或拥抱而去买花，进行自己最喜欢的体育运动来娱乐或放松等。现在，想象一下若是上述行为莫名的无法给你带来之前寻求或渴望的强化——无论你多辛勤工作奖金都会被减少，你买花回家爱人也不再微笑或拥抱你，或者你最喜欢的运动不再有趣或令人放松。通常情况下，可预见的情形便是这些行为会逐渐消失——你不再带着同样的激情去做这些事，直到最后你完全放弃做这些事。

如果行为是由其结果支配，那么我们就不难理解强迫性的仪式化行为如洗手、检查或排序整理等如何加强或强化强迫思维和恐惧，它们通过暂时减少强迫思维或感觉带来的紧张、忧虑和焦虑来强化强迫思维和担忧。在暴露及反应干预手段中，用反应干预来切断仪式化行为，通过削弱手段来减弱强迫思维和担忧，通过切断那些可能加剧担忧，并使其不断进行的行为，强迫性的担忧会逐渐消失的。

有机暴露

"有机"意味着"有生命的"，用在这里是指与那些可能引发焦虑的真实生活情境、物体、思想和意象进行面对面的对抗，下面是针对不同的强迫症类型的一些有机暴露的例子。

清洁者

- 触摸或接触受污染的东西、人或地方，不许洗手。

检查者

- 只关一次灯、炉火和家电。
- 开车缓缓驶过有小孩玩耍的地段，尽管强烈感觉到有孩子被车撞了，但也不要掉转车头回去检查。

纯粹强迫思维

- 故意去想那些让人沮丧的想法，用录音机一遍遍地把它们录下来或用笔记录下来。别试图逃避或反击，允许它们存在于你的脑中。

排序者

- 让家里的东西"不完美"的摆放——稍微有些杂乱、不在中心或角度不对，别去弄直、平衡或纠正任何东西。

有效的"有机暴露"要包括下面几个重要的因素：

- 暴露必须有意且生动再现可能引发的恐惧、沮丧、怀疑和逃避情绪的场景。

- 暴露时间必须延长至焦虑情感通过习惯化过程得以放松。这个时间是在焦虑达到可以忍受的程度之前，几分钟到几小时不等。
- 暴露要改变你在特定情境下对危害和伤害的评估方式。

回忆一下我们在前面一章提到的关于"跳入冷水游泳池"的那个类比，不需要采取任何措施，你的大脑和中枢神经系统会在几分钟内自然适应（或习惯）那种不舒服的感觉。游泳池中的水并没有变化，变化的是你的大脑对水温的感知。通过有效暴露，你的大脑得到了重新破译或评估强迫症信息的机会。

"做这件事（摸那个东西），那样想是极端危险的。"	→	"如果我摸了那个东西，没什么可怕的事情会发生的——我可以试试。"
"我必须得做很多遍。"	→	"我能只做一遍，这样也行的。"
"有这样的想法，我肯定是个很恶毒的人。"	→	"这只是强迫症导致的愚蠢想法。"
"我得调头，看有没有人被伤到了。"	→	"如果我调头回去，我的强迫症会加剧。"

谨记还有很多在久远的未来可能发生的一些灾难性事件可能引发的恐惧，如生病、死亡等。这种恐惧场景要不就是太复杂而无法"有机"对抗，要不就是太不实际了从而无法再次有机展现。比如说，常见的强迫症恐惧如致使他人死亡或因为犯法犯罪而入狱等。在这种情况下，假想暴露可以作为有机暴露的有效补充。有这类强迫恐惧的患者被要求长时间的生动地想象或思考这些场景，详见第 7 章。

反应干预

若使暴露有效，就有必要减少、阻止或者限制所有可能中和减轻因强迫思想引发的不适焦虑等感觉的行为。反应干预是指经由他人指导或自探的那些阻止可能减轻焦虑不适感觉的强迫性仪式化行为。简单来说，反应干预就是阻止你自己做出日常的那些仪式化行为，一旦这种行为受到阻止，大脑便有机会为可能激发恐惧的情境提供自然的习惯化进程（如游泳池那个例子），用这样的办法，一种更实际的、适应性更强的理解和判断将会取代过去那些令人恐惧的想法。

当阻止仪式化行为，你便有意地使焦虑存在，新的调整和适应便会发生。和暴露一样，有效的反应干预持续时间必须长到足以打破已有的焦虑刺激源和仪式化行为之间的联系。比如说，一支被污染了的门把手和马上去洗手让自己"安全"的冲动之间的联系，进行反应干预，在面对利用强迫行为减轻紧张和恐惧的强烈冲动时，要有容忍这种不适感的强烈意愿。

"反应干预"案例

- 在触摸了"被污染"的东西之后，一整天或是更长时间不去洗手。

  注：本书中"被污染"的意思是"不干净的，有害的"，或者只有强迫症患者会逃避接触，但绝大多数人无论怎样都不认为危险的东西。

- 不再接受多次肯定，要求你亲近的人温和但是坚决地拒绝你对于强迫症思维的重新肯定的要求。

  患者会因为"污染"、他人健康安全问题以及做了不道德或违反法律的事情等强迫思维而向他人寻求肯定，你将被鼓励忍受内心的不确定感，直到这种折磨人的感情自己逐渐消失。

- 开车时，即使感觉到从什么东西上面碾过去，也不要调头回去查看。你要允许这种不适感逐渐增加，并且对你回头查看的这种冲动不采取任何措施，渐渐的这种焦虑会逐渐退至你可控制的程度。

- 推迟你检查门锁的时间，至之前约定好的时间——大约 30 分钟（在你检查过一次门锁之后）。

反应干预是患者在自主自助项目可学到的主要工具之一，你将做出许多强有力的决定，用许多重要的方式来改变例行化的行为模式。如推迟、缩短、减慢或彻底消除这种模式。用这种办法你将选择面对那些你曾经要逃避的焦虑、疑惑、恐惧以及沮丧。如果使用这种办法你并没有感到不适，那么某种程度上来说，你可能阻止程度不够，并没有改变引起你强迫症的变化。你选择"感到不适""允许不适感并存"，并且不采取任何行动和加以控制，这种选择将会使你在打破强迫症蕃蓠的过程中取得进步。

做好改变的准备

在患有强迫症 40 年后，阿兰成功接受了"暴露及反应干预"手段进行治疗。在治疗初期,他形象地描述了对抗恐惧和仪式化行为的状况:"感觉好像是被要求从一个五层高的楼上来个天鹅俯冲冲进一个装满水的水桶里。"每个强迫症患者在治疗初期都有类似的感觉,在下面的改变恐惧表格中,我们列出了一些强迫症患者经常描述阻止他们冒险改变的恐惧和担心。对照这个表,检查一下你的担忧,注意你可能有些其他的担忧和恐惧。如果有,请在表中空白处写下来。

改变的恐惧

检查你是否有下述的恐惧和担心,如果你还有别的担心或恐惧在表中空白处写下来。

☐ 如果我不好好做那些仪式化行为,那我要怎么做才能感到安全呢?

☐ 如果我直接对抗自己对灰尘、细菌和艾滋的恐惧,那什么东西可以保证我害怕的那些灾难(生病、失去亲人、伤害我的孩子)不会发生呢?

☐ 如果强迫症无法根治,那么麻烦做什么?

☐ 这听着过于简单了,我肯定会失败的,我做其他的所有事都失败了。

☐ 我试过行为疗法的,这对我没有用。

☐ 我情愿吃药,这也太难了。

☐ 这些行为可以帮助驱逐恐惧,他们是非常必要的。

☐ 我太老了,试不了其他的办法。

☐ 要是我不能做这些行为,我会发病的(生病、伤害别人等)。

☐ 童年时候我被虐待过(忽视、遗弃、生病、失怙、丧母等),如果我不把童年时遇到的真实问题说出来,我是不会好的。

☐ 我总有那么不好的想法,这说明我脑中肯定有罪恶的种子,我不值得有好转的。

☐ 如果我觉得开心或病情好转,那肯定会有不好的事情发生,我可不愿意冒险。

☐ 其他_____

☐ 其他_____

☐ 其他_____

当你开始应对接受治疗初期的恐惧心理时，你慢慢会发现其他的一些你没在上表中写下的恐惧，把它们加到这个表里面。每天回顾这些担忧和恐惧，直到你能建设性地应对它们，或直到它们不再过度影响你的生活。记住，重要的不是恐惧，而是你在面对恐惧时保证自己的自由和有所选择，这就是设计自主自助项目的用意所在。

既然已经明确了开始自主自助项目时的恐惧和担忧，下面就来看看应该如何应对它们。

- "如果我不做那些仪式化行为，那我要怎么做才能觉得安全呢？"

你需要感觉百分之百的安全，这是强迫症症状之一。通过冒险地用不进行那些仪式化行为的办法来应对你的不适，你就将自己放开，给自己掌握这种不适感的许多可能的办法，当你开始选择冒险限制或是逐渐消除这些仪式化行为的时候，你就在进步了。

- "如果我直接对抗自己对灰尘、细菌和艾滋的恐惧，那什么东西可以保证我害怕的那些灾难（生病、失去亲人、伤害我的孩子）不会发生呢？"

无论怎样你都无法保证一个没有风险、痛苦、失去伤痛、错误或受伤的人生。问题在于你的大脑错误地将你的强迫行为和无论多么短暂的安全感和舒适联系在一起，暴露及行为干预手段会帮助你打破日常生活中例行化行为的奇怪控制。

- "如果强迫症无法根治，那么麻烦做什么？"

这就是强迫症患者典型的"非是即非"的思维方法，即使是极小的进步都会给你和家人的生活质量带来很大的变化。

- "这听上去太简单了，我肯定会失败的，我做其他的所有事都失败了。"

世上并没有所谓的"失败"，唯一的失败就是不试着利用自主自助计划获得成功。

- "我试过行为疗法的，这对我没有用。"

通常情况下，患者所描述的自己接受治疗的经历为"行为疗法"，实际上不过是某种"行为修正"的变体。如催眠、放松训练、系统脱敏训练，创造性形象化或是其他许多对强迫症治疗几乎无效或疗效甚微的技巧，即使之前你曾经进行过专业的暴露及反应干预治疗但并未成功，一个全新的开始可能会收获无法预料的、积极的作用。

● "我情愿吃药……"

毫无疑问,暴露及行为干预是很困难的,当然药物治疗也是治疗强迫症整体疗法中关键的组成成分。然而,单独使用药物治疗效果是有限的。此外,正如在前一章中讨论过的,有些患者用药物治疗收效不大,还有些患者无法忍受药物治疗带来的副作用。为了实现最大程度的康复,自主自助项目应该被当做治疗强迫症整体疗法的重要环节。科学研究显示(O'Sullivan,Noshirvani 和 uarks,1991),掌握了自主自助项目所提供的技巧,一旦他们决定停药,无论因为什么原因(怀孕、副作用),都会少出现些问题,并且复发可能较小。

● "这些行为可以帮助我驱逐恐惧,它们是非常必要的。"

"你真心认为仪式化行为一直对自己是有必要"与"至少大部分时间知道他们是愚蠢的、无意义的",这两种想法的对比程度,预示着你在自主自助项目中取得进步的程度。前一种想法被称为"过分重视的想法"。如果你有这种想法,那么在尝试自主自助项目之前,要先应对这种想法,在第 8 章中可以找到改变这种想法和其他错误观念的办法。

● "我老了,不能尝试不同的事情了。"

好消息是无论你何时开始,这种治疗强迫症的办法都是有用的。不加治疗,你的症状会随着年龄逐渐加重。任何年龄群的患者接受自主自助项目的治疗都会有帮助的。

● "要是我不做这些行为,我会发疯的(生病、伤害别人等)。"

在对 1 000 例强迫症患者长达 15 年的治疗经历中,海曼博士从未见到过任何患者因使用暴露及反应干预手段而发疯、生病或精神失常。经历的焦虑可能对你来说会觉得不适,但却不至于危险。如果你自主暴露手段引起太多不适,那么你最好在一名训练有素的认知行为治疗师的指导下开始暴露及反应干预手段,得到一位经过训练的治疗师的支持将会使一切变得不同。

● "童年时我被虐待过(忽视、遗弃、生病、失怙、丧母等),如果
我不把童年时遇到的真实问题说出来,我是不会好的。"

许多患者在童年时期都有不幸经历,而许多没有患强迫症的人童年也有不幸的经历。大部分患者都会有慈爱的、关心的、竭尽全力提供帮助的父母,或许他们自己或是其他家庭成员也在与强迫症作斗争。如果对强迫症了解不多或是根本不了解,这些家长就有了新的劣势,因为自己的病症而责怪父母会使问题持续存在。因为它会使你一直处于"受害者"的角色之中,这会使你在

与强迫症的斗争中毫无力量，自主自助项目给你提供了一个控制强迫症的强大的机会。

为改变做好准备

- 挤出 3~6 周时间，在这段时间中将自主自助项目作为你生活中最重要的重心。
- 每天至少抽出 2~3 个小时来进行暴露及反应干预治疗。
- 告诉你最直接接触的家庭成员你在做什么事，如果可能让他们支持你，让他们阅读本书的第 17 章。
- 在你周围找一个乐意在你进行自主自助项目时给予帮助的人，可以是亲密的朋友、家庭成员或是治疗师。这个人必须对强迫症非常了解，至少接受且不妄加评论，这些是非常关键的，同时这个人还需对治疗提供帮助很感兴趣。
- 在进行自主自助项目中时，不需要推迟进行药物治疗，药物治疗会加强行为疗法的效果。同样，行为疗法也会加强药物的疗效。

告诉那些心理医生，你已经开始了一个新的计划减轻自己的强迫症症状。

帮你的家人做好改变的准备

与强迫症患者一同生活常常是痛苦的、令人沮丧的，成功控制症状需要那些在日常生活中被强迫症患者所影响的家庭成员提供帮助和合作。这种疾病会挑战即便是最善良的家庭成员的耐心和同情心。尽管大部分的家庭成员都会期望对患者好，然而经年累日之后，内心的愤怒和对患者的厌恶会慢慢地衍生出来，这些未加承认和有效控制的负面情绪会给你的康复过程带来毁灭性的打击。本节 17 章将详细讨论这个问题以及如何应对它们。

在康复过程中，家人对病情的了解以及富有同情心的参与是非常重要的。家庭成员应该尽可能多的教育训练自己应该理解暴露及反应干预手段的工作原理。他们必须理解和应对自己在疾病长久存在中的角色，为患者提供不断的肯定，同时使自己适应这种疾病。比如说，家庭成员可以使强迫症症状继续的一种办法，就是他们来替患者做这些仪式化行为来保证使他们平静，一个母亲可以每星期将全家人的衣服洗几次来使她的患强迫症的儿子不至于过分担忧"污染"。这种行为并非有意，但确实为治疗强迫症提供了帮助，作出了贡献。这种"促使"(enabling)行为,在患者的配合下,最终必须完全停止,我们在资料那一部分列出家庭成员可能需要的书。

家庭成员还可通过帮助患者进行较难的暴露及反应干预任务,尽管我们并不是建议家庭成员成为一个初级的行为治疗师,但他们可以在指导、训练,以及支持患者克服疾病的努力上提供非常大的帮助。

如何成为一个伟大的教练——家庭成员指南

1. 必须认识到强迫症患者是无法控制自己经历的强大冲动的,是一种化学物质的不均衡掌控他们的行为和思想,他们并不是自己选择得强迫症,就像糖尿病患者或甲亢患者并不会选择得病一样。

2. 家庭成员不得强迫或将自己的意志强加给患者,进行自主自助计划接受治疗,必须是强迫症患者的独立意志。

3. 当患者没有满足你的预期时,不要批评和责备他,跟他谈论一下你的感受,不要把你的失望责怪到他身上。

4. 家庭成员应该扮演鼓励者、指导者、亲近者、帮助者和支持者的角色。

5. 尽量保持一个非评论者的态度,不要根据他们进行自主自助治疗项目时的进步(或缺乏进展)来评论他们。

6. 要预见到病情复发或倒退,进步通常是前进两步而退后一步,抑制自己变得沮丧和其他一些负面情绪,一直为之努力,这样患者会慢慢好起来。

7. 无论进步多么微小,或者看上去多么不重要,都一定要对患者进行口头上的表扬。记住,每天检查 50 次减轻到每天 40 次于你而言可能不算什么,但是对强迫症患者而言却是一大步。

8. 别因为你孩子或配偶的强迫症而责怪自己,并不是你导致的强迫症。强迫症的病因与环境的关系并不像与遗传和生物的关系那么密切,别再觉得内疚。

9. 预测强迫症症状并没有意义,它们是反复无常的。海曼博士曾经有个惧怕细菌的患者,他一直担心别人的口水会沾到他身上,但他又很喜欢自己下班回家时狗狗舔他的脸,这便是强迫症的本质,多数情况下,它并没有道理可言。

10. 要意识到这些症状并没有什么象征意义,要分析这些行为症状的影响之后的含义,是毫无意义的。这些症状只是说"这是强迫症",除此之外,没有别的含义了。

11.努力保证一个平静稳定协调的家庭环境,避免改变家庭日常活动的规律或者进行一些主要的家庭生活变动或转折,即使是些在强迫症状非常强烈时期的积极变化。家庭的不稳定会使强迫症更加严重。

使摆脱强迫症成为生活的重心

我们已经描述了强迫症及其治疗办法,你可能还没觉得自己有任何的进步,但如果你已经走到这一步,并且愿意继续,通过作出改变的决定来帮助摆脱强迫症,你就迈出了康复的第一步。通过向家人提供更好的帮助和支持你们与强迫症斗争的"资料",你也使家人参与到治疗的过程中,你和家人都要意识到这些症状不会突然完全消失,这点是非常重要的。自主自助治疗项目将会一步一步的帮助你,是的,你会经历一些焦虑,但我们认为,在摆脱强迫症过程中的焦虑和压力远远小于你深陷强迫症中时体验到的焦虑和压力。

5.为挑战做好准备——自我评估

只有真正做到面无惧色，才会获得力量、勇气和信心，你就可以对自己说"我渡过了这次困难，我也能渡过下一次"，必须做那些你认为自己做不到的事情。

——埃莉诺·罗斯福

现在你已经知道了强迫症是什么，并且对康复所需要的东西有了个大致的概念。现在你已经做好了利用自主自助治疗计划主动与强迫症作战的准备，开始之前咨询专业心理健康专家对你的成功至关重要，这个专家应该或多或少对强迫症的诊断和治疗有所了解。首先需要一个精神病学专家和心理学家来确定是否患了强迫症。如果下述几种情况符合你的情况，你可能就不应该实施自主自助治疗计划。

1. 若目前严重的临床抑郁或药物滥用给日常生活带来的问题超过了强迫症。如果这些症状没有得到控制，它们将会干扰你利用自主自助项目治疗的结果，一旦经过适当治疗，这些情况得以稳定，你就可能从自主自助项目中获益。在开始该治疗项目之前，咨询合格的心理健康医生，上述那些情况是否是你现在面临的主要问题。

2. 你是否面临生活的重要压力、变化以及转折，如亲人的死亡患病、工作变动、失业或搬家等。这些生活变化的压力通常会影响你的进展，一旦生活稳定下来，你可能就能更好地从这个项目中获益。当然，生活中不可能没有压力，所以别因为一些正常的生活压力影响到你的自主自助治疗项目的开展。

3.你直接接触的家人并不支持你的自助治疗计划，即便是最好意的家庭成员有时都会破坏你的努力。如果是这种情况，在开始治疗前要向专业心理治疗师进行家庭咨询，尽可能与愿意提供帮助的家庭成员在一起，主要的家庭成员和你并肩作战，这点是重要的。

在你进行自主自助治疗计划时，来自经验丰富的心理健康专家的指导和支持是一个很好的支持你的力量来源。如果你的医生这次不同意你进行自主自助治疗计划，仔细考虑一下原因。如果你仍然不知道该怎么办，咨询另外一个专家看看他的意见，需要得到治疗强迫症专家的帮助，见 18 章。

评估你的强迫症

在后面的几页中，你将开始设计自己的自主自助治疗计划。第一步是对你的强迫症做一个全面详细的评估，这点非常重要。因为你症状的不同类型——排序、清洗以及检查决定着你特定的治疗计划的设计。回顾一下第 2 章中列出的强迫症状，然后在下一部分的空白处写下它们（在"症状"栏下）。在合适的表格中进行检查，看这些症状是过去的还是目前的。然后，利用下面的指导，通过在"影响程度"栏目下的空白线上写出 1、2、3 来评定每一症状现在给你带来的困扰。只需给现有症状进行"影响评定"。

过去＝过去影响你的症状

当前＝当前困挠你的症状

影响评定（当前症状）

1.症状微弱，只是小小的困挠或问题。

2.症状温和，给日常生活带来焦虑或困扰。

3.症状严重，给日常生活带来很多焦虑以及较大困扰。

强迫思维

强迫思维是进入你脑海中的不需要的思想、念头以及冲动，通常是不现实的，并且导致了强烈焦虑感。它有顽固的特征，大多是关于阻止某个危险的事情发生到自己或他人身上。

1.关于污染的强迫思维(过度害怕或厌恶或避免灰尘细菌和任何形式的污染物)

症　状	过去	现在	影响评定
＿＿＿＿＿＿＿＿＿＿＿＿＿＿	☐	☐	＿＿＿＿
＿＿＿＿＿＿＿＿＿＿＿＿＿＿	☐	☐	＿＿＿＿
＿＿＿＿＿＿＿＿＿＿＿＿＿＿	☐	☐	＿＿＿＿
＿＿＿＿＿＿＿＿＿＿＿＿＿＿	☐	☐	＿＿＿＿

2.收藏、保存和收集类强迫思维(对看似无用或较小价值的东西的过度的拥有欲望和无法抛弃的思维)

症　状	过去	现在	影响评定
＿＿＿＿＿＿＿＿＿＿＿＿＿＿	☐	☐	＿＿＿＿
＿＿＿＿＿＿＿＿＿＿＿＿＿＿	☐	☐	＿＿＿＿
＿＿＿＿＿＿＿＿＿＿＿＿＿＿	☐	☐	＿＿＿＿
＿＿＿＿＿＿＿＿＿＿＿＿＿＿	☐	☐	＿＿＿＿

3.排序类强迫思维(对平衡、对称、精确或顺序的过度追求)

症　状	过去	现在	影响评定
＿＿＿＿＿＿＿＿＿＿＿＿＿＿	☐	☐	＿＿＿＿
＿＿＿＿＿＿＿＿＿＿＿＿＿＿	☐	☐	＿＿＿＿
＿＿＿＿＿＿＿＿＿＿＿＿＿＿	☐	☐	＿＿＿＿
＿＿＿＿＿＿＿＿＿＿＿＿＿＿	☐	☐	＿＿＿＿

4.迷信、宗教类强迫思维(对违反道德和宗教法律规则的过度担心、害怕和关注,比如担心因为某种亵渎性想法遭受惩罚)

症　状	过去	现在	影响评定
＿＿＿＿＿＿＿＿＿＿＿＿＿＿	☐	☐	＿＿＿＿

_____ □ □ _____

_____ □ □ _____

_____ □ □ _____

5.关于身体健康的强迫思维(是指对身体特定部分表征过度关注和害怕,对患者有某种不可治疗的疾病的可能极端恐惧和担心)

症　状	过去	现在	影响评定
_____	□	□	_____
_____	□	□	_____
_____	□	□	_____
_____	□	□	_____

6.攻击性强迫思维(过度担心自己会伤害自己或他人)

症　状	过去	现在	影响评定
_____	□	□	_____
_____	□	□	_____
_____	□	□	_____
_____	□	□	_____

7.与性相关的强迫思维(频繁出现的、不好的令人困扰的性念头、意象和冲动)

症　状	过去	现在	影响评定
_____	□	□	_____
_____	□	□	_____
_____	□	□	_____
_____	□	□	_____

8.其他类强迫思维(不符合上述各类的一些强迫思维)

症　状	过去	现在	影响评定
_____	☐	☐	_____
_____	☐	☐	_____
_____	☐	☐	_____
_____	☐	☐	_____

强迫行为

强迫行为被视为为了短暂直接地缓解强迫思维而做出的一些不需要的行为,还有另外一种定义是,强迫行为是能够中和强迫思维引起的不适感的行为。它们大多是物理行为,如洗手、反复检查、寻求肯定等,但也有可能是大脑思维做出的行为,如数数、祈祷或回顾过去等。理解强迫行为有三个要点:第一,尽管强迫行为有直接短暂的减轻强迫思维引起的焦虑的作用,但这个作用是非常短暂的,并且常会引发新的强迫思维;第二,如果不采取强迫行为,你会觉得非常的焦虑,极有可能失控;第三,这些行为常常会使人非常沮丧,因为你会觉得自己不得不一遍遍地重复做,并且必须以一种刚刚好的模式进行。

清洗类强迫行为

症　状	过去	现在	影响评定
_____	☐	☐	_____
_____	☐	☐	_____
_____	☐	☐	_____
_____	☐	☐	_____

检查类强迫行为

症　状	过去	现在	影响评定
_____	☐	☐	_____
_____	☐	☐	_____

	过去	现在	
_____	☐	☐	_____
_____	☐	☐	_____

收藏、保存类强迫思维

症　状	过去	现在	影响评定
_____	☐	☐	_____
_____	☐	☐	_____
_____	☐	☐	_____
_____	☐	☐	_____

重复数数、排序类强迫行为

症　状	过去	现在	影响评定
_____	☐	☐	_____
_____	☐	☐	_____
_____	☐	☐	_____
_____	☐	☐	_____

其他类强迫行为

症　状	过去	现在	影响评定
_____	☐	☐	_____
_____	☐	☐	_____
_____	☐	☐	_____
_____	☐	☐	_____

逃避类情境

　　强迫症状会引发患者逃避许多可能导致强迫思维和伴随焦虑的情境、人群和场所，强迫症患者通常会逃避的场所包括：公共卫生间，那些被认为"受到污染"的地方和与那些受到污染的人待在一起,或者离家却没有人可以检查门是否关紧,这还包括你所逃避的反复发作的恐怖困扰的想法和念头。明确你逃避的情境是自主自助治疗计划中必要的一部分,根据一部分你列出的强迫思维和行为,考虑一下自己有哪些会逃避的情境,选出那些会给生活带来毁灭性的逃避情境,并在下表中列出,用0~100来描述你逃避每种情境的程度。

0—完全不逃避场合　　　　　25—偶尔会逃避场合

50—我半数时间会逃避这个场合　　75—我大多数时间都会逃避场合

100—我会不惜代价完全逃避场合

逃避的场合、人物、地点、东西或想法	逃避程度 (0~100)
1.	
2.	
3.	
4.	
5.	
6.	
7.	
8.	
9.	
10.	

明确你的症状

你可能已经注意到自己同时出现几个严重的症状,这对强迫症患者来说是很常见的。你可能会想,我有这么多的症状,我要怎么样才会好点呢?我是一点希望都没有了?要想同时所有症状都取得进步似乎有些困难,脑中一定要记住,你不可能一次应付所有的症状,康复之路,一次一步。

在"目标"症状表格中,写下你所有标示为3的强迫思维和强迫行为,根据严重程度给症状排序,从最影响你生活的症状开始,将其放在第一个(如例)。

然后，在"你的目标"表，列下最影响生活的逃避症状，从"目标症状"表中选出最严重的五个症状，这些主要的强迫思维、强迫行为以及逃避行为将会成为你自主自助项目最初针对的症状。

你的目标症状（例）	
强迫思维 （引发不适的情境、思想、 意象和冲动）	强迫行为 （中和不适感的外部 或内部行为）
1."我必须防止我爱的人受伤或死去。"	1.一天洗手 100 次。
2."我必须防止细菌带来危害和危险。"	2.以某种仪式化淋浴方式洗澡，避免去那些被污染的地方。
3."我得防止自己的房子被烧掉了。"	3.一天检查 20 次炉子、咖啡壶和其他家具。
4."我一定不要给自己爱的人带来严重的伤害。"	4.以 3 个为一组，脑子中重复 6 遍"我爱上帝"。

你的目标症状	
强迫思维 （引发不适的情境、思想、 意象和冲动）	强迫行为 （中和不适感的外部 或内部行为）
1.	1.
2.	2.
3.	3.
4.	4.
5.	5.
6.	6.
7.	7.
8.	8.
9.	9.
10.	10.

<table>
<tr><th colspan="2" align="center">你的目标逃避情景</th></tr>
</table>

你的目标逃避情景

1.＿＿＿＿＿＿＿＿＿＿＿＿＿＿＿＿＿＿＿＿＿＿＿＿＿＿＿＿＿＿＿＿＿

2.＿＿＿＿＿＿＿＿＿＿＿＿＿＿＿＿＿＿＿＿＿＿＿＿＿＿＿＿＿＿＿＿＿

3.＿＿＿＿＿＿＿＿＿＿＿＿＿＿＿＿＿＿＿＿＿＿＿＿＿＿＿＿＿＿＿＿＿

4.＿＿＿＿＿＿＿＿＿＿＿＿＿＿＿＿＿＿＿＿＿＿＿＿＿＿＿＿＿＿＿＿＿

5.＿＿＿＿＿＿＿＿＿＿＿＿＿＿＿＿＿＿＿＿＿＿＿＿＿＿＿＿＿＿＿＿＿

评估是康复道路上的第一步

对强迫症症状进行一个完全的评估是打破强迫症桎梏的第一步。然而，如果一次想要尝试解决所有的问题可能会让你觉得非常有负担，非常沮丧。如果选出一个或两个导致你日常工作、家庭生活和人际关系出现严重状况的最严重的症状进行应对，那么，自主自助治疗计划可能会更好掌握，将这些症状作为你开始计划时针对的目标症状，一旦你应对这些问题获得成功，你就能成功处理其他一些更有难度的症状。正如生活有许多挑战一样，成功孕育着成功，当你打破了自己最严重的症状，你也会有信心在其他方面也获得突破，有点耐心，一次应对一到两个症状就行。

正如前面几章中提到的那样，许多患者可能在几个不同的领域都有强迫症状。比如说，你可能会有被污染的恐惧，同时还有"检查类"强迫行为；你可能会有担心感染艾滋病的强迫思想，会一天洗手50次，会有伤害别人的困扰的想法，还会一天几次检查房门、炉子或家电开关。如果是这种情况，问问你自己，如果我没有哪些症状，会让生活质量发生什么大的变化呢？这是进行还击的第一步，最后，最困扰你的那些症状在随后几章中都会被解决的。在下一章中，你就可以用自己刚刚完成的评估制订治疗计划，帮助自己摆脱强迫症状。

<table>
<tr><th align="center">给家人和朋友的建议</th></tr>
</table>

给家人和朋友的建议

在本章，你的亲人会对他的强迫症症状作出全面评估，并且选择一些最复杂的症状开始处理。在第6章中，你关爱的人会为抑制和克服这些症状拟一个计划。在实施计划中，你作为支持性角色非常重要。第4章后面给出的家庭成员指南是一个非常有效的办法。这个阶段非常适合做一个自我评估，以检验你的支持程度。现在要停止介入你关爱的人的强迫症行为或者为其提供肯定，或许还为时过早。但谈及这个问题并不算早。作为评估阶段的一部分，选择两个方面来加强，会使你们的关系更加牢固。下面是在此阶段作出恰当行为的示例。

- 不要苛责你的朋友缺乏专注或进取心。用好奇或表示感兴趣的态度，鼓励你的朋友谈谈他们缺乏专注或进取心的原因，并尽可能地成功解决这些原因。

- 表扬你的朋友选择自助治疗，决心改变。

- 如果受到邀请，帮助你关爱的人完成本章中的训练。

- 尽可能地通过其他书籍和知名网站，继续学习了解强迫症。

- 告诉你的朋友，你会怎样帮助他克服强迫症，比如协助他做例行练习，克服困境，或者表明你愿意提供帮助的坚决态度。

- 在生理上、情绪上以及心理上照顾好你自己和你的家人。开始进入这个改变的过程，必须尽可能地通过补充体力和强健内心来保持充沛的精力。

- 在当地或者网上加入一个强迫症患者的朋友和家人的后援团。要在这种团体中获得帮助，请参考第 19 章的资源部分。

6.你的干预策略

在需要迈一大步时千万不要害怕,你不可能两步小小的跳跃就跨越一条深深的狭谷。

——大卫·劳合·乔治

既然你已完全评估自己强迫症症状,那么你已经做好了为暴露及反应干预手段制作路线图的准备。这个路线图被称做焦虑/暴露列表,其实这仅仅是个你害怕和恐惧的情境列表。以它们所引发恐惧的严重程度为序,像路线图一样,这个列表将会告诉你从何开始从何结束,以及两者之间的路线。用来表达和描述各种恐惧场合所引发的焦虑程度的量表称为主观抑郁程度量表(SUDS)。

主观抑郁程度量表是为测量人所感受的焦虑程度而设计的一个自我评估系统。它是由坦普大学药学院精神病学教授、医学博士爱德华·沃尔普在20世纪70年代发明的。在你设计焦虑暴露列表时,SUDS量表可以起到作用。它是一个100分的量表,100代表你生活中你所经历的最能激发焦虑的情境,0分代表正常的或是无论如何都没有焦虑,50分是指焦虑程度不高也不低,只是中等程度的焦虑。回想一下生活中所经历的给你带来最严重的焦虑和恐惧的情境,或者试着想象一个你完全不想面对的恐惧场面,如果你发现自己不愿意多想这些,那么引发和明确此类严重焦虑的情境用SUDS量表衡量,其分值将达到100。

其次,回想一个可能引发中等程度焦虑的情境——中等程度是指既不过多也不过少。比如说,送孩子第一天上学,或者不得不参加一个你准备得很好但仍旧是考试的测验,这种情境会激发中等程度的焦虑感——用SUDS量表打分大约50分。

现在,想象一个非常正常或者愉悦的场景,比如说去市场、洗热水澡或读杂志,这种场景是在SUDS上是0分。当然要记得,每个人对具体场景的SUDS

量表是高、低还是中等程度,都会有不同的认知。

写出自己焦虑/暴露列表的小贴士

现在你已清楚 SUDS 量表的用法,并可以用下述指南制作你的列表了。

- 你的清单要包括可能引发不同程度焦虑的 10~15 个具体场景,一些患者可以从自己的第 5 章中编写的"目标逃避情景"列表开始。
- 这些情景刺激物之间必须有 5~10 分的 SUDS 量表的差异。
- 从低度或中度焦虑开始,也就是列表中 20~40 分 SUDS 量表的情境、刺激物。
- 针对每个情况或刺激物,根据自己面临这些场景时的感受和无法采用强迫行为加以干预的感受来评估 SUDS 量表。用这种办法,你可以精确描述这个场景或刺激物的 SUDS 量表。例如,对检查炉子是否关闭的强迫行为,要根据如果因为某种原因你无法再回家检查炉子时的感受来评定 SUDS 分数;对清洗者来说,评定 SUDS 分数可以根据触摸公用卫生间门把手之后无法洗手的感受来进行,这就是这些行为的真实 SUDS 量表。
- 列表中最后一项应该是引发你最高程度焦虑/恐惧的情境。
- 除了主列表,你还可以根据某个情境、刺激物或逃避行为列出一个或者多个副列表,你还可以根据不同刺激物的邻近程度来列表,下文中将会有副列表的例子。

玛丽的焦虑/暴露列表（清洁者）

让我们看下玛丽的焦虑/暴露列表,玛丽的强迫症始于 5 年前长子感染了某种威胁生命的病毒。她逃避和恐惧血液、疾病、灰尘和细菌,这引发了严重的病态的洗手和洗澡模式。她一天洗手 50 次,每天洗澡会花费一个半小时,她还避免出现在镇上的某些地方,因为她觉得这些地方被污染了。

玛丽特定的刺激物包括红色的圆点和物体（红色是血液的颜色）、无家可归的人群（她认为他们身上更有可能有明伤且是疾病的携带者）、医院（有许多血液）。她在家里许多安全、干净的区域是禁止其他家庭或成员进入的,尤其是她的丈夫,因为他在一家包裹运输公司工作,负责每天给当地的医院运送东西。他理所当然地被视为是"受污染的",并且也位列玛丽清单中的一项。

下面是玛丽的最初焦虑和暴露列表：

玛丽害怕被疾病感染的焦虑／暴露列表	SUDS 程度（0~100）
触摸书上的红色斑点	20
开车经过或靠近一个无家可归的人	30
曾去过医院的人上门拜访	35
触摸使用公共电话	40
在市场上向看上去病快快的收银员买日用品	50
把车停在最近生病的邻居旁	55
从邮箱中拿一封被看上去可疑的邮差摸过的信	60
摸公共电梯上的红点	75
丈夫没有洗澡就坐在起居室内的干净区域	80
没有洗澡就进入她的卧室	100

　　玛丽的强迫症包括对几个"危险"场景的逃避,如医院、无家可归的人群。因此,她又列出了一个副表来应对这些情况。每个列表上的项目都根据某某恐惧目标或情境的邻近程度评定出来的 SUDS 分数而有所不同:如疑患艾滋的人群以及他们接触的一切东西;医院;看上去携带"病菌"的、病快快的无家可归的人群。

玛丽"医院刺激物"的焦虑／暴露副列表	SUDS 程度（0~100）
走进治疗艾滋患者的医院,站一分钟,然后离开	40
走进医院,站在候诊室内	55
坐在医院候诊室的椅子上	60
触摸医院候诊室的椅子	70
站在医院病房内	80
坐在病房里的椅子上	90
摸病房里的椅子	95
从医院回家后坐在自己家的椅子上	100

　　下面是玛丽对无家可归人的恐惧列表。注意,每一项都描述了逐渐接近最害怕的情景的场景(触摸无家可归人群聚集的地方,然后再摸自己车内的东西,SUDS 分数最高——100 分)。考虑一下,你那些强迫思维和逃避的情境是否也可以分裂成类似的较小的组成部分。

玛丽"对无家可归人群的恐惧"的焦虑/暴露副列表	SUDS 程度（0~100）
开车经过无家可归人聚集的区域，车窗关紧	40
开车经过无家可归人聚集的区域，车窗打开一英寸	45
开车经过无家可归人聚集的区域，打开车窗	50
走进距离无家可归人聚集地 8 米的区域内	60
走进距离无家可归人聚集地 3 米的区域内	65
直接站在无家可归人的聚集区域内	70
直接触摸无家可归人聚集区域内的地板	80
和一个无家可归的人握手一刻中，并且保证直接接触他的皮肤	90
触摸无家可归人群聚集的地方，然后再摸自己车内的东西	100

梅乐迪的焦虑/暴露列表（检查者）

下列是梅乐迪焦虑/暴露列表的样本，我们在第 1 章中已经认识她了。她有很多严重的检查行为，包括电灯开关、门锁以及家电等。她强迫思维一个重要的部分就是她担心自己会导致房子起火或遭窃。她离家时间越长，这种担忧就愈发强烈。

梅乐迪"检查家电"行为的焦虑/暴露列表	SUDS 程度（0~100）
只关一次冰箱门，然后离开不加检查	50
把炉子关了，然后离开不加检查	60
关了咖啡机，整夜不拔插座	65
不拔一些小家电的插销，然后离开家，1 小时后回来	70
不拔一些小家电的插销，然后离开家，3 小时后回来	75
不拔一些小家电的插销，然后离开家，6 小时后回来	80
不拔一些小家电的插销，然后离开家，第二天回家	85
睡觉前只检查门锁一次	95
让家里所有小家电的插头一晚不拔	100

梅乐迪还完成了下面的与她检查门锁的强迫行为相关的小列表

梅乐迪检查门锁的焦虑/暴露副列表	SUDS 程度(0~100)
关大门一次,回头检查两次,走开	65
关大门一次,回头检查一次,走开	70
关大门一次,不检查就走开,在外面待 1 小时	75
关大门一次,不检查就走开,在外面待 2 小时	80
关大门一次,不检查就走开,在外面待 4 小时	85
关大门一次,不检查就走开,在外面待 8 小时	95
关大门一次,不检查就走开,在外面待一整夜	100

这个表显示了梅乐迪离开家的时间越长,她的 SUDS 分值越高,这一点对她之后建立暴露练习,克服反复强烈检查的强迫行为是非常有用的。

本的焦虑/暴露列表(排序和对称)

本自童年时期就患有强迫症。他厨房餐具室的物品,比如说罐装的食物,要像玩具士兵那样排得整整齐齐的,要有完美的标签,而且标签一定要朝前;他的衣服在衣橱里要挂得非常整齐,非常精确;地毯的流苏要摆得完全笔直;装饰展示的东西在墙壁上的角度要完全合适;麻制品要折叠好,堆得非常平衡。某个小物件稍稍位置不对,或者有点杂乱,就会导致非常严重的焦虑。下列的例子是他的焦虑/暴露列表。

本的"排序、对称"焦虑/暴露列表	SUDS 程度(0~100)
把衣服混在一起,结果有颜色的衣服没有排列好	65
将抱枕放在稍微偏离原来位置一点点	70
将餐具室里面罐装食物移动,使它们的位置没有完全排直	75
将餐厅的椅子稍稍挪开,大约偏离原来的完全笔直的位置 3 厘米	80
将餐厅的椅子稍稍挪开,大约偏离原来的完全笔直的位置 6 厘米	85
抱枕的位置偏离原来的位置相差较远	90
抱枕完全没放在既定的位置上	95
将餐厅的椅子稍稍挪开,大约偏离原来的完全笔直的位置 9 厘米	100

注意:当物品摆放的位置越偏离它们的"完美"位置,本的 SUDS 分值就越

高。除上述讨论的这些例子，本还为自己在具体领域里的强迫症制作了一些小的清单，如餐厅、厨房用具不在位置上的列表等。和梅乐迪一样，这些列表对建立暴露练习，克服他过分注重顺序和对称的强迫症，将是非常有用的。

杰克的焦虑/暴露列表（强迫性缓慢）

杰克在洗澡和穿衣服时患有强迫性缓慢，这些仪式行为会花费他长达 2~3 个小时的时间。因为他觉得自己必须做足一些仪式，直到身上衣服每个部分都刚刚好。这些仪式包括重复（比如，系 3 次鞋带）、数数（比如，数到一个"好"数字）、整理衣服直到它们都刚好合适。和玛丽一样，杰克洗澡也耗时长且仪式复杂，但和玛丽又稍稍有不同，玛丽拼命洗澡是因为她过度担心细菌污染和艾滋病毒，而杰克洗澡时间习惯那么长完全是因为"洗澡就该那样"。比如说，身体各部分要以合适的顺序逐个清洗，清洗的次数也必须刚刚好，他并不担心污染，下面就是他的焦虑和暴露列表。

杰克强迫性缓慢的焦虑/暴露列表	SUDS 程度（0~100）
将衣服随意放在床上	50
先放右脚的鞋子（而不是右脚）	55
只系一次鞋带	60
只系一次鞋带，系好后没有进行原定仪式化的"拍打"	70
将衬衣放在裤子中，没有拉直——不去拍打整理	75
脚伸进裤子，脚放在裤管中——以错误的方式	80
只拉一次裤子拉链（而不是拉一个"好"的次数）	90
走出卧室门迈错了脚	95
走出卧室前没有从 1 数到 8 数三次（有意犯错）	100

下面是他的一个副列表样本，是关于他过长时间的淋浴的。

杰克的"长期时间淋浴"焦虑/暴露副列表	SUDS 程度（0~100）
洗澡时，清洗身体某个部分顺序不对	55
洗澡时，清洗身体两个部分顺序不对	65
洗澡时，清洗身体三个部分顺序不对	75
洗澡时，清洗所有身体部分顺序不对	85
清洗身体部分次数不对就离开浴室	95
只洗一次就离开浴室	100

注意杰克是如何通过自己无法以正确方式完成仪式化行为的不适感来评估的 SUDS 分值。这种焦虑/暴露列表也为你自己暴露和反应干预计划提供了蓝图。

把这些列表当作指南,针对某一个特定的目标症状建立自己的焦虑/暴露列表(见第 5 章)。复制下面这个表,你可以针对其他的目标症状来做这个练习。记住,你的主表可以划分为小点的步骤,也可以制作一些克服其他不同恐惧的副列表如"淋浴室列表""艾滋病列表"或"水龙头列表"。

杰克的"长期时间淋浴"焦虑/暴露列表	SUDS 程度
1.	
2.	
3.	
4.	
5.	
6.	
7.	
8.	
9.	
10.	

暴露及反应干预(ERP):一步接一步

既然你已经完成了针对刺激症状的焦虑/暴露列表。那么你已经做好了走进行为疗法核心的准备——暴露及反应干预手段的准备暴露,包括利用你列表中的情境来创造机会,改变你对这些引发焦虑情境的典型反应方式。

利用你的焦虑/暴露列表

你将会一步步地来对抗引发焦虑的那些情境。你将以一种完全不同的方式面对它们。这种方式完全不同于之前那些典型的处理方法——如过度洗澡、洗手、清洁等。你将会种下康复的种子，这下面是一步一步进行的过程。

步骤 1：选择一个列表或副列表，从那些引发中度焦虑的项目开始（50~60 SUDS 分）。

注意：为暴露手法选择一个至少引发中度恐惧的项目开始，这一点是极度重要的。如果你在进行"暴露"治疗时并未感到恐惧或者焦虑，那么就选择你表中下一个情境或刺激物。这将为进行习惯化过程提供第一手的资料。习惯化，正如第 3 章所讲，是神经系统对刺激物接触时间长之后的自然反应——随着时间延长，恐惧和困扰会逐渐消失。然而，只有当你面对足够程度的不适感才能从习惯化的过程中获益最大。你可能听过很多遍"一份耕耘，一份收获"，这就是你进行暴露及反应干预的关键。因为每天看到自己的进步，是让人非常积极的，所以可以用 83 页"每日暴露练习表"来记录你的进步。

在前面的例子中，玛丽有一个关于"对无家可归人群的恐惧"的副列表，表中引发最少焦虑的是"开车经过无家可归人群聚集的区域，车窗关紧"。玛丽开车经过这些受污染的地方来进行暴露训练，训练开始时的 SUDS 分值是中度的，为 40~50，允许自己的焦虑出现。

步骤 2：允许不适感出现，忍受住并且不加逃避。

当遇到刺激性情境时你开始感觉到 SUDS 分数会随之增长。忍受这种感觉，不要尝试逃避或阻止这种感觉。如果 SUDS 上升至很高的程度也是没有问题的。SUDS 程度越高，效果越好，过高的 SUDS 好过太少，试着别害怕这种不适感觉。尽管你可能会觉得自己要死掉了或是要疯了，但事实上任何人都不会因为"暴露"手段而死亡或发疯。短暂的时间之后（可能会较长的时间），你可能会注意到 SUDS 程度慢慢降低了。这就是"习惯化"开始起作用的标志。这可能会花费几个小时的时间，坚持住——无论多长时间。

突破的秘诀

即便从表上引发较少焦虑的项目开始，都会让你觉得极度不适，那么使你的暴露疗法简单些吧。比如说，如果你害怕用手触摸"被污染"的东西，那么从用指头触摸开始，或者从指尖触摸开始；对检查恐惧来说，如果径直走开不检查水龙头会让你非常焦虑，那么从一次短暂的检查开始；对排序的仪式化行为来说，如果将某个物品偏离原来的位置一英寸让你非常不适，那么从把它拿开 3 厘米开始，从哪里开始并不是那么重要，但你一定要从某个地方开始，这一点很重要。

暴露的陷阱:阻碍或避免暴露的典型方式

如果你的 SUDS 分数并未升得足够高,那么寻找一下在暴露过程中可能阻止你这次暴露行为效果的东西。典型阻止情感的方式如下:

- 有意识地让自己对经历变得麻木,在暴露过程中保持和恐惧情绪的连接和警惕是很重要的。

- 过度依赖"安全信号",如配偶、治疗师或朋友在暴露训练中给予你过度肯定。尽管朋友、帮助者可能会成为积极的推动,但一定要小心,他们的存在是否在中和你的担心。比如说,朋友、帮助者一边帮助你离开家且不回头检查门锁和炉子,一边不断地向你肯定提醒"你很安全,什么都没有发生"。或者一个朋友拿医学书籍给你看,让你知道没有直接接触是不可能得艾滋病的。依赖这种肯定会变成另外一种强迫行为,使你不攻自溃。如果你发现自己过度依赖朋友、帮助者从而在暴露练习中获得舒适的感觉。那么,试着自己练习,以便获得最好的效果。

- 用仪式化的数数、祈祷来中和暴露引起的焦虑和不适。

- 将行为分离——比如说,这么想"这不是我做的,是别人做的"。这是强迫症患者寻求应对暴露过程引发的不适的一种"神奇"的思维模式。

在"暴露陷阱表"中列出你可能会被诱惑阻止或逃避暴露的一些做法,然后描述下你可以如何帮助自己,从暴露练习中获得最大程度的收益。

步骤 3:在暴露过程中练习反应干预。

正如我们在第 3 章中解释的,暴露只有在和反应干预共同实施的情况下才会起作用。反应干预是对强迫行为的自发性阻止,这是自主自助治疗进行治疗获得进步的关键。进行反应干预就像是克制自己不去抓痒,因为你知道一旦屈服去挠它,它会变得更痒;如果你克制自己不挠,那么可能痒的感觉会慢慢消失的。

暴露陷阱表

我阻止或避免暴露的方法	我如何从暴露练习中获得最大程度的有效反应
1.	
2.	
3.	
4.	
5.	

干预的一般规则

- 可能你已经允许一个亲戚或朋友作为支持，如果有必要，让他阻止你继续破坏规则，平静但坚定地告诉你应该遵守规则。

- 如果你担心自己无法抵抗采取仪式化行为的冲动，那么在采取行动前和支持你的人好好聊聊。让这个人陪着你，直到这种冲动逐渐降低至可控制的程度。

- 任何强迫症患者在进行仪式化行为时不能对其进行身体上的限制和干预，这是一个普遍规则。然而，在个别情境下，这种干预和限制是合适的，这些情境是：

a.当仪式化行为会导致患者生命威胁或危险时；

b.你在开始进行自主自助治疗计划之前，已经和支持者（配偶、朋友、亲戚等）达成详细协议。让他在合适时间对你进行身体上的限制。

面对你进行反应干预时的恐惧

强迫症患者不敢不做那些仪式化行为，这有很多原因。许多典型的恐惧，包括死去、伤害他人、无法阻止发生在别人身上的伤害、发疯、导致自己关心的人生病、害怕因为自己导致一些不好的事情、入狱、失业等。

在恐惧后果表中列出如果你不做仪式化行为可能会发生的你所担心的后果，用SUDS分值来描述你不做仪式化行为所导致的恐惧程度，之后用0~100之间的某个分值来描述你到底在何种程度上认为担心的事件会发生。比如你会写"我或我爱的人会生病或死亡"。如果你打算反抗这个仪式化思维，那么SUDS分数可以是100，对这种想法发生的信任程度可以是50%。

不做仪式化行为的恐惧后果

0%：根本不可能，我知道这完全毫无意义，我一点都不怀疑这一点。

25%：我不相信这种事会发生，但我还是不想冒险。

50%：我有点觉得这事会发生，但我还是不想冒险。

75%：我强烈觉得这件事会发生，我一点都不想冒险。

100%：我完全肯定这件事会发生，完全不加怀疑，我根本不想冒险。

不做仪式化行为的恐惧后果	SUDS 程度 （0~100）	相信程度 （0~100%）
1.		
2.		
3.		
4.		
5.		
6.		
7.		
8.		

步骤 4：重复暴露练习，直到 SUDS 分值下降到 0 之后，继续针对列表下一项进行治疗。

正如第 3 章中讨论的，习惯化的过程要求患者与可能激发焦虑的情景地方和物体进行深入的长时间的接触。整体上说，当你接触激发焦虑的情境并使 SUDS 降低至 20 左右时，习惯化过程就会发生，每天至少进行"暴露"练习一次，在"每日暴露练习表"中记录你的练习过程。

每日暴露练习表
每日暴露任务：暴露练习
仪式化行为干预：_____
最初 SUDS 值（ERP 治疗开始前）：_____
目标 SUDS 值（ERP 治疗后）：_____
每次暴露时长（分钟/小时）：_____ 暴露频率（天、星期）：每一天____次

续表

日　　期	时　长		SUDS(0~100)		评　　论
	开　始	结　束	开　始	结　束	

玛丽的暴露及反应干预

在我们的例子中，玛丽多次重复她的第一次暴露练习（开车经过一个流浪汉，关紧车窗），每一次我们都注意到她 SUDS 分值有所变化，一段时间之后这个原本激发恐惧感的情境渐渐变得枯燥乏味了。她为这次暴露所打的 SUDS 分值为20，或者更少。

之后她准备开始针对她焦虑暴露列表中的下一项进行训练（车窗门打开一英寸，开车经过一个流浪汉）刚开始时，这个练习将 SUDS 值催升至60~70。尽管这看上去多么不合逻辑，甚至玛丽个人也这么觉得，她依然还是会害怕流浪者附近受到污染的空气进到车里污染了她车里的空气。尽管她很害怕，她仍然重复这个"暴露"练习多次，直到她开始习惯这个情境而且感受到较少的焦虑。

她渐渐开始表中下面项目的练习，而且每一项都重复步骤 1 至步骤 4。

当她准备应对自己最恐惧的情境时(触摸无家可归人群聚集的地方,然后再摸她车里的东西),她变得极度焦虑,内心中恐惧的思想包括:

- "我再也不会干净了。"
- "我整个家都会被污染的。"(如果从车上回到家里的话)
- "所有的东西都会被污染,我再也没法把它们完全弄干净了。"

尽管内心充满恐惧,她依然坚持进行暴露练习,轻轻触摸车内外的所有物件,重复很多次。当她完成了"对无家可归人群的恐惧"的暴露/焦虑副列表中的项目,她开始进行针对"医院"的副列表项目。她轻轻用一片小小的 1 厘米大的纸巾擦医院候诊室的椅背(她认为这里已被艾滋病毒感染),然后把这张纸巾带回家,用其轻轻擦拭家里的许多物件,包括浴室内的各种装置,卧室内的家具,甚至厨房的水槽,就用那张被污染的纸巾。

玛丽每天抽出几个小时做暴露练习,一个星期后,她几乎可以用自己的纸巾触摸家中所有的东西,并不怎么觉得害怕,她的目标就是"避免逃避"。任何想保护某物不受"污染"的念头都被用那张纸巾触摸该物的行为来对抗。当她渐渐获得信心,明白没有什么可怕的事情会发生在她或爱人的身上,那么强迫性的恐惧也渐渐消失了。

针对常见强迫症症状进行暴露及反应干预治疗

既然我们已经熟悉了暴露及反应干预的基本原则,那么接下来,你将会学到更多的细节,关于如何将这些原则应用于治疗最常见的强迫症症状,包括你自己的一些症状。

洗手者

"快速成功法"——完全阻断用水法

这种办法,尽管初看让人觉得非常恐惧,但如果严格执行,那么会在三个星期内对清洗类型的强迫症患者产生非常快速的作用。

- 在至少三个星期的时间内,除了下列的几种情况,你必须严格限制或阻止身体上的用水——限制洗手和过多漱口,不用湿毛巾或湿餐巾纸,不去游泳,每三天洗澡一次,男人 7 分钟,女人 10 分钟——包括洗头发的时间,用限时器来限制洗澡的时间,对身体某个特定部位——生殖器部位或者头发的重复,仪式化地清洗要尽最大可能避免。

- 使用面霜、乳液或其他卫浴用品（如浴粉，除臭剂等）是可以的，除了将它们用于减少"污染"，不要使用抗菌类的面霜、香皂或其他卫生用品。

- 用电动剃须刀剃须，不要碰水。当然可以喝水或者刷牙，但要特别注意别让水沾到面颊和手上。

- 限制洗手次数，除了以下情况：饭前便后、摸了粘手的或明显很脏的东西之后，洗手的过程必须有意不完成，减短时间，每次不可超过20秒。某些患者因工作需要更频繁的洗手，如护士和其他卫生工作者，还有因医学原因要比平常人更频繁使用卫生间的患者都需要给予特别关注。

- 有过度清洁行为的患者。如使用漂白剂或去垢剂清洁身体的人，必须将此类物品完全清除出家门。任何必要的家庭清洁工作，应该用温和的家用清洁产品。要严格禁止上厕所或梳妆时带橡胶手套来避免细菌污染。

对清洗者而言，反应干预计划的目标在于重新校准大脑和水、清洁、清洗活动之间的关系。由强迫症导使的清洁清洗行为，水、香皂以及除污剂都被误认为焦虑规范工具，被用来减少"细菌""污染"，而正常的清洗行为的目的仅仅是为了感觉清新干净而已。

"循序渐进"法——仪式延迟

如果上面描述的快速反应干预法对你来说过于沉重，那么试试这种循序渐进的办法——仪式延迟，最好以自己的节奏，分三个时段展开。

第一阶段：持续时间约为几天到一个星期。你在努力缩减清洁时间的同时渐渐变得更加能够适应延迟自己仪式化行为的念头。

第二阶段：在SUDS分数降低后你将被允许进行一次短暂的清洗行为，然后继续减少清洗的时间和次数。

第三阶段：你将暴露自己于更易诱发恐惧和焦虑的情境，并将清洗行为降至正常水平。这意味着你只能在规定的正常的次数和情况清洗，为了帮助你判断何为正常，我们在92页中还介绍了关于正常清洗行为的规则。

尽管你可能不会像使用快速成功法那样获得快速且全面的进步，但这种办法对一些患者来讲更易掌握，一则非常有效，二则可以帮助你实现突破强迫症的目标。

第一个星期——第一阶段

1. 从焦虑/暴露列表中选择一个典型的，可能引发洗手、沐浴或其他中和行为的情境或物体（我们使用"中和"这个词是指降低焦虑程度或消除不适）。之后，拿出一段时间限制可能会引发 SUDS 值为 50~60 焦虑的清洗行为,可以定 1 分钟、5 分钟、20 分钟或者更长,时间长短取决于你。

2. 触摸某个物体,直到你觉得自己被充分污染了(50~60 SUDS 值)。用计时器或者秒表,或其他计时装备,等一段时间,时间长短由你选定。这个时间段内不采取清洗、淋浴或中和行为。你不要阻止经历焦虑。

3. 在你提前决定的等待时间即将结束之时(5、10、20 分钟等),清洗、淋浴或采取其他中和焦虑的行为,像平常那样,但将这些行为的时间减少一半。根据你的清洗活动的基线(进行自主自助计划之前的时间长短),每次以秒、分钟或小时计来减少清洗行为的持续时长。如果你平常洗澡用一小时,那现在用半小时,如果之前洗手用 3 分钟,那么现在用 1 分 50 秒。如果你用其他的方式来中和焦虑,那么也将时间减半,每天重复三次这样的暴露练习,或者次数越多越好,直到你有了延迟清洗的意识和概念。

我们又以玛丽为例,下表是她仪式延迟计划的第一阶段,持续时间为一周。她仪式行为的最初基线为平均一天洗手 50 次,洗澡 1 个半小时。第一阶段,她的暴露练习包括将车停在"受污染"区域并在车内坐 5 分钟之后才允许洗手洗澡。玛丽一天三次接连不断地进行这个暴露练习,直到最初的 SUDS 值降至 20 以下。第三天她又增加了另外一项任务——摸"已被污染"了的钥匙(那些接触过被污染车辆的钥匙)。她同时进行这两次暴露练习,让自己经历能承受范围内最大程度的不适。

玛丽为第一阶段定下的目标是让她的仪式化行为频率和时长(洗手的次数、洗澡的时间)减低为原来的一半,起初她认为自己可以应对程度就是如此。可当这个星期结束时,她发现自己可以减少更多的次数和时间。她用仪式延迟记录表来监控自己的洗手次数,用厨房计时器来限制她洗澡的时间。

值得注意的是,对其他诱发焦虑的刺激物,如有必要,仪式延迟可以缩短至一到两天,这取决于 SUDS 值的高低(如玛丽第二阶段"触摸被污染邮箱"这一项)。焦虑程度越高,延迟时间就该越短,至少初期应该这样。在第一阶段中,伴随每天暴露任务的顺利完成,尽可能增加延时时间的长度是非常重要的。用仪式延迟记录表:清洗者(阶段 1)来记录你每天的仪式延迟练习,复印一下这个表,你可以重复该项练习。

玛丽的仪式延迟记录表：第一阶段

第一阶段	暴露/被触摸或污染的物体	SUDS 初值（0~100）	仪式延迟（分钟/小时）	洗澡时间（比基线减少百分率）	洗手总次数（比基线减少百分率）
第一天	停车,坐在"受污染"的停车区域	85	5 分钟	60 分钟 33%	45 次 10%
第二天	停车于"被污染"区域	70	10 分钟	60 分钟 33%	40 次 20%
第三天	停车于"被污染"区域	40	20 分钟	60 分钟 33%	30 次 40%
第四天	停车于"被污染"区域	20	30 分钟	60 分钟 33%	15 次 50%
第五天	触摸"被污染"钥匙	90	30 分钟	60 分钟 33%	25 次 50%
第六天	触摸"被污染"钥匙	75	45 分钟	45 分钟 50%	25 次 50%
第七天	触摸"被污染"钥匙	65	1 小时	45 分钟 50%	10 次 80%

仪式延迟记录表：清洗者第一阶段

第一阶段	暴露/被触摸或污染的物体	SUDS 初值（0~100）	仪式延迟（分钟/小时）	洗澡时间（比基线减少百分率）	洗手总次数（比基线减少百分率）
第___天					
第___天					
第___天					
第___天					
第___天					
第___天					
第___天					

第二个星期:第二阶段

在第二个星期你将会逐渐发展至第二阶段。你将会掌握摸那些被污染的东西,待在被污染的地方,但延迟几分钟甚至更长时间的仪式化行为的小窍门。但愿你已经成功缩短了洗澡时间,减少了洗手次数,如果到目前为止你还未减少太多,别担心,你会做到的。

现在你要再给这个练习添加新的成分:延迟仪式化行为,延迟时间要长到足以使你的 SUDS 值降至 20 以下。这需要更长的时间、更强的意志力,以及长时间忍受不适感觉的能力。仍然允许你进行清洗行为,但必须等到 SUDS 值低至一定程度大脑得到这样的信号时——"只要我等着,这种不适的感觉是会消失的"。时间站在你那一边,有耐心地等,不舒服的感觉是会消失的。

第二阶段时你仍会有信念支撑——知道不久之后就可以进行清洗行为,但只有当你习惯原先可能激发焦虑的场景时才会有清洗行为发生。而在那个点上,无论是几分钟还是几小时,一次清洗行为并不重要,每天重复几次这样的暴露练习直到你成功将最初的 SUDS 值大幅度降低。

每天除了之前导致不适的主要情境之外,在进行仪式延迟的同时,引入你焦虑/暴露列表中的其他项目进行训练,用仪式延迟记录表:第二阶段/第三阶段来记录你每天的练习情况,复制这些表格,你可以重复练习、重复记录。下表就是玛丽针对艾滋病毒和其他细菌恐惧的仪式延迟第二阶段的记录表。

玛丽的仪式延迟记录表:第二阶段

第二阶段	暴露/被触摸或污染的物体	SUDS 初值 (0~100)	SUDS 值降至 20 以下的延迟时长	洗澡时间 (比基线减少百分率)	洗手总次数 (比基线减少百分率)
第 8 天	摸"脏"的信件	95	45 分钟	45 分钟 50%	10 次 80%
第 9 天	摸"脏"的信件	60	20 分钟	30 分钟 66%	10 次 80%
第 10 天	摸"脏"的信件	20	5 分钟	30 分钟 66%	10 次 80%
第 11 天	触摸红色的斑点	100	30 分钟	30 分钟 66%	10 次 80%

续表

第二阶段	暴露/被触摸或污染的物体	SUDS 初值（0~100）	SUDS 值降至20以下的延迟时长	洗澡时间（比基线减少百分率）	洗手总次数（比基线减少百分率）
第 12 天	触摸红色的斑点	75	15 分钟	30 分钟 66%	10 次 80%
第 13 天	触摸红色的斑点	50	5 分钟	30 分钟 66%	10 次 80%
第 14 天	触摸红色的斑点	20	1 分钟	30 分钟 66%	10 次 80%

注意在这个阶段，玛丽使 SUDS 值降低至 20 及其以下所花费的时间大大减少。她同时大幅降低了洗澡时间和洗手次数幅度（分别为基准的 66% 和 80%）。她经常会因为不必要而选择不再洗手了。

仪式延迟工作表：清洗者第二阶段

第二阶段	暴露/被触摸或污染的物体	SUDS 初值（0~100）	SUDS 值降至20以下的延迟时长	洗澡时间（比基线减少百分率）	洗手总次数（比基线减少百分率）
第___天					
第___天					
第___天					
第___天					
第___天					
第___天					
第___天					

第三周：第三阶段

到目前为止，你可能应该意识到尽管某些场景会导致焦虑和恐惧。但你已有足够的能力来忍受这种不适感直到不进行仪式行为它也会自己消失。这意味着，你可能几个小时都不接触水，而且花越来越少的时间洗手和洗澡。

在第三阶段，我们针对的目标是激发最强烈恐惧的暴露任务。也就是那些 SUDS 值在 90~100 区域内的项目，意图将清洗行为减至正常水平。用 92 页的正常清洗行为的规则来检查，你将会注意到，这个时候，正常的清洗会让你有一种"并不是特别干净"的感觉。这是可预见的，并且会持续一段时间直到你的大脑开始适应这种新的、正常的感受。记住，克服强迫症意味着你将要放弃强迫性的干净，而要求"正常程度的干净"或者"足够干净"，这需要时间，所以一定要注意有耐心。

玛丽在第三阶段暴露表中最能引发焦虑恐惧的情境：外来人员坐在家里的沙发上"污染"她的起居室和卧室。一天几次，每次特定的时长，她都要让丈夫（在受污染地方和人群周围工作的人）穿着脏衣服坐在沙发上，他要一直坐在那里，直到玛丽的不适程度 SUDS 值降低至 20，或可达到的程度。同时，洗澡将被限制为一天一次，一次 10 分钟，到这个星期末，她的洗手次数已经降低至正常水平了（见 92 页的正常清洗行为的规则）。

玛丽的仪式延迟工作表：第三阶段

第三阶段	暴露/触摸或受污染物	SUDS 初值（0~100）	SUDS 值降至 20 以下的延迟时长	洗澡时间（比基线减少百分率）	洗手总次数（比基线减少百分率）
第 15 天	用细菌污染起居室	95	45 分钟	20 分钟 78%	15 次 70%
第 16 天	用细菌污染起居室	80	20 分钟	20 分钟 78%	15 次 70%
第 17 天	用细菌污染起居室	40	10 分钟	20 分钟 78%	15 次 70%
第 18 天	用细菌污染起居室	20	5 分钟	15 分钟 85%	10 次 80%

续表

第三阶段	暴露/触摸或受污染物	SUDS 初值（0~100）	SUDS 值降至20 以下的延迟时长	洗澡时间（比基线减少百分率）	洗手总次数（比基线减少百分率）
第 19 天	让细菌污染卧室	100	15 分钟	15 分钟 85%	10 次 80%
第 20 天	让细菌污染卧室	50	5 分钟	10 分钟 90%	5 次 90%
第 21 天	让细菌污染卧室	20	0 分钟	10 分钟 90%	5 次 90%

仪式延迟工作表：清洗者第三阶段

第三阶段	暴露/触摸或受污染物	SUDS 初值（0~100）	SUDS 值降至20 以下的延迟时长	洗澡时间（比基线减少百分率）	洗手总次数（比基线减少百分率）
第____天					
第____天					
第____天					
第____天					
第____天					
第____天					
第____天					

"正常"清洗行为的规则

对于暴露及反应干预行为来说，正常的清洗行为包括以下几点：

1. 饭前洗手一次(大约 15 或 20 秒,或快速唱一遍生日快乐歌的时间),饭后洗手一次(15 至 20 秒时间)。

2. 上厕所后洗手二次(15 至 20 秒)。

3. 在换了一次性尿布,清空垃圾筒,拿出垃圾或洗了衣服之后,允许洗手一次(15 至 20 秒)。

4. 拿了粘手的或明显很脏的东西之后洗手一次(15 至 20 秒)。

5. 一天洗澡一次,男性 7 分钟时间,女性 10 至 12 分钟。

6. 洗澡时不可采取任何的仪式化行为。

7. 激烈运动之后,如运动、健身、园艺等,简短的洗手洗澡(按照上述规则)是可以的。

8. 整体上来说,除了上述规定情况,除非手上有任何人都可见的明显的脏东西,其余一律不要洗手。

9. 提高警惕,强迫症很有欺骗性,它会使你产生一种错觉。就算你身体干净也会觉得不干净。在是否有灰尘这一点上,尽可能的对自己诚实,有一点怀疑都不要清洗。

10. 除了普通香皂和其他一些商品香皂,别用其他的香皂来洗手,无论怎样都不要使用抗菌香皂。

11. 有两种患者人群需要特殊关照,一是工作性质要求他们洗手频率较高的人群,如护士和其他卫生工作者;二是那些因医疗原因要求比平常人使用卫生间频率要高的人群。

12. 当然如果生病的情况下,适当的卫生还是应该注意的。

清洗者的额外程序

• 像玛丽那个例子中,有时用一条"被污染的毛巾"(也可是一小块或者纸巾)作为进行暴露训练的工具,用来触摸那些你害怕的不敢直接接触的东西,如门把手或厕所座椅等。轻轻用一张手巾的一个小角去摸一下自己恐惧的东西,然后用纸巾去接触你日常生活要用的车子和房间,只需稍稍"污染"下纸巾最小的一个角,都能够觉得完全被污染了。在用毛巾进行暴露训练的过程中,你会发现一段时间过后(几分钟到几小时),你将不再觉得这个毛巾被污染了,这意味你已经对这条毛巾习惯化了。这就需要重新用它触摸原来的污染物,使其重新具有(被污染了的)性质,这样你就准备好重复这个暴露练习了。

- 如果你发现自己有这样的念头"啊哈,至少我没有摸那个东西",并且因这样的念头感到轻松,那么你需要不加任何障碍地去触摸"污染物"。也就是说,直接用手摸,摸完后也不洗手。这听上去很恐怖,但通过避免所有的暴露障碍你会进步得更快更全面。

- 在完成一个触摸污染物的训练阶段后,进行一个全身暴露练习,即用已被污染的手沿着衣服从上至下、从头到脚摸一遍,包括胳膊、头发,最后将污染物直接盖在脸上坚持 5 秒,完成这次暴露练习。这个练习非常有效,每完成一次污染物暴露练习,都会加速你的进步。

- 当你在不应当的时间洗手时,洗手结束后立即让自己重新"被污染",然后继续沿原定轨道进行暴露及反应干预。

- 通常情况下,强迫症患者都无法区分不愉快的人与危险的人、物体或情境。有些情境他们根本不会觉得危险,只会觉得极度不愉快和厌烦,因此他们会过度担忧并且避免接触这些物体,仅仅是因为这样做让他们很不愉快或感觉厌烦。通过反复接触这些东西,忍受这种不愉快感,而且之后不采取情况行为,那么和这些东西相关的恐惧的情感最终会平息至可控制的程度。

自我监控法来减少清洗类仪式化行为

如果你十分恐惧无法进行任何形式的暴露练习,用下面这个办法来减轻洗手等仪式化行为。

1.复制一份每日清洁监控表,将它们贴在水槽上方,用它来记录你每天洗手的次数,就近放支钢笔或铅笔以便立即使用。

2.每洗手一次在表中标记出来,包括洗澡和淋浴。即使都是有原因的(饭前便后),也要记录下来。如果你在试着衡量是否需要记下来,那么你就在给自己找借口,每次有目的的洗手都要记录,无一例外。

3.放弃使用香皂和水,暂时以无酒精添加的婴儿纸巾或类似戴普瑞之类的婴儿毛巾作为替代物,这些东西都很柔软,可以避免用毛巾擦拭,这会刺激手。抗菌类肥皂和含有酒精的香皂也会刺激手指,应避免使用。

4.用湿纸巾擦手也视为洗手记录,在表中用字母 W 记录。第一个目标是要尽可能的少出现这个标记。第二步则是尽可能减少用水和香皂的清洗行为(以 S 标记)。别欺骗自己,强迫症患者知道自己何时在撒谎,消灭这种感觉倾向。

5.吃完饭后用干纸巾擦手而不是用水洗。

6.将要把手弄脏的一些活动安排在一起,那么在最后一项活动结束时再洗手而不是每项活动结束都洗手。

每日细节监控表		
S:用香皂和水洗手　　　　Sh:淋浴　　　　W:用湿巾洗手 B:洗澡　　　　　　　　HO:在其他地方洗手		
日期	清洗事件	每日洗手次数

检查者

在针对"检查"行为进行暴露及反应干预训练时,目标是像大多数人那样,只检查一次。比如说离家或睡觉前应该只检查门锁、水龙头、家电、炉子、烤箱等家电,使用完之后只用检查一次。努力克制自己在通常不需要被检查的情境下检查东西。比如说,反复检查付款时写下的支票,看自己是不是写下正确的数字。

针对检查行为的严格的反应干预非常有挑战性。试着用下面的技巧来强化你克制强大检查冲动的努力。

- 不要一遍遍反复检查门锁,只检查二次。然后计划在一个小时的时间内每 5 分钟检查一次,这种矫枉过正的行为会使检查变得很烦琐,从而可能达到限制它的目的。

- 将延迟法列为反应干预计划的一部分,换句话说,和自己达成协议,等一会儿之后再进行检查行为,当这一会儿过去之后,检查的冲动可能渐渐过去了。

- 在反应干预过程中,仪式化的冲动是非常强大的,就好像有一块磁铁试图将你拉回到那些没有检查的区域。训练自己通过将自己的注意力用冲动转移来抵制这块磁铁的磁力。集中注意力于另外一个活动,做做家务,打个电话,或者做些激烈的体育运动,比如说走路或者其他消耗体能的运动。

检查行为进步监控表

目标行为:检查类强迫行为

每日检查基数:＿＿＿＿＿＿＿＿

目标:减少每日不合理的检查行为次数

C:汽车　S:炉子　I:熨斗　D:门锁　L:电灯开关　F:水龙头　＿＿＿＿＿(其他)

日期	检查行为	每日检查总次数

- 因为检查行为多数包含了对未来事件的后果的灾难性意象和恐惧,用假想暴露/暴露及反应干预结合的手法来应对你不能进行检查行为的恐惧(见第 7 章)。

- 用自我对话的技巧来克制检查的冲动,这点在第 8 章挑战错误观念中解释得更加详细。

- 用检查行为进步监控表来检测使用暴露及反应干预手段治疗检查类强迫行为所取得的进步,每检查一次,在"检查行为"这一栏中写下你检查内容对应的字母,然后,每天结束时数一下当天检查行为的次数,你可以将这个表抄到一个盘旋折叠式的笔记本中,你可以将它放入你的口袋或手提袋中,这样方便携带,随时记录你的进步。

排序和对称

这类强迫症包括患者对室内物品摆放位置、顺序不够完美或者仅仅稍有一些不对称不能容忍的现象。暴露和反应干预练习就是让患者逐渐对一些物品有意摆放错误或不够完美的现象完成习惯化。反应干预是指对将物品回归之前完美位置的强迫性冲动的干预和控制。

从暴露和焦虑列表中 SUDS 值最小的项目开始进行暴露练习。然后逐个向上,在有意将某物摆放至不正确的位置后,用反应干预来克制"调整"的冲动,允许不适感逐渐增加,继续阻止这种冲动,直到不适降低至可掌握的程度。

如果你无法忍受最低程度的反应干预,那么用 86 页描绘的仪式延迟技巧,但是要用在"排序"这种强迫行为上。比如说,连着一个星期每天试着弄乱一样东西,或者几样,如床单、抱枕之类的。然后,试着延迟自己的整理行为至一个预先定好的时间,让你的 SUDS 值上升到 50~60。这个时间可以是 15 分钟、半个小时,越长越好,这取决于你。

连续几天每天重复这个过程几次直到你开始习惯,然后增加预定的等待时间至 2 个小时。直到一段时间后你习惯,继续增加等待时间,直到你能让东西乱着不加整理,整天都不会觉得任何不适。别担心,你的家人是不会介意这种"不完美",他们可能会欣赏你为自助而做出的努力。

需要注意的是,家庭成员有时会认为他们有意将室内被强迫症患者排列摆放整齐和对称的东西弄乱,会对治疗疾病有所帮助,但除非是强迫症患者自己要求,这种行为毫无用处并且可能起反作用,使情况更糟。

许多有排序和对称强迫症的患者会担心如果他们的病治好了,自己会变成懒散、没什么计划的人。这种事情不会发生,相反,一旦你克服了这种专横的强迫症类型,你将会和自己生活的环境发展出一种更健康、适应性更强的关系。

强迫性缓慢

这种强迫症的典型特征是指患者花费非常长的时间完成最基本的日常生活行为,包括穿衣、洗澡、梳妆等。这种强迫症是一种病态完美主义的衍生物和对没有按照刚好合适的方式完成某个任务的不宽容态度。这种人的活动经常必须以一种非常严格的顺序完成,并伴随有各种各样数数、重复敲去和其他一些例行化行为来获得那种"刚刚好"的感觉。患者会变得非常投入,因为一些树木而放弃森林,或者换句话说,顺利完成某件事然后进行下一个任务变成次要的,而使事情完成得"刚刚好"的感觉变成了首要的。

缓慢会因为"过会努力"而变得更加严重,你给自己的加快速度的压力越大,缓慢就会变得更加严重。当开始治疗缓慢类型强迫症时,暴露和反应干预的目标应该集中于对抗"做事做错了"这种感觉。

有缓慢强迫的患者可以从监控自己每项任务完成的时间受益。举例说明,首先,确定一个目标时间,看自己认为应该用多长时间来完成日常生活中的各种任务,如穿衣或洗澡,然后,定一个降低完成同样任务所需时间的目标,每天减少 2~5 分钟,用个计时表或倒数计时器,或者让某个家人或朋友来帮助计时,看你完成这些任务的时间,每日进行监控,用下面活动监控表格来为模板记录,多复制几份,这样你就可以反复训练并加以记录。

杰克的活动监控表格

目标活动:洗澡		目标:减少完成洗澡这一活动所需时间	
基数:2 小时		目标时间:15 分钟或每天减少 25%	
日期	开始时间	结束时间	时间总计
2010.3.13	8:30	10:30	2 小时
2010.3.14	8:25	10:15	1 小时 50 分
2010.3.15	8:30	10:35	2 小时 5 分
2010.3.16	8:28	10:27	1 小时 59 分
2010.3.17	8:32	10:15	1 小时 43 分
2010.3.18	8:26	9:56	1 小时 30 分

活动监控表格

目标活动：_____　　　　目标：_____

基数：_____　　　　目标时间：_____

日期	开始时间	结束时间	时间总计

突破的秘诀

1.研究表明，如果你对不进行仪式行为所产生的恐惧后果信任度在70%以上，暴露及反应干预治疗可能就不会成功(Steketel,1993)。在这种情况下，我们建议你跳过本章和第7章直接进入第8章，这一章（第8章）是关于修正你对恐怖性后果信任的程度，如果你可以修正自己的观念并严格进行暴露及反应干预练习，那么你极有可能获得收益。

2.利用"模范"这种行为学习原则来进行那些让人困扰的暴露练习，问问自己，一个没患强迫症的正常人会不会仅仅因为触摸那个东西不舒服就完全逃避这件事呢？如果你的答案是"是"，那么要突破你一定要考虑去触摸那个物品，然后再问问自己，一个没有患强迫症的理智点的人会不会认为触摸那个东西是危险的呢？（危险是指有极大可能给自己或他人带来直接危害的)如果你的答案是"不会"，那么你就应该考虑触摸这个事物，进行暴露训练。

3.如果针对恐惧情境进行暴露训练让你觉得很可怕，那么要在自己大脑中区分"有可能危险或带来危害"和"极有可能危险或带来危害"。

根据《美国传统字典》，"Possibly"意思是不与业已证明为其的事实、规律和条件相抵触的（某某）发生、存在或真的可能性。而"Probably"非常简单，就是非常有可能的意思，要意识到很多事情出错的能力要远远超过出错的可能性。比如说，雷雨天气在佛罗里达州的室外走路，你是有可能被雷击，但事实上这种事情发生的可能性却是极低的。同理，手摸门把手之后不洗手可能是有害的，但在现实中，这更有可能是无害的。当强迫症严重时，这两者（"都会发生"和"极有可能发生"）之间的界限很少或几乎没有，它们两者好像是相同的一个意思，当你对抗越来越多的引发恐惧的情境时，问自己这样的问题对你是非常有益的。如果这种情景有危险或危害，那么它们是不是极有可能引发危险或有危害的事情呢？

超越你的恐惧

要克服所有形式的强迫症，有必要在某种程度上超越你的极限，你必须在暴露及反应干预练习时走到一个"合理的极端"。这意味着你在参与某个活动时（如触摸被认为受污染的物体）愿意冒一些合理的风险，这些活动，根据强迫症标准可能显得不安全，甚至很有风险，强迫症就以"对风险的恐惧"为标准，要求完全肯定、安全以及对生活的完全掌控。突破则要求接受可能的风险、不确定性，也就是生活的一些赏赐，试着改变一下吧？

要记得在进行暴露及反应干预练习的过程中，许多时候都会觉得害怕，这是很正常的。当你对恐惧和担忧暂时增加而觉得警惕，这正是你进步的标志。随着持续的暴露及反应干预练习，这种恐惧和担忧是会慢慢消失的，对强迫症发怒吧！愤怒将是你继续面对恐惧的巨大的动力。

要小心避免"逃避"。要意识到你逃避的任何暴露练习会作为恐惧而持续存在，最终破坏掉你的进步。对自己严格起来！将暴露及反应干预练习作为你生活的日常组成部分，当你进步时，你会发现练习超越之前限制的机会。

给家人和朋友的建议

自主自助治疗越来越具有挑战性，由于你关爱的人正在进入焦虑/暴露阶段，并且开始实施暴露及反应干预，当人们遭遇会引发恐惧的情景时，一般都会变得焦虑或躁动，这很正常。目睹强迫症患者经受不适对

一个人来说是很难的,这是暴露治疗的必经阶段。在帮助你关爱的人坚持暴露及反应干预并从中取得最大收获的过程中,你的态度有很大的作用。就你的支持作用而言,"少就是多"——说得越少越好。不评论,多安慰,比如"不要担心,没事的","你没有伤害到任何人"或者"没什么大不了的"。虽然这听起来是安慰话,但它会影响暴露及反应干预的效果。然而,却要去鼓励和赞扬你关爱的人的勇气和向前迈进哪怕只是一小步的渴望。

至于如何减少你的介入,交流是关键。与你关爱的人讨论减少你介入关爱的人的强迫行为和例行仪式的重要性。一旦你们在原则上达到一致,就开始做一些有意义的小改变,减少你的介入。正如你不会期望强迫症患者一次性克服所有症状一样,不要期望一次性克服你所有的鼓励行为。着手做一些事情减少亲人的强迫症在家庭上的影响,但不要造成过多伤害。问你自己"什么能够帮助我们的家庭进入最好的状态?"

把你自己行为的改变与你关爱的人在自主治疗中正在接受的挑战相联系。例如,如果你的丈夫离开家时经常忘记检查门窗,有时候希望你能为他检查,那么,就充分提醒他,然后不再为他做检查。如果你的女儿正在努力减少洗手或洗澡的次数,那么可以逐渐减少给她买身体洗护品,到最后只买其他家庭成员的洗护品。如果你的儿子坚持每个人在回家时要尽快换衣服,你就可以逐渐减少这样做的次数,然后努力停止参与他所有的例行仪式。

对于所有强迫症症状,减少对其肯定和对其例行仪式的参与,因为这些鼓动行为最终必须要停下来。从始至终,要与你关爱的人和其他家庭成员保持密切交流。家人有时候认为他们在提供帮助,比如故意"把东西弄乱"来克服患者的整洁和对称的偏执症。这样会适得其反,容易使强迫症患者感觉痛苦,使家庭氛围进一步紧张。

7.假想暴露

我们只有充分经历痛苦,才有可能从其中康复。

——马塞尔·普鲁斯特

暴露及反应干预(ERP)是自主自助治疗计划的核心,和另外的技巧同时使用的话,它的效用会被加强,变得更加强大。强迫症患者被未来可能发生危害的强大意象的存在所折磨,而这种意象常常是被一个危害相对不大的情境所引发,但却代价很大,很恐惧的。这种关于未来的灾难事件发生的意象加剧了强迫性恐惧和强迫仪式化行为。

进行暴露及反应干预练习的目标是将你的大脑从可能的危险和灾难的不必要担心中解脱出来。有机暴露及反应干预练习是指在真实生活中对抗你所恐惧的情境,这样你会发现你担心会发生的事情是非常不可能发生的。然而,为了进行暴露及反应干预练习,在生活中重新创造某些情境既是不可能又是不切实际的。比如说玛丽的需要就超出有机暴露。

玛丽的经历

你在前几章中已经认识玛丽了,她最大的恐惧是艾滋病毒,然后担心自己将病毒传染给其他自己关心的人。虽然非常精通艾滋病毒传播的准确知识,但她仍然无法让自己摆脱这样的感觉。日常活动,如使用公共卫生间,和别人握手,在突然出现的喷嚏或擤鼻涕人的附近,都会让自己处于危险中。

玛丽一天洗手达百次之多,每天洗澡一个小时,她对感染艾滋病的恐惧还包括对于自己无法照顾家人的逐渐增加的无力感的意象。那种认为自己无法完成做妻子和母亲的职责的念头使她尤为沮丧。她还有自己使别人感染病的意象以及对于害怕使家人和近亲失望的过度恐惧。

针对类似于使用公共卫生间和握手这种恐惧情境,暴露及反应干预是很有用的。面对未来灾难的恐惧意象,包括感染艾滋,暴露及反应干预也被证明是必要的。

进行假想暴露训练

假想暴露将使你思考那些引发不适或恐惧的念头,并在脑海中没有过多不适的短暂的保留一下,在它有不好念头的时候帮助减少你的焦虑,并且学着接受这些想法本来的样子——它们只是些想法而已,引发焦虑的想法有可能及时地降低强度。

其他的一些对未来灾难和会引发恐惧的危险意象还包括被人认为涉嫌犯罪、被他人拒绝、坐牢、失去至爱和发疯等。有机暴露的目标是提供真实生活中的机会,使患者对之前恐惧的情况习惯化。但假想暴露的目标是为患者提供习惯自己脑中引发恐惧想法的机会。

步骤 1

用第一人称写一段 3~5 分钟的自述,描述当下如果你不进行检查或其他强迫性仪式化行为可能产生的恐惧,包括所有相关的引发恐惧的刺激物和逃避的情境。像描写景色一样来描述,一个画面接着另一个画面,尽可能生动,你甚至可以扩大那个画面,然后你的恐惧会激发荒谬的临界点。

像有机暴露一样,假想暴露刚开始会增加你的 SUDS 值。你写自述时能忍受的 SUDS 单位值越高,整体的效果就越好。然而有些意象(比如说爱的人死亡)太恐怖了无法在自述中进行描述,尤其是在刚开始的时候。在这种情况下,描述一个可能引发中等程度恐惧的情境,SUDS 值在 65~70。当你开始对这个场景习惯,再针对可能引发更恐惧的意象进行描述练习。

步骤 2

将这个 2~5 分钟的叙述录制在普通的 60 分钟的磁带上,并一遍一遍播放。一天放 45 分钟时间,持续一个星期。为了节省时间,你可以在一盘磁带上录 3~5 遍,这样你在重复播放时就不需要每次都倒带了。环式盆型磁带也很好用,这样你就不需一再暂停和倒带,它会持续不断地播放这个录音。

用假想暴露(IE)监控表格来监控你每次重新播放描述时的 SUDS 值。每个假想暴露治疗阶段中，在每次重复暴露叙述练习之后，衡量你的 SUDS 值。目标是重复播放这段叙述直到你的 SUDS 值降低至 20 或以下。这意味着习惯化的过程可能已经发生了，这大概需要 45 分钟的时间，但每个强迫症患者各有不同，所以习惯化过程的用时也各有不同。当这段描述中所含的意象已经不再激发起额外的不适感时，利用引发更多恐惧的情境再写一段叙述，直到你所有的恐惧想象全部被中和。你可能需要复制这个表作日常使用，每一治疗阶段需要一个这样的表格。

假想暴露（IE）监控表格

日期_____　　　　　　　总共进行假想暴露的时间_____

SUDS	SUDS	SUDS
1._____	7._____	13._____
2._____	8._____	14._____
3._____	9._____	15._____
4._____	10._____	16._____
5._____	11._____	17._____
6._____	12._____	18._____

平均 SUDS 值——（全部 SUDS 值÷所录音的总次数）_____

玛丽的假想暴露体验

因为玛丽觉得以至亲的人死亡意象为开始实在太令她害怕，她最初用于假想暴露的意象叙述录音是关于一些引发中等焦虑（SUDS 值约为 75）的可怕意象。她设想了一个她非常熟知的人患艾滋病之后挣扎很久痛苦死去的故事，她选择了一位邻居。她是个单身母亲，她的叙述描述了这样一个场景（她自己也意识到这个场景是非常不可能发生，甚至是非常荒谬的）。由于她的疏忽大意，导致了她的邻居被感染了艾滋，还有她必须独自承担起邻居患病，甚至死亡的责任，以及来自家人、亲戚以及社区的一些指责。第一个星期她每天听这三分钟长的录音 1 个半小时，引发了很强的痛苦和绝望的感觉。

玛丽的恐惧描述

我坐在厨房桌子旁，此时门铃响了，是我的邻居，她来借些白糖。

我递给她一碗白糖，但因为我那时正在做饭，手是湿的，碗很滑就掉到地上了，摔成好多碎片，有些很尖，伤到了她的手，扎了几个孔，结果就流血了。我抓了张纸巾，沾湿水，帮她清理伤口，然后她扭头走到我丈夫"被污染"的椅子那里，坐在上面，想检查一下她腿上的伤口。

当意识到发生了什么之后，我浑身颤抖，动都动不了，她身上的伤口肯定会让她染上艾滋病。我帮她处理伤口，后来她离开了。6个月之后，我去她家里。她流着泪告诉我，她已经确诊艾滋病了，原因就是6个月前发生在我这里那件事。我彻底崩溃了，是我导致了这种不幸，现在我的邻居就要因此死去了，我太粗心了，太不负责任了。

随后几个月，我注意到她的健康状况逐渐恶化，她变得越来越瘦，越来越虚弱。我知道她每星期都去找医生看病，现在由于我的粗心，她的4个年幼的孩子就要失去母亲了。后来几个星期，她病得越来越严重，已经无法照顾自己。我无法看那些孩子悲伤的眼神。虽然我的家人都为我推脱，我真是无法忍受余生都背负着这样的错误生活。

起先玛丽非常抗拒听录音，甚至非常恐惧，好像光是听这些想法被大声的讲出来都会神奇地导致这些事情发生一样的。大约听录音听了30次以后，她就可以从那些恐怖的意象中分散精神，要不逐渐麻木，要不想些别的发生在她脑中的那些无害的想法，每次当她大脑"溜号"时，她就努力集中精神于录音中的意象。

第二个星期，玛丽报告说听录音变得不那么让人困挠。她说自己可以背诵这段录音，就像之前背诵电影对白一样。第二周周末玛丽汇报说她的整体SUDS值大约在30~40，她开始对录音感到厌倦，那意象的影响也大大减少。之后她重新设计了一段叙述，这次的意象是她自己因为和一名流浪汉接触而身患艾滋病。她不情愿地给这段叙述中加入了下列痛苦的意象，她无法陪伴孩子成长，同时还被家人苛责。

通过一遍遍地听录音，虽然这些恐怖的意象依然会使人困挠，但却已经减轻它们引发痛苦的强度。渐渐地"这些事可能刚好发生"的想法变得不可相信，再重复一段时间之后，她原本"逻辑的大脑"就能够克服那些令人生气的强迫症意象。这样的暴露练习再重复一个星期，她就可以容忍那些意象，同时，

7

假想暴露

不适感大大降低。

梅乐迪的经历

还记得第 1 章我们介绍给大家认识的梅乐迪吗？她就是那个花费越来越多时间检查门锁、炉子、窗户、家电开关的女人，担心自己可能伤害别人的恐惧让她不堪重负。她被确诊强迫症，而且在接受药物治疗后症状得到了极大的改善。10 年之后，她已经成为一个 33 岁的独立的成功律师，却仍然在与强迫症斗争。

她的强迫症症状包括夜间去检查自己的车，她担心车子会在第二天早上因为车胎漏气或其他机械故障而无法使用。她每天晚上都会醒来花 1~2 个小时的时间检查车胎是否漏气或无气，下冰雹下雪等都无法阻止她每天晚上的这种例行活动。

如果第二天早上发现车子不能跑了，她担心什么样的事情会发生呢？她描述了想到自己上班迟到被炒鱿鱼，然后事业就此中断的许多恐怖想法。她最终的恐惧是担心自己会让父母失望，她的假想暴露叙述如下：

> 这是我在一所颇负盛名的律师事务所作为一名律师工作的第一天，我准备好上班，我离开公寓，下楼梯，看着车，突然看到的东西让我非常震惊和恐惧，有一个轮胎完全扁了。
>
> 我在想到底今天该怎么去上班，并已经开始感觉汗水从毛孔中流出来。我绕着车走了一圈，吃惊地发现汽车引擎下面有一滩油迹。我打开车盖，发现到处都溅满了油——引擎、发电系统、整个散热器以及所有的线路——所有的东西都被溅上了这种粘稠的、滑腻的东西，这一景象让我大吃一惊。
>
> 我钻进车里，想把它发动起来，但没能成功。看了一眼副驾位置，我的心跳得更厉害了。因为我看到副驾位置下也有一滩油迹，我既失望又无助。我跑下楼，给修车行打电话，但他们说业务繁忙，恐怕几个小时内无法过来给我修车。我又给另外一个车行打电话，情况一样，我又接着打了几个电话，情况都一样，他们都很忙，都没法立刻来帮助我。
>
> 我汗如雨下，心跳很快，就像心脏病要发作一样，我给老板打了 3 个电话，告诉他我可能要晚几个小时来上班，他用一种冷酷、严厉的

语气回答我说:"如果这就是你作为专业人士的行事方式,那么你可能根本不适合从事法律行业,如此不负责任和粗心的人怎可能成为一个优秀的律师呢?"我请求他考虑一下有时会有突发事件,我无法控制的事件发生,但这一点用都没有。老板回答说,如果他是我,他就会换一个工作,但是城里的任何一家律师事务所,可能都不会雇佣像我这样不负责任和粗心的人。

> 我感到万分沮丧、无助和生气……我还怎么在这个城市中再找一份工作呢?可能我永远都找不到工作了。像我这样粗心和不负责任的人不适合与人一起工作。关于我不负责任的谣言传出了。应聘了十份不同的工作之后,再没有人愿意请我了,无论我在哪儿,什么样的工作都找不到了,而且也没有人愿意和没有责任心的人工作。我会变成父母和社会的负担,我最后可能无家可归,流浪街头。

梅乐迪将这一段内心独白录在磁带上反复听,每天听一个小时,她能在心中生动地勾勒出这样的画面,听完一次后,她的焦虑值(SUDS)是85,一想到有可能被老板责骂而丢掉饭碗就让她感到忧虑甚至掉泪。经过一周的反复倾听,她的焦虑值降到60~80,但是到了第二周星期三、四,她报告说继续听感觉枯燥、单调,此时她的焦虑值已降到20~30,她变得"理智",并暗示自己"老板赏识自己,对自己的工作感到满意"。尽管她仍然被这些想法困扰,但是那些诸如"因迟到会被老板开除"这种思维在她看来已变得荒诞不经,听录音还让她意识到自己过分追求完美,影响了自己的生活,这种练习让她获得了一种阻挡自己每天完成检查车的"仪式"的能力。磁带听了五周以后,她不再晚上起床去检查车。

罗伯特的经历

罗伯特,32岁,销售员,有六个月强迫症病史。他的症状表现为驾车时极度忧虑,唯恐伤及路人。当他手握方向盘时,内心始终萦绕着内疚、担忧以及恐惧之情。轻微的颠簸、意外的噪声、一个黑影或闪光都会让他心跳加速,赶忙急刹,掉转车头开回去,直到确认那不是交通事故。

为了平息内心的惊恐,他不得不将车开回他以为发生车祸的地点。直到深信没有事故发生,他的焦虑才得以消退,然而这种欣慰却没能持续多久。强烈的怀疑和恐惧之感会再次复发,又迫使他急转驶回"车祸现场"。当车开过学校、儿童、骑车者时，这揪心的感受更是明显。坑凹的路面及减速丘似乎就像是一具具伏在路上的死尸，迫使他不由自主地去查看是否伤及某人。

在想象暴露法治疗中，罗伯特叙述了他的梦魇——他作为不当驾驶所引发的车祸的事故责任人而被判监禁。愧疚、羞辱、自由丧失等画面历历在现：

> 我和两三个朋友从里面出来……我们在当地一家酒吧观看橄榄球比赛，尽情地发泄内心的不快。我要了瓶啤酒，吃了份点心。比赛结束后我开车回家。在离我家半英里的加油站，我停车加油。走进去给了钱后，我回到了车上。当我将车从停车区开上主公路时，我突然感觉到一声猛烈的撞击声……车颠了一下……我赶忙靠边，停下车，下车查看究竟。
>
> 果不其然，一个小女孩躺在地上，浑身是血。看着这毛骨悚然的一幕，我的心狂跳不止，胃如翻江倒海。那小女孩看上去只有7岁大，已经不省人事。到处都是血。车前的挡泥板血迹斑斑。是我撞了这天真无邪的小女孩。我抬起头，看见了警车，警灯刺眼。然后救护车也来了。内心的痛彻让人无法忍受。我的鲁莽大意让小女孩的生命岌岌可危。要是我能更谨慎、更负责，这种事绝不会发生。
>
> 小女孩被送往了最近的医院。她的父母赶来急诊室，神情沮丧，惊愕万分。他们看着我，满眼蔑视。他们质问我为什么要这么做。我哑口无言。我分明感到我的整个世界已经到了尽头。几个小时过后，我被告知小女孩已死亡的消息。我的内心不舒服到了极点，恶心得都快吐出来了。忧伤和悔恨已把我彻底击倒。
>
> 几天后，我接到警察局的传票，被告车祸误杀和鲁莽驾驶。如果罪名成立，我将面临监禁和数年的缓刑。我认罪服法，没有抗诉。出庭审理的时间很短，我最终被判有期徒刑10年。在警卫的羁押下，我出了法庭，被投入了监狱。在那里，我的十年光阴将和各类囚犯一起度过，他们所犯的罪无不给公众造成了伤害。身陷囹圄，失去自由，声名俱裂的感觉让我痛彻心扉。

罗伯特在磁带上录下了上面这段叙事并连着十天每天听45分钟。他最初的SUDS水平值为95。虽然一开始极不舒服，但通过反复的听，到第二周他发现他的SUDS水平值降到了约50。同时，他将想象暴露和实体暴露、反应干预练习结合起来（具体操作请参见第6章）。总之，通过想象暴露法和实体暴露法的结合使用,罗伯特得以控制他的强迫症症状。

当想象暴露法无法奏效时

谨慎行事绝对必要。部分患者不应该在无临床医学专家监护的情况下尝试想象暴露疗法。这部分人包括那些怀有一种坚定信念,坚信他们的强迫信念(又称"超价信念")是真实的、合情理的严重强迫症患者,以及那些有精神病史或边缘性人格障碍症的患者。

以下所列为想象暴露疗法中出现一些常见问题及可行的解决方法。

● **如果你无法忍受在想象暴露下的焦虑水平值:**

缩短叙事篇幅,减少焦虑引发的强度。将你想象暴露下的 SUDS 水平值控制在 50~60,而不是 90~100。如果你能将你的叙事变得近乎可笑甚至荒唐无比,焦虑势必得以缓和。然而,一些场景如所爱之人的死亡会太过恐怖而不适于放入叙事内容中,尤其是叙事的开头。在这种情况下,你应该去描绘一个能将 SUDS 控制在中间水平,即 60~75 的情景。当你习惯于那个情景,再进行下一个含有更让人害怕的场景,即 SUDS 值介于 80~90 这一范围的叙事。

● **如果你的想象暴露未能产生足够的焦虑:**

你的叙事可能过于概括。你应该让它更生动,囊括各种具体的、让自己深感害怕并且异常烦扰的场景。比如,你害怕将来会生病,就描述这样一个具体的场景:你病重住院,全身上下连着输液瓶和呼吸机,或者一个人被留在病房却又无法去喊护士过来,等等。你也可能在听叙事录音时完全不受描述经历中的情绪影响。也可能你在听的时候时因为想着其他事情而会分心。建议你尽可能地让自己置身于每段言语、每种感情及每个意象中去。

● **如果设想的可怕场景不足以唤起相应的焦虑:**

一些人想象力匮乏,他们很难栩栩如生地想象出所需场景。他们需要也只有"身临其境"才能唤醒适度的焦虑。如果你符合这种情况,那你将更多地受益于实体暴露和反应干预疗法。

让想象成为你抵御强迫症的盟友

在许多强迫症患者看来,对未来的担忧要比面临事实上即将发生的灾难的忧虑更难应对。你的想象力可以成为你战胜强迫症的有力盟友，它可以帮助你进入强迫性的烦恼和例行仪式。通过想象暴露疗法，你也就可以将想象力塑造成抵御强迫症的同盟。使用这种强大的技术，你就能抗击在现实生活中无法再现的强迫焦虑。你也可以运用想象暴露疗法来强化实境或实体暴露法的实效。

给家人和朋友的建议

对过度担心危险和灾难即将会发生的人来说，想象暴露疗法是一个强大的工具。目的是揭露这些想法的真面目——只是想法而已。因为这个方法很有效，它在激发患者的恐惧、绝望和疑虑方面非常重要。当你关爱的人开始想象暴露并表现出效果时，你要表扬和鼓励。然而，不要表现得像"暴露警探"。如果你看到你关爱的人有逃避暴露的迹象，通过分散注意力或者观察，亲切地提醒他给自己设定的自主自助治疗计划的目标。如果有必要，找个合适的机会和你关爱的人谈谈获取的进步。他是否依然正在为改善自己而努力？如果独自实施暴露对你关爱的人显得很困难，那么寻求专业帮助应该是接下来必要的步骤。

当强迫症患者通过想象暴露疗法遭遇到恐惧，也同样遭受迷茫和危险。尽管生活中不断出现未知事物，每个人必须学会体验生活。强迫症患者避免接受不确定性和由此引发的焦虑的一个常见方法，就是从他们信任的人那里寻求肯定。从本质上来讲，寻求肯定是避免承担责任的一种方式。它给了患者一个"借口"："如果有不好的事情发生了，而这却不是我的行为方式的后果，那就不是我的错误，因为是你告诉我这样做是可以的。"家人不要去回应患者对确定性的寻求尤其重要。提前讨论你如何回应在暴露训练中对肯定其行为的寻求。（请参考第 18 章对此作出的指导）在不做例行仪式的情况下，强迫症患者越是经常面对和接受不确定性，就越能减轻强迫症对他们生活的束缚。

8.挑战错误观念

当我回头看自己所有的担忧时,我想起一位老人的故事。他在临终前说,他一生中的许多麻烦和困扰,大多数根本都没有发生。

——温斯顿·丘吉尔爵士

尽管大脑的结构和功能已经成为强迫症专家的一个研究重心,但思维模式所起的作用也吸引了专家很大的研究兴趣。他们已经得出结论,患者对于出现危险、危害的错误观念,在他们所感受到的恐惧、焦虑和沮丧情绪中起到重要的作用(Salkovskis,1985;Freeston,Theaume,Ladouceur,1996)。

假设你自己此刻正与几个朋友走在茂密的森林里。天气很好,你欣赏着四周的风景和万物的声音,野生鸟兽的鸣叫让你非常放松和平静。突然,有个朋友说,他看到了一条毒蛇。

此刻,潜伏在草丛里的一条毒蛇突然袭击你的景象使你的身体为这突如其来的危险而做好准备。你变得紧张、恐惧、焦虑、心跳加速、肌肉紧绷、脚步加快,心里想着离开丛林的最快的一条路。灌木丛中轻微的动静、树叶发出的沙沙声——可能之前你都不会注意的或者因此而感到愉悦的动静——现在都让你觉得恐惧。只有安全离开森林,你才会觉得放松。

完好无损地走出森林时,你长叹一声,如释重负。尽管你根本没有真正看到那条蛇,但是大脑并不这么想。你单纯是因为自己对那种情景的评估而紧张、焦虑——你相信那里确实有一条蛇存在,而附近是否真的有蛇却根本不重要。这就是信念的力量,它可以引发强烈的身体感受和反应。

强迫症患者都有一种强烈的信念,认为某个给定的情境有可能对自己或他人产生危害。通常情况下这种信念并没有事实支撑。那么这种信念就是错误的。下面就是强迫症患者典型的几种错误观念。

错误观念

过度估计风险、危害和危险

- 我必须保护自己（或他人、爱人），即便坏的事情发生的可能性非常小。这个时候，一个微小的、百万分之一的可能性，都等同于巨大的、99.99%的可能性。

非黑即白或者非是即非的思维方式

- 如果我不是完全的安全，那我肯定处于巨大的、可怕的危险中。
- 如果这件事我没有做到完美，那我肯定做得很糟糕。
- 如果我没有完全保护他人不受伤害，那我一定要受到严厉的惩罚。
- 如果我没有完全理解自己读的东西，那就好像我什么都不能理解一样。

过度掌控欲望和完美主义

- 我必须能够完全掌控自己的想法和行为，同时也要掌握发生在我生活中的所有情境。我必须每件事都做到完美，否则这是完全不可原谅的。
- 如果我没有保护好自己、爱人或那些无辜的人，他们就会遭受巨大的伤害和危险。
- 如果事情看上去不那么完美，那绝对是无法容忍的。

顽固的怀疑

即便这根本毫无意义，而且也与事实不符。可能我……
- 没有足够仔细，那么肯定有些不好的事情发生
- 伤害/骚扰/欺骗了别人
- 偷窃/剽窃/做了什么不合适/不道德/坏的事情

"如果……怎么样"的思维方式

以后，如果我……怎么办？
- 做错事
- 得了艾滋病
- 要对别人所受的伤害负责

思想的神奇作用

思想的力量是很大的。仅仅是想着一件可怕的恐怖的事情就肯定会导致

它发生。

迷信的想法

- 只要我做了那些仪式化的行为(清洗、敲击、重复、触摸、旋转),我就可以防止不好的事情发生,同时保护我自己爱的人。
- 数字也是有好坏之分的。坏的数字会引发坏的事情,而好的数字则会导致好事,或者还会阻止坏事发生。

思想/行为混合(类似于上述"神奇的想法")

- 如果我脑海中出现伤害别人的坏的、可怕的想法,就好像是我真的做了这种事一样。
- 如果我想着什么不好的事情发生,那么一旦它发生了,那我绝对要对这负责。

过度重视思想的重要性

- 如果我有不好的想法,那肯定就意味着我很坏、很危险,或者很疯狂。
- 我的想法就反映了我的本质和我可能做的事情。
- 评价我的时候,我的思想和所作所为同样重要。

对不确定性的无法容忍

我必须对所有事情都百分之百的肯定,必须百分之百地保证所有的事情都没有问题。如果我对某个事情有一点点的不确定(比如说我的未来、我的健康、我爱的人的健康等),这都是完全无法容忍的,我会做些事情、任何事来重新确定一切都没有问题。

灾难性预期

- 胳膊上的一个伤口就意味着如果靠近我认为得了艾滋病的人,我肯定会被感染的。
- 如果我和妈妈争论什么,那肯定意味着我是个有暴力倾向的人。

过度强烈的责任感

- 可能我导致了什么不好的事情发生。我无法阻止它,这就证明我是个坏人。
- 我必须时刻警惕着,防止自己犯错误,哪怕这种错误可能——甚至只有微弱的可能伤害到别人。

反常的原因和结果

- 物体都有反抗自然力量的能力。比如说,火炉会自己打开,冰箱会打开,而门锁也会自动打开——这些都没有人的干预。灰尘和细菌会跨越很长的距离——甚至穿过城市的大街——然后传染给我和他人。

悲观的偏见

- 如果有不好的事情发生,那肯定会发生在我、我爱和关心的人,而不是发生在别人的身上。没有别的原因,只是因为是我,所以肯定会发生。

无法容忍焦虑

- 我根本无法忍受哪怕只有一小段时间感到焦虑……我会不计代价做任何事情来让自己觉得舒服些。

错误观念的影响步骤

错误观念对引发强迫症症状的作用可以通过 ABCD 法加以了解。ABCD 法是 Ellis(1962)、Beck、Emery 和 Greenberg(1985)所使用的认知治疗 ABC 法的一个变体。焦虑、情感不适和随后导致的强迫行为是按照下列顺序发生的。

A:引发性事件

一个引发性事件发生,如摸门把、检查炉子是否关了、踩到某个缝隙,或者想到让人尴尬或惊恐的一些想法等。

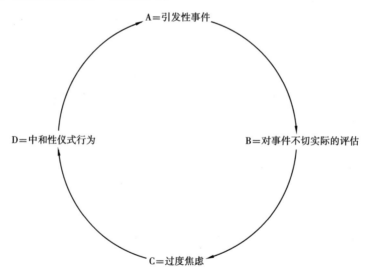

B：对事件不切实际的、不正常的评估

在引发性事件发生之后，对该事件不切实际的评估或"破译"会在一秒钟的时间内自动发生，完全在你的意识之外。这种破译或评估包括对某种可能导致引发性事件的伤害、危险及灾难即将来临的一种不切实际的感觉。它会让你觉得非常焦虑。查看下表，明确错误观念的具体类型。然后阅读表中引发错误观念和伴随的错误评价的典型事件或情境。

常见错误观念表		
A.引发性事件（引发焦虑的情境或事件）	B.不切实际的评价（自动出现的不理智的想法）	C.错误观念（从错误观念列表选择）
我第 20 次关上门之后，关门的声音还是听着不对劲。	"门没关好就离开房间是非常危险的。要是有贼进去，我肯定要被责怪的。"	过度掌控欲望和完美主义 过度预计风险、伤害和危险 顽固的怀疑思想
没有垫纸巾直接触摸公共卫生间的门把手。	"肯定的，我绝对会得一种恐怖的疾病，并因此而死去。"	对不确定性的无法容忍 过度预计风险、伤害和危险 顽固的怀疑思想
在澡堂单人间看到裸体小孩子的轮廓。	"要是我看到的东西让我觉得是种享受，那是不是意味着我是个性骚扰者？" "这种恐怖的思想就是深埋在我心中的罪恶的种子。"	思想的神奇作用 思维/行为混合 "要是……怎么办？"的思维 过度重视思想的重要性
看到起居室沙发上的枕头没有按照完美对称的顺序排列。	"如果枕头没有完全摆放整齐，那么不好的事情将会发生在我和我的孩子身上。"	迷信的想法 过度掌控欲望和完美主义
照镜子，保证每一根头发都平平整整。	"我必须一直不断修剪头发（持续几个小时），直到它看上去完美。如果我头发不平整的话，有人会笑话我的。"	过度掌控欲望和完美主义 顽固的怀疑思想

续表

A.引发性事件（引发焦虑的情境或事件）	B.不切实际的评价（自动出现的不理智的想法）	C.错误观念（从错误观念列表选择）
在一条繁忙街道的辅路上看到一根香蕉皮。	"要是我忽视这件事，那我肯定是有罪的；要是我不把香蕉皮移开以防止别人滑倒摔断脖子，那我肯定要受到惩罚。"	过度强烈的责任感 过度掌控欲望和完美主义
关掉电灯开关。	"我必须一次关五下，否则肯定有不好的事情发生在我的父母身上。"	迷信的想法 过度掌控欲望和完美主义
将食品罐子的盖子拧得非常紧。	"我必须得保证瓶子盖不会突然蹦开，保证里面的东西不会坏掉。"	反常的原因和结果 "要是……怎么办？"的思维 顽固的怀疑思想

C:过度焦虑

不切实际的判断会引发较高程度的焦虑感。而焦虑的感觉反过来，会被不切实际地评价为无法容忍的、不可接受的和危险的。对一个强迫症患者来说，这种焦虑会超出控制范围，然后就会出现一种强烈的以任何可能方式减轻焦虑的冲动。

D:中和性仪式行为

强迫性行为，或一系列强迫性行为，比如过度清洗、检查以及排序会使焦虑得到短暂的控制，直到下个引发性事件发生。

纠正错误观念

认知重组是一个技术概念，是指直接挑战隐藏在强迫行为背后的错误观念的过程。这个过程并不会使你停止自己不正确的思维。相反的，它鼓励你成为一个对自己的思想更好、更冷静、更专注的观察者。杰佛里·施沃基博士（1996）将我们大脑的这个观察角度称之为"公正的观察者"。

认知重组——提请注意的几点内容

尽管认知重组是纠正引发强迫行为的错误观念的一个强大有效的工具，但这里提到一点是很重要的：只有在适当使用的前提下，这种方法才能获得最大的效用。在尝试使用认知重组治疗强迫症时，要考虑下述几条规则。

1. 认知重组可以用来加强暴露及反应干预手段的效果，却不能替代这种手段。知名暴露及反应干预（ERP）研究专家埃德娜·福阿教授（私下交流）认为，纠正关于强迫症的错误观念的最好工具就是暴露及反应干预。在尝试认知重组之前，首先要试着进行第4章、第5章、第6章中介绍的艰苦练习。

2. 当一个阶段的暴露及反应干预治疗并没有达到纠正错误观念的效果时，使用认知重组来纠正这些顽固的错误观念，比如说担心自己被艾滋病毒感染，或者没检查炉子是否关好最终引发火灾烧毁房屋等。

3. 自我对话如果成为释放强迫思维的习惯性行为，本身就会变成强迫性行为。注意不要将认知重组技巧以提供肯定和逃避焦虑的方式来使用。如果你发现自己正在这么做，那么赶快停止认知重组训练，专注于暴露及反应干预练习。

认知重组——一步一步走

通过学习挑战那些自动出现的错误观念，你可以使强迫思维和仪式化行为的顺序不那么有习惯性和自发性。挑战这种自发性错误观念，就像是给你强迫性思维运行状况良好的引擎扔一些污秽的东西。通过这种方式，你将会更加能够掌握自己思想对行为的影响。

步骤1.写下那些不切实际的评估和错误观念

明确地知道什么样的情境或事件会引发哪种具体的不切实际的评估以及自己真实的想法是什么是非常重要的。在"常见错误观念表"的第二栏写下那些不切实际的评价。在第三栏写下那些错误的观念。每一个自发的不理智的想法通常都会有不止一个类似的观念进行操控。这个练习可以帮你看到自己在针对每一个引发性行为而做出的各种不切实际的评估。

步骤2.用实际的"自我对话"来挑战你的不切实际的评估

现在，开始通过应用对引发性情境更实际的评估来对抗强迫症"大脑"

不切实际的评估。注意，很多人把这个步骤和所谓的"积极思维方式"弄混，然而我们的目标却不是成为一个"积极的思考者"，而是成为一个"精确的思考者"。精确地思考意味着你要明确自己强迫性的思维，并且将其标记为"强迫思维"。然后你就能够明确引发焦虑和仪式化行为的情境的真实状况。

常见错误观念表		
A.引发性事件（引发焦虑的情境或事件）	B.不切实际的评价（自动出现的不理智的想法）	C.错误观念（从错误观念列表选择）

强迫性意象和想法是非常强大的，而且大多数都基于对未来可能出现的伤害和危险的悲观情绪。下面"自我对话应对技巧"的表格会为对抗基于强迫症的不切实际的评价提供一种"自述性"的策略，并帮助你来应用这种方法。

自我对话应对技巧		
错误观念	不现实评估 （自发的、非理性的想法）	现实评估的回归 （自我对话应对）
高估风险，危害和危险	"我必须保护自己（或是他人/所爱的人），即使发生糟糕事情的可能性微乎其微。"	"我必须学会试着尽力使事情变好。" "一个慎重的人（没有患强迫症的人）会怎么做？"
过度控制和完美主义	"我必须不光要对我的想法和行动保持绝对的控制，我生活中的一切情况都不例外。我将无法忍受除非我能尽善尽美。" "如若事情看上去或感觉没有'恰到好处'，这将是无法容忍的。"	"这样太累了……尽管很困难，但我想我会试着改变自己尽力去体会下不完美。" "我虽然害怕改变，但我明白这完全是强迫症耍的把戏。" "只要有机会，我就会尝试体验近乎完美的不完美。"
灾难化；非黑即白，全有或全无的想法	"除非我能确保每个事物都是绝对安全的，否则我就很肯定我和我所爱的人都有危险。"	"危害是什么，在哪里，有根据吗？"没有丝毫证据说明糟糕的事情将不可避免地发生。"
固执的怀疑	"或许我危害了/骚扰了/伤害了/欺骗了/偷窃了/剽窃了，等等。"	"这是我的强迫症耍的把戏。" "我的逻辑思维告诉我什么是什么。" "我的大脑才不会买入这些愚蠢的信息。"
异想天开； 想法和行动结合 高估化的想法	"仅仅是有了糟糕想法的念头就会导致糟糕事情的发生。"	"这只是一个想法而已。我自己并不是我的想法本身。这仅是一个强迫症的想法，因此它不能意味着什么。唯有行动才能产生危害，而想法却不能。"
迷信的想法	"通过施行我的仪式，我就能防止糟糕事情发生在我身上并保护那些我所爱的人。"	"这些仪式令人疲倦……我必须试着去明白我并不能以这种方式真正控制外面的世界。我的这些仪式非但不能保护任何人，它们还折磨着我和周围的人。"

续表

错误观念	不现实评估 （自发的、非理性的想法）	现实评估的回归 （自我对话应对）
缺乏对不确定性的容忍力	"如果对任一事物（我的未来、健康和我所爱之人的健康）哪怕是有丝毫不确定，这都会让我忍无可忍。"	"我在不确定面前能够保持冷静。既然我无法控制每个事物，那样又为什么要去尝试？如果我尽力去控制每个事物，那唯一的结果就是我的强迫症会愈加严重。"
过度负责	"或许我将导致坏事的发生，并且如果我无法阻止，那就意味着我是一个十足的坏人。"	"我只是凡人一个……别人会继续尽我未尽的责任和义务。" "我没有成为保护别人的天使也够格作为一位'好公民'。"
悲观偏向	"如果坏事将要发生，它最有可能降临到我或者是我所关爱的人的身上而不是他人。"	"坏事发生在我或我所爱之人身上的可能性不会比发生在他人身上的可能性大多少。我并没有如此不同寻常！"
假设想法	"如果我……做错了/得了癌症/患上艾滋/让别人受伤害？"	"这种我自加的源自对未来担忧的折磨当然要比任何可能发生的事情还要糟糕。当事情真的发生我会设法处理。" "依据'若是……又如何'的程序来度日只能浪费我的时间。""得癌症，艾滋或是让别人受害的实际几率又有多大？这种可能性比起强迫症让我迫使我相信这些的可能性要小得多。"
缺乏对焦虑容忍力	"哪怕是短暂的焦虑我都无法忍受……我要不惜一切让自己感觉好些。"	"我能处理好我难受的情绪。我也不必现在就去施行仪式。我只要稍稍等待，焦虑水平就会自行下降。"

既然现在我们已经对如何与错误的强迫症观念作斗争有所了解,那么就第 118 页的"常见错误观念表"中写下你的观念来自行尝试吧。复制这个表格,然后根据下述的几条说明,针对不同的引发性事件进行填写。

1.写下一个经常性引发你焦虑的引发性事件。选择其中一个开始,然后再进行其他的。

2.用 SUDS 量表(1~100)来标注你的不适感程度。

3.用笔描述自己对导致焦虑和不适感的不切实际的现实情境的评估。

4.用 SUDS 量表的百分比来评估你对现实描述的精确程度(比如从 1 数到 8,连续数 6 次就会使你的亲人、爱人不受伤害,绝对安全)。

5.然后,判断你在使用何种错误观念或错误思维来对现实进行评估。可能不止一个,而且如果你不太肯定,那也没关系。

6.然后,用"自我对话"来向你的强迫症"回话",写下一个实际的、理智的对相关情境的评估。你要完全复制"有逻辑的大脑"中出现的任何词汇。用上表中"现实评估的回归"一栏来指导自己。

7.用百分比来解释你此刻对这些"现实评估的回归"的信任程度。

8.针对尽可能多的引发性事件进行此练习。

挑战你的错误观念

引发性事件:_____

不适程度(SUDS 量表:1~100):_____

不切实际的评估(自发性的、不理智的想法):_____

多大程度上认为这个评估是真的? (0~100%)_____

哪种错误观念在这里起作用? (从列表中进行选择)_____

现实的评估或自我对话的应对技巧:_____

多大程度上你认为这种现实的评估为真? (0~100%)_____

对错误观念的额外挑战

在前面几个部分,你通过改变强迫念头发生时的内心自述来挑战错误的观念,这要求持续的训练。另外一种挑战错误观念的办法就是"行为试验"。这些练习都给你提供了机会,让你有可能同自己对潜在的伤害和灾难性危险的强迫性预期进行"争辩"。通过试验证明你的观念是错误的,会进一步减弱错误观念对你思维的桎梏。

思想/行为混淆和过度重视思想

下述练习将被用来测试那种认为思想会导致坏事发生以及认为思想等同于行为的错误观念(Freeston,Rheaume 和 Ladouceur,1996)。

思考和获胜

在星期一买一张彩票,每天花半个小时想你一定会赢大奖(一般的比例是27 000 000：1)。在你的大脑中描述自己中了彩票时候的生动画面。等到开奖的时候注意一下结果。然后,问问自己,"我这种重复的想法到底多大程度上会影响彩票的结果呢？我所有的想法到底对现实发生的事情有多少影响呢？"

思考和损坏

选择一个你知道运转良好的老家电(比如说一个烤面包机)。用一个星期,每天都在纸上写,"这个面包机会坏的"。写一百次,然后每次写的时候都在脑海中描绘那个画面。一个星期以后,检查一下结果。你的思想是否真的影响了面包机的运行呢？

想象要死的金鱼

从当地宠物店买一条金鱼和一个鱼缸,摆在家里,为金鱼提供正常的合适的照料。一天两次,每次十五分钟,在自己脑海中想象金鱼死去的生动画面。先想象它喘不上气,然后想象它死了,不会在水中游动还浮在水面上。连续一周重复这种想象。同时,观察金鱼的反应。根据你的观念,这条金鱼是会死亡的,你认为你想到一些不好的事情就会导致它们死亡！现在你可以改变自己的错误观念了。

尽管这些试验在患者和那些非患者看来似乎有点愚蠢,但是通过测试思想会导致损害性后果的预期,你开始挑战"思想具有神奇力量"这种错误的观念。

对别人遭受的伤害过度的责任感

作为一个强迫症患者,你可能经常会考虑不到一个负面的事件是由很多影响因素所导致的,比如说失去工作或者至亲至爱的人生病等。你倾向于将防止负面事件发生的重担和责任放在自己忧虑的双肩上,尽管有时候你可能清楚地知道这毫无意义。"饼状图"手法可以帮助你更好地将负面性事件的结果划分得更精确、更合适。

"饼状图"手法

为了解释"饼状图"手法,我们先看一下麦克的案例。他强迫性地认为由于自己的粗心可能给别人带来伤害。他频繁地检查是否因为自己粗心给别人带来了伤害。比如说,把水洒在地上让别人摔倒受伤等。通常情况下他会把自己的车窗摇上去,担心自己车里面的东西飞出去伤到别人。

现在他的强迫思维是一张纸会从车窗中飞出去,挡住别的司机的视线,从而引发了车祸(他仅仅是摇下车窗一小会想透一下气)。风把放在副驾驶位上的文件夹吹开,一张纸飞了出去。倒不是什么重要的文件,只是那张纸上有他的名字和地址。

从现在开始,他一直担心那张纸和可能引发的车祸。听上去很傻吧? 即便是麦克,一位高智商的工程师,都承认这很傻。但是,尽管我们缺乏任何不幸事件发生的证据,他的强迫性思维习惯还是将他自己的行为视为一连串不幸事件的主要诱因。这种思维方式忽视可能导致车祸的其他所有可能的因素,除了他自己的"粗心"。使用向下箭头的技巧,我们来看一下构成麦克强迫思维的思想顺序。

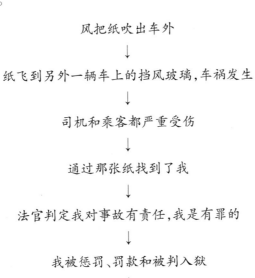

风把纸吹出车外
↓
纸飞到另外一辆车上的挡风玻璃,车祸发生
↓
司机和乘客都严重受伤
↓
通过那张纸找到了我
↓
法官判定我对事故有责任,我是有罪的
↓
我被惩罚、罚款和被判入狱
↓
我会永远生活在因为不负责任的行为给别人带来伤害的愧疚之中

将麦克的案例记住,然后做下面的练习来学习如何用"饼状图"来分析事件发生的可能性,以改变罪恶感和过度责任感的错误观念。

1. 详细描述你对于"他人健康和受到伤害可能性的过度责任感"的强迫性思维。在下面的空白处描述一个由于你的粗心可能导致他人受伤的场景。

_____

_____

_____

2. 然后，试着明确可能导致事故发生的每一个可信因素，除了你自己的因素之外。

_____

_____

_____

每一个不幸事故的发生可能都会有许多影响因素。比如说在麦克的案例中，许多因素都有可能导致一场车祸（除了他的粗心之外），包括另外一个司机的精神状态（有可能受到损伤、昏昏欲睡或者酒后开车等）、路面情况（路面很滑）、车子的状况（轮胎或刹车坏了）、天气状况（天色太暗、潮湿或大风）等。

下表列出了包括从麦克车里飞出去的纸张在内的其他可能引发一次车祸的条件和想象这些条件发生可能性的百分比（所有因素发生可能性的百分比加起来等于100%）。

原因——结果表	
可能导致一次车祸或不幸事件的原因	引发车祸或不幸事件的可能性百分比（0~100%）
1.司机粗心	20%
2.汽车有问题	15%
3.路况糟糕	10%
4.另外一个司机视力不好	5%
5.另外一个司机和妻子吵架心情不好	5%
6.因为父母生病情绪低落	5%
7.天气状况不好	20%
8.驾驶水平不高	15%
9.一张纸从我的车里飞出去，飘到路上	5%
总计	100%

用"饼状图"的方式来表示,那么所有因素将如下图显示:

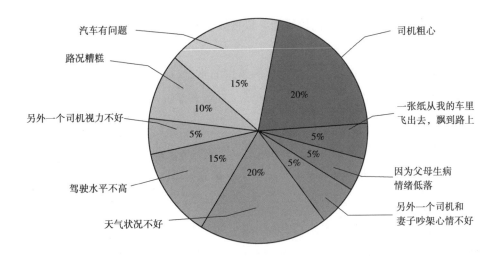

想一下你自己可能伤害到别人的强迫性担忧,将所有可能导致可怕后果的原因列出来,然后估计一下引发事故发生的各种原因所占的百分比。没有什么对与错,如果加起来没有 100% 也没有什么关系——约数就可以了。

原因——结果表	
可能导致一次车祸或不幸事件的原因	引发车祸或不幸事件的可能性 百分比(0~100%)
1.	
2.	
3.	
4.	
5.	
6.	
7.	
8.	
9.	
10.	
总计	100%

现在问一下你自己下述问题：

1. 仅仅依照上表，如果你知道一个事故真的发生了，而且根本不了解任何细节，那么哪个原因比较可能导致事故？

2. 你这样判断有什么依据吗？

3. 你的判断是根据自己对已发生的事情的感觉，还是根据"事实"？

4. 还有什么别的原因会导致这个事故/不幸事件吗？

5. 你对你的判断确信吗？

6. 如果你无法确信，那么这种不能确信的感觉会引起你多大的不适？

7. 你认为自己在多大程度上对这次事故负责？（0~100%）

8. 如果你认为自己的责任大于50%，那么这个是否与事实相符呢？

现在，完成了这个练习之后，你可能更加清楚，任何事故/不幸事件的发生，除了你自己的原因之外，可能还会有许多其他的因素。明晰某件事故的责任并不是一件易事。强迫症的患者总是倾向于过于简单地、无视逻辑和客观事实地承担责任。由于无法完全确认一件事，患者就自发地认为，"这都是我的错。我会因此而受到惩罚的"。

挑战思想——面对"指控者"

许多强迫症患者的经历都被描述成这样一种感觉：站在法庭之上，因犯某项罪行而遭受指控（因为自己粗心大意而导致的灾难性的后果），并被"强迫症"这个律师咄咄逼人的盘问。在我们现在的审判法庭中，犯人直到被判有罪前都是无罪的。而与强迫症相关的思想和观念的法庭则与此大不相同，你会觉得自己在证明无罪前一直都是有罪的。你必须做一些逻辑上根本无法做到的事情——你必须证明自己并没有做什么坏事，并没有粗心，或者并非有害。你将被置于证人席上，应对这个傲慢、狡猾的指控者发出的疯狂的指控。他会引用最偶然的、最毫无关联的证据，对你的"无罪"提出质疑。每一条证据都引发一波波的焦虑和恐惧。你越努力与这些指控争论，你在陪审员面前，在自己内心里就会觉得更加有罪。

在下面的空白处，你将会通过"挑战思想练习"来挑战这个"指控者"。首先，写下你最担心的恐惧（比如由于粗心做了某事而导致的事故，或给无辜者带来伤害等）。然后写下"指控者"的所有证明他叙述为真的证据（可能是些关联不大或毫无关联的事实,或"只是那么觉得的")。同时,描述你多大程度上相信这些证据。然后,你开始有逻辑地挑战自己刚刚记录的证据是否真的可以证明事故的发生。这样做并不是完全使你摆脱控罪和强迫性恐惧引发的不适感,而是大幅度减轻它们,使你更大程度地容忍它们,让你从指控者(强迫症)对你的有罪指控中"喘口气来"。

挑战思想练习

恐惧思想:(比如,我往窗户外扔了一个香蕉皮,导致了一场高速公路上的车祸等)

_____

用 0~100 的量表来表示你所担心的事情真实发生的可能性?(此时可能这个数值会非常高)_____%

证明你所担心的事情一定会发生的证据有哪些?("指控者"正在用手指着你!你能想到多少就写下多少——3~5 个是最常见的。)

1._____   6._____
2._____   7._____
3._____   8._____
4._____   9._____
5._____   10._____

挑战这些证据——还击"指控者"

证据 1 中的事实是不是真的是危险的证据呢?解释一下为什么不是。

证据 2 中的事实是不是真的是危险的证据呢?解释一下为什么不是。

证据 3 中的事实是不是真的是危险的证据呢?解释一下为什么不是。

证据 4 中的事实是不是真的是危险的证据呢?解释一下为什么不是。

证据 5 中的事实是不是真的是危险的证据呢?解释一下为什么不是。

用类似的疑问来挑战其余的证据。

此时,当你对每个证据都进行了类似的疑问之后,回答下述问题:用 0~100 的量表来表示你所担心的事情真实发生的可能性(可能此时都已经降低了一些),那么会是多少呢? _____%

此刻，你就能更好地还击"指控者"，并从那些负面的思绪中暂时放松下来。注意一条：警惕不要陷入"指控者"的游戏陷阱——用一种强迫性的重复的方式来不断争论。这意味着你又被强迫症所控制，又开始了强迫行为。你应该马上停下来，仅仅只需要承认"指控者"的虚假和"就让他待在那里"而什么都不做，你就能获得显著的进步。最后，"指控者"慢慢就觉得无趣，强迫思想由于你对其不加回应的决定而自行退出了。

如果你发现在你挑战了自己的观念后，你对自己担心事件发生的几率的评估并没有降低或只降低了一点，你可能又受到"过度重视的想法"的围追堵截，就像我们在第4章中讨论的一样。需要通过冥想让你的观念不再受到"堵截"，从而获得进步。看一下本章最后"如果我的信念没有改变那又怎么办？"这一部分。

挑战"要是……怎么办？"的思维模式

强迫性担忧大多包含有对未来发生灾难的担忧和一种顽固的怀疑感觉。这种想法总是从"要是……怎么办？"这种问题开始。比如说，"要是我得了艾滋呢？"或"要是我没有关炉子呢？"或"要是我碾了一个人呢？"

应对"要是……"类问题一个非常有益的办法就是，在"要是……"的问题之后再进一步，问问你自己"即便那样又能怎样呢？"然后进行下一步，问问你自己，如果你担心的事情发生了，理智下你会怎么应对呢？第三步是问问你自己，"我害怕的事情如果真的发生了，会不会有积极的结果呢？"最后问自己，如果真的会发生，现在的你可以做哪些准备工作呢？下面就是在麦克的案件中做这个练习的步骤。

如果一张纸飞出窗户，导致车祸，那又能怎样呢？

我会接受这件事的结果，或是被罚款，或是进监狱，那又能怎样？

我还拥有生命，一天三顿雷打不动。家人会来看我，还能在监狱里继续阅读或者写本书。

那么最坏会发生什么事呢？——我可能会找不到阅读材料。

"要是……"会有什么可能的积极的后果呢？因为在监狱中获得的知识我会变得更加博学多才，提高我的信件写作技巧，并学会懂得"耐心"的真谛。

为这种可能性我能做哪些准备呢？列出一个阅读计划，并且买很多书写用具。

如果这听上去像是在荒谬中开始的练习,它就是这样的。但是之前,那么多强迫症引发的强迫性恐惧都是在荒谬中的练习。现在,用你自己的强迫恐惧和担忧进行练习。

如果_____那又能怎样?

我会_____那又能怎样?

然后我会_____

最坏会发生什么事呢? _____

"要是……"会有什么可能的积极的后果呢? _____

为这种可能性我能做哪些准备呢? _____

"要是我失控了,那该怎么办呢?"

"要是……"思维模式中"要是我失控了怎么办?"的主题包含对"神经突然崩溃""失控"或"突然表现得不像平常认识的自己"(在第 10 章中会详细讨论)的强迫性担忧。有这种强迫思想的人,经常认为一些正常的情感,比如恐惧、疑惑或者担忧,是非常危险的,应该不计代价尽力避免。罗伯特是一个患有强迫症的销售员,他避免所有社交场合,担心自己会在公共场合生气,失去控制。他的典型担忧顺序如下图所示。

假如我在饭店里面朝你尖叫,骂你为混蛋?

↓

我会变得异常焦虑。

↓

一旦焦虑,我就会失去自制。

↓

如果我失去控制并骂你混蛋,我便会一发而不可收地骂其他脏话。

↓

在其他所有就餐者面前我就会洋相百出,尴尬万分。

↓

每个人都会以轻蔑或憎恶的眼神盯着我。

↓

我会发疯。

↓

他们会将我当作精神病人带走。

↓

我将会被囚禁在精神病区。

↓

一旦被囚禁我将变得更加疯狂。

↓

我将永远无法抹去这种羞耻。

"如果……那么……"这一思维模式与"愤怒是危险的"这一概念的结合会导致严重的逃避和脱离公共场所或社会现实的倾向，也就是在那些地方他们的愤怒或焦虑得以引发。

一个有效的策略就是去用类似剧本的形式如上述例子来构建一种想象暴露的模式。第7章具体描述了如何实施想象暴露的步骤。通过不断重复想象中所遭遇的惧怕情景或危险，这一意象的影响越来越小。

另一个策略是设计一项"试验"，目的是让人发脾气或失去控制。尝试以下练习情境开展小型试验。

1. 使用盒式录音机记录下一段5分钟的情境模拟，它能典型或潜在地激发你的愤怒。它可以是发生在你生活中的一个正在进行的场景，或是一个有代表性的惹你苦恼的情景。如你觉察出一个销售员有意要欺骗你的时候，你可以被允许和模拟情景下的搭档/销售员卖力地争吵。这样的对话允许变得越来越激化。随着你的脾气愈加急躁，你的言语也被允许变得更加严厉。你甚至可以咆哮，捶打枕头……真的！就这么来！

2. 现在，倒回录音带仔细听这个情境模拟。如果你想让它更加引人入胜，就重新录制。再认真听一下最后的成品。在你听的时候留心观察你的焦虑水平值的变化。是否有所上升？如果升了，再一遍遍地听直到你的焦虑水平值降到SUDS值（主观焦虑度量）20以下。

3. 如果你的焦虑水平值没有上升，试着和搭档在公共场合练习你们的情境模拟"争吵剧"。可以将地点定在饭店、公园、商店——任何能让你产生"尴尬并失去控制"这种担忧的地方。用5分钟演练你们的"争吵剧"。注意你的 SUDS(主管焦虑度量)水平值。在能激发焦虑的不同场所进行情境模拟,直到你"习惯"了焦虑并能舒适地开展"争吵"。

如果我的信念没有改变那又怎么办?

在患有强迫症的人群看来,改变强迫焦虑和信念的过程很困难。一旦这强有力的强迫焦虑和仪式的循环停歇下来,改变"什么是有害的、危险的,而什么又不是"这一信念就极端不易了。如果你的信念十分顽固且难以改变,试着用下面的方法试试。

- 忘我工作,改变在强迫信念下你的实际行为表现。换句话说,改变根深蒂固的强迫信念的秘诀就是沿强迫信念所指示的相反方向做事。举个例说:改变"你绝不能坐在被'污染'了的家具,绝不能碰那些被'污染'过的物品以避免感染艾滋病"这一错误信念的最好办法就是你偏这么去做。你要敢于尝试,直面恐惧,大胆地坐上让人惊恐的家具,无畏地触摸让人胆颤的物品。(参看第 6 章)即使强迫症支配下的大脑在不停地传递给你那是近在咫尺的疾病和死亡等信息,你也要大胆一搏。通过坚持不懈的逆向行为,这些根深蒂固的信念终将逐渐改变。
- 诚然,努力练习放弃,放开控制你的焦虑之手听上去近乎恐怖。一个有用的让你的强迫焦虑松手的办法就是大声地朝自己呐喊:"这里我做主,我再也不会这么做了!"然后你大步走开而不再例行你的仪式。
- 你得承认强迫症下错误的信念会导致疼痛,你可能会在没有意识的情况下去坚持这些错误的信念并且不愿改变。那是因为对于一些强迫症患者来说,这些信念能提供给他们一种感到安全的慰藉和控制令人害怕和难以预料的世界的方法。那就问问你自己,比起错误信念对你一生的影响来说,你为了这种掌控自我和获得安全的感觉而付出的代价是否更值得。
- 考虑进行或更换药物治疗强迫症。治疗强迫症的合适药物能明显地缓和强迫想法对你的挟制。如药物治疗有效,改变你的想法,仪式和信念就变得相对容易实现。

挑战你的错误信念,强化暴露及反应干预的疗效

的确,暴露及反应干预是自我指导治疗方案的核心,通过认知重建和行为

试验来挑战你的错误信念亦能对你的康复起重要作用。在下一章,你将学习更多自助应对策略以助你摆脱强迫症的困扰。

给家人和朋友的建议

作为强迫症患者的家人或者朋友,你是否对你所爱的人的康复怀有一些错误的观念? 如果你对我们问这样的问题而感到吃惊,那么在你所爱的人的强迫症的恢复中,想一想如果你没有为其提供肯定,会发生什么状况? 想一想如果你没有参加他的例行仪式或者没有满足其某些要求,会发生什么状况? 是不是你爱的人康复得比你想象的要快? 如果你放弃了对强迫症行为的支持——以一种协商一致的方式,他或者她可能更愿意进一步挑战强迫症。

下面我们描述了强迫症患者家人或者朋友的一些典型的错误观念,以及一些更切实可行的想法。利用这些作为指导挑战你自己一些不切实际的评估。

错误观念	不现实评估 (自发的、非理性的想法)	现实评估的回归 (自我对话应对)
高估风险、危害和危险	如果我没有给我丈夫肯定,那么他会感到不适,甚至无法承受。	在他每次焦虑的时候不扔给他一个援救绳索,这样才能最好地帮助我丈夫。这是我必须勇敢面对的疾病,而不是我的丈夫。
	如果我的妻子感到不适,我会感到很内疚,如果有不好的事情发生了,我永远不原谅自己。	通过不给我的妻子对肯定的确认,我就是在支持她摆脱强迫症的进步和康复。
过度控制和完美主义	我的朋友应该让我更多地帮助他训练假想暴露。	如果她愿意自己做,也是可以的。综合目标是她自己能够驾驭强迫症。

错误观念	不现实评估 （自发的、非理性的想法）	现实评估的回归 （自我对话应对）
小题大做	我儿子永远不会得到一个体面的工作或者自食其力。	我不是预言家。没有人知道未来会发生什么。否定和愤世嫉俗不会促进他的进步。
非黑即白，全有或全无的想法	ERP练习使用必须做得完整和完美，否则他永远不会好起来。	暴露练习没有完美的，重要的是在他康复这一点上他尽力了，并且做到了他能做到的最好。
	他今天滑倒了，而且清洗不得法。他真是个失败者！	他滑倒了，我可以帮他寻找出现问题的根源。之后他或许就能纠正自己，迎接明天。
	现在她恢复得不错了，但为什么不能完全克服呢？	她正在全身心投入这场战斗，强迫症是个可怕的敌人，我想待在她身边，帮她渡过这场长途跋涉。
过度负责	如果我不参与我丈夫的例行仪式，他会失去工作。	我会参与保持餐桌上有足够的食物这样的仪式。我会通过减少在任何可能的地方的肯定来支持我的丈夫康复。
假设想法	如果自主治疗没有效果，我丈夫怎么处理自己的症状？我怎么活下去？	在他康复过程中的每个进展，我都会在他身边。遇到挫折我会努力跨过去。

8

挑战错误观念

9.赢得突破的更多工具——强迫症的辅助治疗

变化是挑战,是机遇,而不是威胁。

——英国菲利普王子

既然你已经在对抗强迫症方面取得很大的进步,并通过在自主自助项目中的辛苦努力保持了已有的成果,那么我们现在来看看其他一些强迫症患者发现的有效自助和应对策略。要意识到,当涉及打破强迫症症状时,我们有很多不同的办法。这意味着并没有一个对每个强迫症患者都适合的完美办法。重要的是,有一个每天都可以从中选择的包含有各种各样观念、技巧和应对措施的工具集合。一定要记得,暴露及反应干预必须是核心策略。像第 8 章中提到的认知方法,可以作为暴露及反应干预的补充,而无法取代它。

正念疗法

"正念"这个词,在过去十多年里,在认知行为治疗领域已经成为一个公认的使用工具。正念是指个人参与以减轻精神痛苦为目的的训练。这个训练是使自己成为一个对困扰念头和情感无偏见的观察者,而不是参与其中。观察自己的思想、情感和行为是人类所特有的能力。对强迫症患者来说,这个能力被对思想、情感和行为的错误反应及其导致的焦虑和情绪低落所歪曲和影响。"正念"包含有一系列的方法,以有意增加自己的无偏见意识为目的,来缓和情绪上对思想、情感和冲动的回应,因为这些思想、情感和冲动会引发强迫性的情绪低落。

"正念"——兰格的观点

埃伦·兰格,一名心理学教授和研究者,在其《全心全意》这本书中描述了她所做的关于"正念"的研究（Langer，1990）。她的研究首先从"正念"的对立概念"错念"开始，描述了三种"错念"的形式：墨守陈规且过于依赖过去的经验、自动化行为和受限于单一观点。

"错念"的陷阱

意识到自己远离正念的要求并努力回归正念会帮助你更好地反击强迫症。要小心下面几种"错念"的陷阱。你将会注意到，在第8章中读到的许多错误观念本身就是"错念"陷阱之一。

1.墨守陈规，过于依赖过去的经验

当你遇到风险、危害和危险时，你可能依赖过去的经验，从而作出过度的预计。当评估一个情境时，要注意对实际风险的评估，而不是根据过去的经验来推测。通过值得信任的朋友或咨询师的帮助来检测自己所取得的进步。你可能还会过于依赖过去的经验，还会有与"过度责任心"相关的一些错误观念和推测。后退一步，重新评估一下：真的是你的责任？还是别人的？放弃自己对那些无法掌控的事情的担忧和强迫思想。当你以"非黑即白""非有即无"的方式来看待世界时，你就会依赖自己在童年时期建立起来的经验。它们可能数十年前甚至上百年前就在你的家族中建立起来了。除了是和否，除了成功和失败，除了干净和肮脏，敞开心扉，告诉自己在这两种极端之间还存在有中间的可能。"正念"意味着做自己思维的客观观察者，想通一些事情，允许事物发生改变。

2.自动化行为

顽固的怀疑、水晶球或者"要是……"的思维方式、"神奇"的思维、迷信想法以及思维/行为混合等都会变成自动化行为。当你有"要是……"的想法或其他什么不好的想法时，你可能就会不用心地、自动地开始仪式化行为。"正念"将会帮助你捕捉这些行为并且质疑它们的必要性。切莉用"正念"的办法，通过思考在某个特定的场合她是否客观地观察，或是她自己想要对什么集中注意力以减轻自己的"检查"行为。当她离开家时，她会对自己所做的事情非常用心：收拾好东西，锁上门，进入车子等。然后，她会停下来稍作休息，然后开车去目的地。当她开车向目的地进发的途中，如果她开始担忧门是不是锁上了，那么不要让自己集中用心于门，而是用心于驾驶和周围的一切，比如说车里的音乐或者广播里的声音等。有时她会选择让这种强迫性想法和担忧随意在她大脑中四处游荡,但是要选择无视它们。

3.受限于单一观点

强迫症患者尤其倾向于被一些规则或"应该做的事"限制住想法和行为。正念意味着站在这些自动化的回应之外,从不同的角度、观点看问题,并对"规则"进行质疑。过度严格地遵循规则可以在"过度控制欲望和完美主义"这一部分中看到。切莉试着用心关注于自己为什么做这些事和如何做这些事上,并且故意发现做这些事情的新方法。不检查门锁、电灯和家电的开关就这样离开家是很困难的任务,所以她故意以不同的方式开始检查。不像之前那样从后往前检查房子,她改变了顺序,从房子中间开始检查。这样的话,不经任何检查地离开家就更容易了。她还质疑了许多自己的"检查规则"。比如说,她决定在离家前甚至在睡觉前没必要检查炉子或电熨斗,尤其当它们一整天都没被用过的时候。换句话说,她质疑了自己的"检查规则",试着向常规靠拢。

"正念"还意味着改变你认识思维和焦虑的方式。质疑自己"无法忍受不确定性"和"过度看重思想的作用"以及"无法忍受焦虑"等错误观念会放松强迫症对你生活的束缚。从新的角度出发意味着同不确定性和焦虑一起生活,降低负面想法的作用和影响力。"灾难性预测"、"过度因果"和"悲观的偏见"等都是可以使你陷入仪式化行为的负面想法。一旦你发现自己开始认为可能发生的最坏的事情一定会发生时,要试着质疑这种单一观点。

家庭成员也可以从"正念"中获益。在家庭成员回应和对强迫症用心之前,努力阻止他们。通过给予帮助、提供肯定和协助你逃避等方式来调节仪式化行为会变成"错念"的习惯。一起检查这些调节行为和帮助家人判断何时应该对他们的行为注意用心。有时你们可能都选择了暂时的"错念",忽视强迫症状。而其他时候,当你已经让家人知晓你已经准备好针对某个特殊的症状时,他们也想要用温柔的提醒和鼓励你坚持斗争而"用心"地给你回应。注意不要将"用心"的概念用得太过。你不会愿意对每个行为或者想法都产生强迫思想。完成下面的"错念陷阱"表格,从而对你可能掉进的"错念陷阱"有更好的理解。

错念陷阱
你发现自己陷入到哪些"错念陷阱"中? _____   _____
描述最近一次陷入"错念陷阱"中的情境。_____   _____   _____
你如何用更"正念"的方法应对? _____   _____   _____

"正念"——杰佛里·M.施沃基的"四个步骤"

另外一个被发现对强迫症患者有利的"正念"办法,是由加州大学洛杉矶分校精神病学研究专家杰佛里·M.施沃基博士在他的畅销书《脑锁——如何摆脱强迫症》中所提出的(Schwartz, 1996)。尽管刚刚开始时有些自相矛盾,但是他提出的"四步走"的方法被证明对成千上万的强迫症患者有效。它基于这样的假设:通过对强迫思想和强迫冲动的存在用心地有意识地感知,再加上对这些想法的应对方式的改变,减轻强迫思想和强迫行为的强度和力度是有可能的。海曼博士将这个方法应用于他的强迫症治疗案例中,将其视为治疗强迫症武器库中的一员,作为对暴露及反应干预方式的补充而不是替代进行使用。

步骤1.重新定义

你将要积极地将那些困扰的想法和意向重新定义为"强迫思维和强迫症大脑的产物"。不再对自己说,"我摸一下门把手就会得艾滋病",而是要通过说"我只是摸了一下门把手,我就有了'自己会得上艾滋病'的强迫思维"来重新定义这种想法。不再说"当和女儿在一起时,'拿刀刺向她'这种念头就会突然出现在我的脑海里",而是说"当我和女儿在一起时,'拿刀刺向她'这种强迫性的想法就会突然出现在我的脑海里"。通过重新定义的步骤,你暂时赢得了同思想的经历之间的一段距离,这使你想出更有技巧的应对和反应。

在下面的空格内,写下你在自主自助项目中作为斗争目标的强迫性想法。

_____

_____。

用步骤 1 中的指导,来重新定义列出的强迫性想法。

_____

_____。

步骤 2.重新归因

在这一步中,你将步骤 1 进行得更深一步。事实上,大多数时间,你都会非常自觉地进行步骤 1 和步骤 2。这里,你除了主动承认一种想法是"强迫性"的和承认自己有"强迫行为的冲动"之外,你还要直接将自己从这个想法中得来的痛苦、焦虑和不适只归因到一种东西上——人脑中产生的一种生物化学的不平衡,它导致了大脑回路过热,从而产生了不好的想法和在无害、无风险的情境下产生的情感上的过度恐惧反应和错误预警。你不再只看这种思想的表面。从"重新归因"过程中继承下来的是这样的假设:"不是我,而是我的强迫症。"这就承认了你大脑中存在的令人不安灾难性的想法、普遍的怀疑以及强迫性冲动并不是大脑根据对现实情境的客观评估而得来的,而仅仅是由强迫症的存在而产生的。回到第 2 章,看看关于强迫症在神经化学和大脑回路中生物基础的更全面的论述。

这一步中一个重要的方面是要理解和接受仅仅重新定义和重新归因某个想法并不会使它消失！这一点是可以接受的,因为在这一步中你把它变成了一个你不想陷入的陷阱。通过坚持包含有四个步骤的"正念",这种想法最终会消失,或者其对你的影响会大幅下降。

用步骤 2 的指南,重新归因你列出的那些强迫想法。

_____

_____。

步骤 3.重新集中注意力

这一步是最关键的步骤。在这一步中,你要抑制为获得安全感和轻松感而采取强迫性行为的冲动,转而选择另外一种行为。它是指一种有意识地将注意力从"摆脱强迫思想引发的焦虑,从而获得轻松"上转移开来。这种行为可以是任何有建设性的,或者做起来比较愉快的事情。比如你喜欢做的事情。你可以决定去散步、锻炼、听音乐、读报纸、打电脑游戏、织毛衣或者打篮球等。这个过程很辛苦,可能最初几次还是非常痛苦的,因为强迫思想会重击你,以获得注意和轻松,就如同一个发脾气用尖叫吸引父母注意的孩子。当你并不对这尖叫屈服,孩子最终可能就会发现尖叫并不起什么作用而逐渐安静下来。当你没有屈服于那些强迫想法时,重新集中注意力于其他东西上,那么这种思想的不适感最终会自己安静下来。当你在积极进行步骤1、步骤2、步骤3时,施沃基博士建议了一个推迟强迫行为"十五分钟"的原则。

这个步骤在你日常工作和社会交往中非常有用,因为在这些情境中因强迫性思维而采取强迫行为要么不可能,要么太耗时,要么会非常尴尬。

在下面几行中,写下一些当你经历强迫思想时可能加以利用的重新集中注意力的活动和行为:＿＿。

步骤4.重新估值

根据施沃基博士所言,这一步并不能算治疗步骤,而是一个针对你的强迫症更健康、更发展的观念。它是通过稳定地坚持不懈地进行步骤1到步骤3而获得的。施沃基博士提出了"不带偏见的观察者"的概念,就是指我们大脑中的某一部分,它像个存在于我们脑中,对我们所有的情感、状态和情境都有所意识的人。通过进行步骤1到步骤3的练习,通过重新训练大脑,据施沃基博士的研究,你将会使这个不带偏见的观察者更加独立,而对强迫症引发的许多情境都不会产生太强烈的情绪反应。你将会变成一个不太感兴趣的观察者,而不是之前那个被强迫症绊住的参与者。

作为暴露及反应干预补充的"用心"策略

据施沃基博士的研究,通过长时间有技巧地对上述四个步骤进行练习,最终会纠正强迫症"脑锁"的神经病学特征。然而这个办法可能有些过于简单,海曼博士发现很多患者将这四个步骤作为暴露及反应干预方法的补充而获益良多,即便没有被完全治愈。

一定要记得,一些用于治疗强迫思想和行为的认知工具本身也有成为"强迫行为"的风险。一定要意识到,当你发现自己一遍一遍地用"这不是我,这是我的强迫症"这种想法时,警惕它是不是已经成为强迫行为,而你正用它获得轻松。你可能又无意识地创造了另外一个强迫行为。

给朋友和家人的建议

强迫症治疗方法的多样性会让家人和朋友感到迷惑。你或许对什么是对你关爱的人的"正确"治疗方法感到不知所措。正念疗法？暴露及反应干预？还是两者都用？又或者是使用其他方法？对此，我们建议您根据自己的兴趣和好奇心了解一些以实证为基础的疗法，比如正念疗法。如果你赞同正念疗法的原则，想为你关爱的人找一位专注该方法的医疗师，请咨询"环境行为科学协会"的网站(contextualpsychology.org)。

不管你关爱的人的医疗师使用正念疗法还是认知行为疗法，或者两者都用，最重要的是他要有丰富的经验来使用相关技巧来治疗强迫症，并且确信该医疗师曾经治疗过多位强迫症患者。这是确保你关爱的人接受最佳治疗救助的唯一途径。如果你所在的社区没有强迫症专家，你就得面对额外的挑战。在第 19 章有更多信息可以帮助你。

第 3 部分

强迫症的不同类型

10.打破纯粹强迫思想的桎梏

想要忘记一件事的同时,实际上是正在想着这件事。

——法国谚语

典型的强迫症常伴随有施迫性的思维、情感和冲动,以及强迫性的行为,如洗手或者检查。然而,有一种强迫症主要与突如其来的想象自己会带给别人危险或伤害的可怕想法有关。——那些突然闯入人大脑的这种想法是大脑内生的(而不是由外部因素造成的),会带来巨大的恐惧、低落、惊恐,甚至还有大多数人都会有的羞耻感。和其他种类的强迫症相比,患此类强迫症的患者会尤其觉得孤单和羞耻。结果,他们就倾向于将自己的思想保密起来,不为任何人所知——包括那些最亲近的人。

我们将这种强迫症称之为"纯粹强迫思想",或者"纯强"。行为科学家们曾经一直认为患有纯粹强迫症的患者不会有强迫行为或者仪式化行为。然而,最近相关的研究却显示,虽然很多人都没有明显的强迫行为,但事实上许多人都会有些轻度的心理仪式化行为(Steketee,1993;Freeston 和 Ladouceur, 1997)。这些心理的仪式化行为是为了对抗和中和那些令人困扰的强迫思想引起的不适。

本书中将强迫思想和强迫思想伴随心理仪式化行为这两种形式都视为纯粹强迫思想。下面就是纯粹强迫思想的几个例子。

波拉,25 岁,边抽烟边和她的猫咪玩耍。突然她脑海中出现了用烟头烫猫咪的念头。这个念头使她大吃一惊,产生了强烈的罪恶感。她想了一遍又一遍,"为什么我会有如此可怕的念头呢?可能我不是真的爱我的猫。有那样的想法,我肯定是个可怕的人。"自此,照顾猫咪让她变得神经不安,因为她觉得只要猫一靠近她,便是不安全的。除非绝对必要,她避免接触她的所有宠物。

安东尼,23 岁,经济学学生,当他坐在很大的教室听课时,脑海中总是会出现这种困扰的想法:一旦开口问问题,他就会失控在全班同学面前呕吐。日常生活中他并不是一个羞怯的人,反倒自年幼时就开始积极参加各种学校或班级活动。然而,上述那种困扰的想法使他现在已经避免在课堂上回答问题,也很害怕教授喊他的名字。

史蒂夫,一位虔诚的41岁宗教教师,脑海中会有关于耶稣和圣母玛丽娅等意象的困扰性想法,经常出现与这两个人物有性接触的意象。这些意象让人觉得非常尴尬和羞辱。尤其当他去教堂的时候,这些想法会变得更多,这让他觉得非常有罪恶感。由于感到自己很卑劣,他渐渐地逃避去教堂了。

罗伯特,一位33岁的内科医生,他和妻子结婚一年后有了第一个孩子。有天晚上,当他看着自己的女儿安静地睡觉时,突然他脑海中出现触摸她阴部的想法。由于羞愧、罪恶和尴尬,他不再和女儿有任何的肢体接触。他的妻子开始想,为什么他不愿意给孩子换尿布甚至是抱着她呢。

纯粹强迫思想的本质

下面是关于纯粹强迫思想的一些观察描述:

• 纯粹强迫思想类强迫症患者会对一些基本正常的思维过程有不正常的反应。

对正常人群(未患强迫症人群)的研究表明,每个人在某个时刻都会经历一些困扰的、有害的想法(Rachman 和 de Silva,1978)。不同在于,正常人群能够驱散这些令人不适的想法而继续生活,而对纯粹强迫思想患者来说,这些想法就像被卡住了一样,一遍遍不断重复播放。虽然这个现象的原因至今还不甚明了,但似乎还是与其他任何强迫症里常见的大脑回路过热和神经化学异常相关。纯粹强迫思想患者对这些正常的突然出现的奇怪想法体现出一种有生物学根源的极端的过敏反应(Rachman 和 de Silva,1978)。强迫思想——强迫行为的循环开始于试图减轻由这些想法引发和刺激产生的罪恶和不适。想要逃避、压制、躲避的努力会不自觉地增强和加重这些想法,使它们越来越严重。这样,患者就会陷入一个充满恐惧、沮丧和羞耻的无休止的强迫怪圈。

• 患有纯粹强迫思想的人根本不可能将出现在他们脑海中的恐怖想法和行为付诸实践。

海曼博士在其 15 年治疗 1 000 多名纯粹强迫思想患者的过程中,发现这些患者在某个方面有着惊人的一致性。无论他们脑海中的想法是否与暴力或性有关,他们根本不会面临将这些想法付诸实践的危险。而真正出现这些行为的人,被熟知为反社会人格障碍者。他们都是缺乏良知的人群。和强迫症患者不一样,他们并不担心自己的罪恶想法。缺乏良知使得他们的行为并不会对自己产生太多的困扰。而患有纯粹强迫思想的人群,在大多数情况下,都是非常有责任感的人,非常在意规则,希望把事情做得刚刚合适。他们强迫性的避免做错事情。他们是极端完美主义者,用过度严格和无法转圜的一些标准来要求他们思考、做出或说出的任何东西。明显地,纯粹强迫思想患者所困扰的,是他们自己思想引起的怀疑、担忧和恐惧,而不是反社会人格的问题,不是做坏事,或者犯罪等。

● 纯粹强迫思想患者并没有"猛然袭击"的危险。

患有此类强迫症的人让自己相信,仅仅是脑海中那些有害想法的存在就有能力甚至是很可能引发"猛然袭击"行为,或是突然使自己失去所有自控能力而对他人产生有害行为。这种想法是非常正常的。尽管这些想法会给患者引发难以想象的高程度的不适、恐惧和沮丧,但却没有证据显示患者会出现这种"猛然袭击"的行为。

● 强迫行为会使它更糟糕。

为了控制恐惧想法带来的焦虑和不适,纯粹强迫思想患者经常会实施轻微的不为外人所知的中和办法。常见的例子是口中重复默念祈祷词或者一句话,如"我真的不想这件事发生"。这些就是强迫行为,它意欲"神奇地"阻断负面思想,但结果只是加重了这些困扰的思想。

● 这些困扰的想法几乎没有任何意义。

针对纯粹强迫思想患者的广泛的临床经验都重复显示,思维所描述的困扰性想法,其实恰恰与患者本身的个性、欲望和意图相反。事实上,这就是这类强迫症症状结构的本质:这些念头顽固地不可挥之而去,恰恰是因为它们与患者真实的欲望、意图和本质相异。想要发觉这些思想"隐藏含义"和"深层原因"的企图常常是无效的,还会使情况更加糟糕。底线就是这些思想仅仅因为一个原因而存在,那就是强迫症。针对它,现在已经出现了有效的治疗和帮助手段。

解剖纯粹强迫思想：概况

纯粹强迫思想始于一个以特殊负面方式进行评价的令人不适的想法。在人的大脑中，这些想法就如同真实发生的行为一样被人们所经历。然后，人就试图为了压制这种想法而做出努力。这就是各种各样的为了减轻焦虑而出现的"过度控制"策略，包括心理仪式化行为。不适感减轻了，但这只是暂时的。然后这个循环就又开始了。

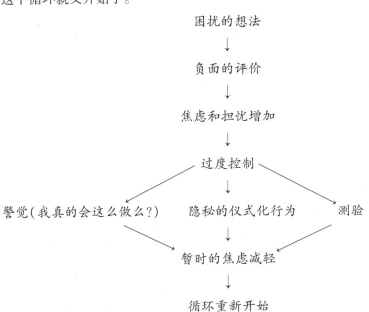

现在，让我们开始仔细看看纯粹强迫思想是如何发生的。

困扰的想法→负面的评价

一个令人困扰、感到羞耻和尴尬的想法、意向或者冲动出现在大脑中，大多有和性、暴力相关的内容，会导致罪恶感、羞耻心和尴尬的感觉。因为强迫症是一种"怀疑类"疾病，它会使你怀疑自己，怀疑那些你认为使你成其为自己的最核心的东西。

比如说，如果你很爱孩子，那么你的强迫症可能会导致这样困扰的想法："要是我真的伤害了孩子们该怎么办？"这种想法还包含有一种强烈的做一些令人尴尬和羞辱的事情的意向和冲动。尤其当你刚好又是一个信仰宗教或者道德感很强的人，这种困扰的想法可能还包含亵渎宗教主题的内容，伴随有一些与性和暴力有关的东西。如果你自己倾向于非暴力，那么你的强迫思想主题就可能是暴力和敌对。如果你为自己是个负责任的人而深感骄傲，那么困扰的想法和冲动可能就与做出什么不负责任的事情相关，比如说点火烧房子，或者将无辜的行人推到路上发生车祸等。如果你对自己异性恋的性取向非常确定，那么强迫症可能会在你的大脑中灌输同性活动的意象。不用说，这肯定是让人非常生气的。

这些想法的内容通常都反映了每个人在生活中所经历的正常的焦虑。当一个与自身发展相关的特别问题非常明显的时候，这些想法可能就反映了处于人生道路这些关键点上正常的焦虑。比如说，那些逐渐意识到自己自主性和独立性的青少年，就有可能产生一些与对父母发生暴力或不道德行为相关的、困扰的、有害的想法。而想要寻找伴侣安定下来的年轻人可能就会出现与性相关的困扰的想法。新婚的、身上肩负着生儿育女责任的人，可能就会有"伤害孩子"这种可怕的想法。强迫症似乎就以人们在人生发展的重要阶段时感受到的自我怀疑和恐惧为猎食对象。

负面的评价（思想/行为混合）→焦虑和担忧增加

如在第 8 章中提到的，许多强迫症患者都会出现一种名为"思想/行为混乱"的认知错误；在他们看来，自己经历和感觉的思想就像真实发生的行为一样。同样的，许多有纯粹强迫思维的人都将困扰他们的想法视为他们已经实施了这些行为的证据。强迫的逻辑就是下面这样的。

"我脑海中出现了不好的想法——这一定意味着我是个坏人。"

↓

"如果我不是真的坏的话，我是不会有这样不好的想法的。"

↓

"我脑中坏的想法越多，我就有越多的证据证明我是个坏人。"

↓

"因为我有太多做坏事的想法，那肯定意味着我非常有可能做这些事情。"

↓

"如果我没有很努力地阻止伤害发生，那么这就和有意做坏事一样坏。"

↓

"因为我有可能做坏事，那么我最好小心。我甚至需要确定其他人不会被我做的坏事伤害。"

焦虑和担忧增加→过度控制

将自己的想法钉上"有可能有危害"的标签后,纯粹强迫思想患者试图通过使用下述方法来逃避、压制或中和这些想法引发的不适。

● 警惕

在经历了一系列困扰的想法之后,大脑会对它们的存在产生"警惕"。就像瞭望台上的哨兵,或者在巡查区域内视察的警察一样,大脑开始紧张地被"抓住坏思想"这种想法所占据。后果就是思想的重要性被过度夸大,大脑反复思考着困扰想法的下一次发作,越来越多的精力被阻止和控制它们的想法所占据。压制或停止这些想法的企图变得越来越复杂和明确。

压制思想的作用,和一个人在接受到"任何情况下都不要想粉红色的大象"的命令之后发生的事情相似。试试看,5 分钟内都不要想粉红色的大象。然后想想看,这粉红色大象的想法在你脑海中出现了多少次呢? 就像你看到的那样,试图压制某个想法只会增加它们发生的频率(Steketee,1993;Wegner,1989)。

● 隐秘的仪式化行为

隐秘或隐蔽的想法可能会由"中和"或"阻止"困扰思想发展而来,比如说:

静声祈祷——"上帝请原谅我有那样的想法。"

有阻止、取消内容的短句或词组——"我真的不想那样做的。"

用一个"正确"的想法或者意象平衡自己的思想。

默念数数,用一些"好"的数字。

● 测试

许多患者都发展出"测试"这个策略来重新肯定自己脑海中的困扰的想法。它们是有时看上去比较奇怪的、顽固的、重复发作的行为。比如说,波拉,那个有伤害自己猫(她非常喜欢的一只猫)的困扰念头的女性通过拿着一把刀接近猫咪脖子的做法来肯定自己并不会真的伤害最心爱的猫。只有当她觉得自己肯定不会伤害猫咪的时候,她才能把刀子放下。

一个已婚的异性恋男人,脑海中总有"我是个同性恋"这种想法。他会有意识地看一副裸男的肖像图来测试自己是不是会对这种照片感到冲动。只有当他确定自己不会对裸男肖像有感觉的情况下,他才会觉得放松。

测试被认为是仅仅能够带来短暂轻松的一种中和策略,但是代价却是使患者被锁在一个无休止的强迫思想——强迫行为的循环中。

摆脱纯粹强迫思想控制的四个步骤

"当我让这些想法平静存在的时候，它们也让我感到安宁。"

——一个从纯粹强迫思想中康复的患者

步骤 1.写下来

写下你的强迫思想可能会让你觉得很尴尬,甚至神经崩溃,但是一定要这么做! 在下面的困扰想法工作表中,用 SUDS 量表给这些想法所带来的困扰打分(还记得第 6 章中的主观抑郁程度量表么?)。然后注意一下在这些想法出现前发生了什么事情。这就叫做引发性事件。引发性事件的例子有怀里抱着孩子,跟弟弟生气,或者进入教堂等。然而很多情况下,在困扰想法出现前并没有引发性事件发生。

现在想一下你可能会用来减轻焦虑的中和策略。这可能包括测试策略和强迫性仪式化行为,比如说用一个好的想法、短句或者祈祷词来应对坏的想法等。

困扰想法工作表			
困扰的想法	SUDS 量表 (0~100)	引发性事件(在这个想法 出现前发生了什么?)	中和策略(测试、 肯定的仪式化行为)
1.			1.
2.			2.
3.			3
4.			4.
5.			5.
6.			6.
7.			7.
8.			8.

步骤 2.提醒自己:"这是我的强迫思想,并不是我的真实想法!"

试试这种观念:强迫想法是毫无意义的,与你可能做什么、不可能做什么没有什么关系。你在多少程度上相信自己会把脑中的思想付诸实践呢? 在困扰想法评分工作表中列出你大脑中的困扰的念头和想法。用 8 分制来对其进行评分:

0＝完全没有可能

4＝有很大的可能性

8＝我非常有可能把这种困扰的想法付诸实践

困扰想法评分工作表	
困扰的想法	付诸实践的可能性
1.	1.
2.	2.
3.	3.
4.	4.
5.	5.
6.	6.
7.	7.
8.	8.

很多纯粹强迫思想患者开始都会给这些念头评 4~8 分。这表明了思想/行为混合现象和怀疑倾向的存在。这些都是强迫症的标志特征。记住,思想/行为混合现象就是指,单单想一个不好的念头就会导致坏事真的发生。

步骤 3.接受这种想法的存在,对抗采取逃避、中和策略的冲动

接受困扰思想的存在要求你要不加批判地允许它们的存在。根据《韦氏字典》的定义,判断是指通过区分和评估形成某种观点的能力,经过考虑和深思之后形成的一种观点。作为人类,我们感到似乎被迫从过去的经历中获得经验、意义,并做出判断。要停止你所有对困扰想法的判断需要很多努力,但这却会加强你摆脱困扰思想的控制,成为一个客观冷静的观察者的能力。

步骤 4.对抗你的思想:进行暴露练习,习惯这些思想的存在

困扰的想法和念头通常会伴随着恐惧和沮丧的情绪。所有典型的针对恐惧的身体反应可能都会出现,包括心跳加速、掌心出汗和口干舌燥等现象。使你的大脑对这些想法“不再敏感”的过程包括将自己暴露于这些坏的念头下,直到大脑有机会“习惯化”,也就是只有这种想法,却不会因此而引发不适。

为了证明这个工作原理,请说出你自己的名字,或者会引发你强烈情绪、联想或者感情的名字——比如说配偶的、孩子的、父母的或者老板的名字。现在,注意观察你内心对这个名字的反应。然后重复这个名字,一遍又一遍地,至少重复 50 遍。

现在观察你自己在 50 遍重复之后对名字变化的反应。注意你内心对另外一个名字的反应。注意观察这个名字是如何不再有与之前相似的情绪影响。它可能听上去就像一个简单的音节发音而不带有任何其他的意义。这就是我们熟悉的"习惯化"过程。因为频繁的重复,你的神经系统开始对之前你对这个名字附加意义的感觉逐渐厌倦和麻木起来。这就是步骤 4 的工作原理:通过重复一个恐惧的想法,它会逐渐失去对你的影响和控制力量。

思想习惯化练习

下面这个练习的目标是帮助你在头脑中有不适想法时不会感到不舒服。

练习 1.将暴露写下来

(1)拿一张有横格的纸,将其划分为两列。左边一列写下你的想法。注意你的 SUDS 值,并在右边一栏写下来。

(2)对抗一切逃避、分散和中和焦虑的行为。

(3)回到左边一栏,在第二行写下完全一样的想法,然后在右边一栏继续对其进行 SUDS 评分。

(4)重复步骤 1~3,直到 SUDS 值降低至 20~30。在 SUDS 值开始下降之前,你可能需要写 50 遍甚至更多。当这种情况发生时,针对下一个念头进行练习,并且重复步骤 1 到步骤 3。

练习 2.将暴露录音下来

(1)用磁带式录音机,通过一遍遍地叙述,将你的想法录下来,大约录 30 遍。

(2)然后倒带并且重复播放。要注意自己逃避听磁带的过程中让自己分心的一切企图和倾向。

(3)听完一次以后要注意一下自己的 SUDS 值,把它写下来,倒带,然后再继续听。

(4)重复步骤 1~3,直到你的 SUDS 值降低至 20~30。

这两个练习的目标就是帮助你和自己恐惧的想法和平共处,尽量少的感受到不适。没有人会仅仅因为一个念头就死去或者失控。正是人们对念头的含义的理解和破译决定了人如何行为和他们真实的做法。尽管期待这些困扰的想法神奇地消失似乎不太可能,但一旦你理解了念头不过就是个念头而别无其他,你就会体验到巨大的轻松感觉。

要记得下面这个为人熟知的谚语,"你越想反抗的东西就会越顽固"。这意味着,强迫症就是以你持续不断的逃避、压制企图和对困扰想法的过度理解为养料的。当你在大脑中放弃如此努力地控制一些行为和活动时,强迫症自己就会减轻的。

练习 3.自我对话策略

杰佛里·M.施沃基博士,在他的《脑锁》一书中,讨论了"公正的观察者"这个概念。它是指所有人都有的观察自己思想、情绪和行为的能力。你也可以成为自己思想的"公正的观察者"。试着注意自己内心与强迫症的对话。允许强迫思维的存在,而不对它们加以控制,用一种积极方式和这些思维对话,用更多正面的陈述来代替负面的自言自语。例如:

当你注意到自己说:	对自己的大脑说:
"我必须做任何事来杜绝自己脑海中出现错误的想法。"	"我允许我的大脑有这样的想法。可能我不怎么喜欢它们,但是我容忍它们的存在。"
"这些坏的想法意味着我就是个坏人。"	"这只是一个强迫想法,根本不代表任何东西。只是我过度活跃的大脑化学物质导致的。"
"或许我会将这些想法付诸实践的。"	"不是我,这是我的强迫症。"(谢谢杰佛里·M.施沃基博士)
"或许这次不是因为强迫症呢?"	"这就是强迫症,这次更加明确。"

通过学习一些自我对话策略(在第8章中可以看到其他更多的练习),你将会掌握一些有效工具,跟困扰自己的念头进行对话。通过重新破译它们的意义,这些想法变得没那么令人困扰。正如我们在第8章中提到的,你必须小心自我对话的策略变成一种新的强迫行为。如果你发现这种跟困扰念头对话的行为变得重复,那么你就要暂时不要使用这种策略,继续坚持用暴露工具来应对这些念头。一个个有益的工具接踵而来。

练习4.针对思想/行为混合的强度进行录音暴露练习

对过度预测自己会伤害他人这个可能性的患者来说,这个暴露练习是非常有用的。但是这个练习会带来非常大的压力,因此我建议要在一个支持理解的人的帮助下才能进行,比如说家庭成员、伴侣,或者最好是一位有治疗强迫症技术的合格的心理健康专家。一个便携式的卡带式录音机,比如说带着耳包的随身听,在这个练习中是非常有用的。

1.如练习2中所示,准备已经录好了的暴露练习材料。

2.带上耳机,在你担心自己可能伤害的目标人物在场的情况下听磁带,这个人可以是你的配偶或者父母。如果这个人是个孩子,那么让孩子坐在自己膝上。

3.在这个人在场的情形下听磁带。允许你的焦虑出现。对抗一切逃避、压制或中和活动。暴露自己于暴露情景中至少45分钟到一个半小时之间。你的目标是通过对恐惧思想的习惯化过程将SUDS值降低至20。用第6章中83页的"每日暴露练习表"来监控你每天的进展。用这个练习来让你晓得"思想的力量是有限的"这个概念。

应对隐蔽的仪式化行为

但是隐蔽的仪式化行为又该怎么办呢? 它们是一些心理上的强迫行为,包括重复祈祷、默念一些短句或词组、数数、回忆过去或者平衡思想(用一个好的念头来平衡那个坏的念头)。它们是一种强迫的、重复的思维模式,是针对强迫思维的一种直接反应。目的是中和强迫思维所引起的不适。除了本章中的练习之外,利用反应干预练习来减少隐蔽的仪式化行为。像应对其他强迫行为和仪式化行为一样来对付隐蔽的仪式化行为。有效的技巧包括下面几种:

仪式延迟:推迟隐蔽的仪式化行为,推迟几分钟、几小时甚至几天。

思维阻止:在脑海中描绘出一个大大的红色交通灯,在心理仪式行为出现时尽量大声地在脑海中喊"停"。这种做法有不自觉使用仪式化行为减轻不适感的"短路"的作用(这种做法并不是为了停止困扰的想法,如果是以此为目的,那么这种思维阻止办法只会使困扰想法增加。这种办法只是一个阻止进行心理强迫仪式化行为的工具)。

你可能会对强迫思维和心理上的强迫行为产生混淆。为了明确区分二者,问自己下面几个问题:

●这种想法带来焦虑了么? 如果答案是"是",那么这就是强迫思维。所有的自助策略都是为了对抗、邀请、鼓励和面对这种想法带来的不适。

● 这种想法减轻焦虑了么？如果答案是"是"，那么这就是心理上的强迫行为。所有的自助策略就是为了阻止、减少或者以任何可能的方式改变这种想法。任何改变自发性强迫行为的办法都是向着正确方向的进步。

纯粹强迫思维患者的希望

多年以来，人们普遍认为，单纯患有纯粹强迫思维的人比强迫思维伴随强迫行为的患者更加难以给予帮助。但我们的经验和事实证明，这一点是不正确的。我们相信在许多案例中通过使用上述的技巧，再加上合理的药物治疗，你是有希望打破纯粹强迫思想的控制的。回报是巨大的：从你在应对大脑中纷繁复杂的噪声时感受到的沮丧中解脱出来。

纯粹强迫思维是否会完全、永远的消失呢？可能不会的。它们可能会在生活出现压力的情况下卷土重来。但是总的来说，你可以学着与那些困扰的想法更加舒适地相处。在你学会重新享受生活的时候，它们就会变成偶尔出现的背景噪声。

给家人和朋友的建议

切莉·佩德瑞克记得在她得强迫症之前的那些年，俯瞰美景时，她不敢站在靠边的地方。有种想法会出现在她脑海里："如果靠得很近，我会跳下去！"有这种想法之后，她很快就会想到"这种想法从哪里来的？多愚蠢呀！"虽然这些想法很令人困扰，但是它们却不容易轻易消除。在写这一章时，切莉·佩德瑞克能够代表有这种想法但又不能消除这些想法的人群。在她得强迫症的那些年里，在没有和这种想法作斗争的时候，切莉很少有清醒的时刻。对切莉来说，摆脱这些干扰想法让她很高兴。

那些没有患强迫症的人如果产生让人讨厌的扰乱性想法，通常不会意识到。因为它们可能转瞬即逝，你可以在一个时期内控制这些想法。然后，你意识到了那种折磨强迫症患者的想法。想象一下，如果你不能轻易地消除这种想法，感觉没有干扰性思想出现在你的大脑就好像几乎没有清醒的时刻。

这些想法意味着什么呢？你关爱的人有人有这种干扰的可怕想法吗？没有！如果你要确认这个观点，参阅以"强迫症患者可怕想法的本质"为标题的部分。这些想法是大脑的干扰因素。它们没有深层意义。你爱的人如果向你寻求对这方面想法的肯定，你倾向给予他们肯定。请记住，抑制那些倾向，即给其肯定和辩论都只会强化强迫症。

11.多虑性失调:当强迫症变得与宗教相关

> 长远而言,躲避危险并不比彻底暴露在危险面前更安全。胆小的人所遭遇的危险与胆大的人一样多。
>
> ——海伦·凯勒

什么是多虑性失调?

韦伯斯特将形容词"多虑性失调"定义为:

1.(a)以一种完全正确、合适的方式做事,过度小心,或者对事物每个细节进行改正,非常精密细心的;(b)表现出极端的关心、精确和细心。

2.极端有道德感的。

3.充满戒备的,在决定是非对错时有强迫性的迟疑、怀疑和忧虑。

在过去二十年中,多虑性失调渐渐被视为带有宗教主题的强迫症表现。它暗示着"在没有罪恶的地方看到罪恶"(Ciarrocchi, 1998)。多虑性失调有着非常长的历史。在罗马天主教和新教重要人物的著作中都有许多与良心上的不安(多虑性失调在历史上的前身)苦苦斗争的人们。比如说,作家约翰·班扬的著作《天路历程》中,新教神学家马丁·路德金和耶稣会的创立者爵士依纳爵·罗耀拉,都曾被不被接受的念头、意象和冲动所折磨,这些念头、意象和冲动都怪异地和我们今天所描述的强迫症状相似。

患有多虑性失调是什么样的?

患有与宗教相关的强迫思想和强迫行为的人通常都被过度严格和苛刻的宗教、道德或伦理行为的原则所控制。患有多虑性失调的人不是利用宗教理念和原则来使自己过上富足、平静和精神上圆满的生活,而是使自己成为自己信仰的受害者。他们过度多虑性失调的行为剥夺了他们心灵的平静。他们生活在无休止的、折磨人的警戒状态中,时刻对可能做出的不道德或者亵渎的行为,并因之遭受严厉惩罚的可能性保持警惕。

下面是多虑性失调的几个例子：

• 不断进行忏悔，对已经被原谅了的罪恶和错误要求原谅。

• 在看到别人妻子的时候，极度担心自己会对她产生性幻想，担心自己会违反戒条"不可贪恋别人的妻子"。

• 重复背诵主的祈祷词，直到每个单词的发音都完美、准确无疑，不能有一点分心。如果注意力被打断而出现分心，或者某个单词发音并不准确，这个祈祷词必须重新念。

• 频繁检查自己是否踩到地板上类似于十字的物体，以免亵渎神灵重要的标志。

• 为了严格遵循犹太教赎罪日不能吃喝的要求，非常小心地避免吞自己的口水。

区别强烈的宗教观念和"多虑性失调"

精神病学家大卫·格林博格(1984)描述了5条区分一般宗教信仰和病态谨慎的信仰和实践的主要原则。

(1)行为远远超出宗教原则和习惯的要求，表现得比教皇更像天主教徒。比如，如果一个仪式要求不吃饭或者不喝水，患有多虑性失调的人可能会觉得吞咽口水都是罪恶的。

(2)行为或观念过度关注狭窄、琐碎的点。比如过多的注意力被集中于是否将祈祷词完全说对，而不是将其视为和上帝之间的一种联系方式。

(3)健康的宗教观念并不会干扰日常宗教行为，而多虑性失调类型的强迫症会频繁地干扰日常宗教活动。比如说，有某些亵渎神灵念头的人就避免去教堂参加礼拜。

(4)患有多虑性失调类型强迫症的人会花费过多的时间和经历在细小、细微的宗教要求上，经常忽视精神生活中更重要的部分，比如对不幸福的人的关怀和慈悲。

(5)过度关注于宗教仪式，直到它们都以刚刚好的方式完成。多虑性失调行为中的重复祈祷、不必要的忏悔和典型的强迫症状，如检查、重复和要求肯定非常相似。就像典型的强迫症行为一样，多虑性失调行为也是重复、顽固和让人讨厌的。

强烈的宗教观念会不会增加患上多虑性失调型强迫症的可能呢？强迫症作为神经行为疾病，其最基本的模型认为，患上强迫症首先必须要有生物学上的易感性。强烈的宗教观念并不会导致强迫症，对生物易感性人群来说，它们只是强迫症磨坊里面的谷物。要记得强迫症是"怀疑的疾病"。就其本身而论，它对你是谁和你对自己的定义中最核心的内容发动袭击、进行颠覆和引发混乱。如果个体不存在强烈的宗教观念，那么强迫症肯定会以一种不同的方式表现出来，比如对受到"污染"的恐惧或者一些检查类的强迫行为。多虑性失调类型的强迫症将一些意图良好的观念和理念弄得乱七八糟，不成比例。个体个性中真实的道德和精神层面被强迫症歪曲和毁坏。

过度道德感和过度责任心

过度的道德感和过度的责任心是多虑性失调型强迫症患者的主要的行为特征。过度的道德感是指对自己做出道德上错误的、应受指责或谴责的行为的过度担心。这类患者会在日常生活中强迫症接触的领域设定一些过度且不切实际的、严格的标准。

下面是过度道德感的几个例子。

- 不厌其烦地检查收银小票来确定是否有误，自己是否利益受损，担心自己吃了亏。
- 在脑海中不断地检查自己和他人的对话，要完全确定自己没有在不小心的情况下说谎。

具有过度责任心的人会对他们生活中某个特定的领域有着过度的不切实际的责任心。这类人经常会将实际上属于他人的责任扛在自己身上，或者为一些理智上无法控制的事情负责。下面是过度责任心的例子。

- 频繁检查地板上是否有零星的尖锐锋利的东西，以免他人踩在上边弄伤自己。
- 检查每一个垃圾，保证可循环的东西已经被分离开来。然后自己用手把垃圾拿到填埋地，防止它们丢失且导致污染。
- 把流浪的小动物带回家，保护它们，即便这样做危害了你自己和家人的健康。

过度责任心/多虑性失调类型的强迫症不能同对他人生活的同情和善意关注混淆起来。与同情心无关，这些强迫症患者是受到了因"污染"的恐惧而引发的担心和焦虑的极端驱使。比如说，他们担心自己如果没有保护他人免受伤害和危险,就会下地狱、激怒上帝或者永远生活在愧疚的情绪之中。他们没有给自己剩下多少时间或者精力去关注他人的生活,因为他们总是生活在对自己命运的不停担忧之中。

针对"多虑性失调"的自主自助项目

步骤 1.找一个精神/宗教指导

你可能会发现自己会不想做本章自主自助项目中设计的一些暴露和反应干预练习,因为觉得它们在道德上、伦理上或精神上都是错误的。或者你担心改变行为会对你的精神身份和信仰带来危害。要应对这些问题,选择一位值得信赖的谨慎的人来做你的道德、伦理和精神指导,来指导你度过进行自主自助项目时经历的变化。这个人应该有和你类似的宗教信仰,同时对强迫多虑性失调有基本的了解。你可以从你的咨询者、牧师或其他精神指导者中进行选择。或者也可是你的配偶、父母、亲戚或亲密朋友。你暂时需要遵循这个指导者的指示,就像"羊跟着牧羊者"一样。

如果你是在心理治疗师的指导下进行自主自助项目练习,问问他是否可以将你的指导者带到接受咨询治理的地方,让他来帮助治疗师对你进行治疗。一个接受过训练的、对强迫症非常了解的行为治疗师会非常欢迎这种合作的。和他们讨论每一个暴露练习,并询问他们,"我这么做道德上是可以接受的吗?"调整这些练习任务,直到你认为它们对你和你的指导者无论从道德、伦理还是精神角度上都是可以接受的。

要肯定你在完成具有个人特色的自主自助项目上做出的真诚努力。要以指导者的行为为榜样,但也要预期到可能会有怀疑指导者的时候。然后,随着时间,强迫症会渐渐减轻,你真实的道德和精神上的自我定位会渐渐显现出来。相信你的指导者,让他指导你每次向这个时间靠近一点点。

现在,写下可能为你做这些练习的指导者的名字,然后努力从中选出一个人员,越快越好。

步骤 2.每日记录你的强迫思想和强迫行为

对过度谨慎的人来说,躲避被视为危险的、不可接受的、攻击性的、排斥的或者令人恶心的思想、意象和冲动会消耗掉所有额外的时间、精力和能量。有些强迫思维会导致强烈的焦虑和罪恶感。第一个星期,用下页中的"多虑性失调每日监控表格"来实时监控你的强迫思想。复制一份随身携带,然后记录下每次引发强迫思维的情境发生的时间并对其做一描述。用 SUDS 量表对这个思维引发的不适进行评分。然后写下强迫行为,包括重复出现的念头、意象和你用来减轻焦虑和中和不适的其他行为。下面就是"多虑性失调每日监控表格"，还有一个具体如何使用的例子。

多虑性失调每日监控表格				
日期	引发不适的情境	不适（SUDS）程度（0~100）	强迫思维：想法、意象或者增加焦虑的冲动	强迫行为：减轻焦虑的过度想法、意象或者行为

多虑性失调每日监控表格（例）				
日期	引发不适的情境	不适（SUDS）程度（0~100）	强迫思维：想法、意象或者增加焦虑的冲动	强迫行为：减轻焦虑的过度想法、意象或者行为
9/21/04	脑海中想起除了我妻子之外的其他有魅力的人	95	"我脑海中出现了不纯洁的想法，上帝会惩罚我的。"	祈祷75分钟，直到感觉"正常"
9/21/04	看我的孩子的阴部	85	"或许我真的很喜欢看那个地方，我是该下地狱的。"	避免接触孩子，甚至不进孩子的卧室
9/22/04	出去散步	90	"我不能踩到任何活着的东西。那是违背上帝戒令的。"	眼睛盯着地板，盯着我走在其上的每一样东西
9/23/04	坐在教堂里，看着耶稣的肖像	75	"看着耶稣的肖像，我想要喊出一些亵渎他的话。"	这个星期专注地连续三次对这种亵渎神灵的想法进行忏悔

步骤3.制作目标强迫思维列表

用你的监控表格,制作一个强迫思维列表并根据它们带来的沮丧情绪进行排序。下面是一个目标强迫思维列表的例子。

目标强迫思维列表	
强迫思维(想法、意象或者冲动)	SUDS值(0~100)
1."我脑海中出现了不纯洁的想法,上帝会惩罚我的。"	70
2."或许我真的很喜欢看那个地方,我是该下地狱的。"	80
3."我不能踩到任何活着的东西。那是违背上帝戒令的。"	60
4."看着耶稣的肖像,我想要喊出一些亵渎他的话。"	90
5."可能我说了谎却不自知。这肯定意味着我是个坏人。"	95
6."可能我并没有理解这段圣经的意思,我毕竟是上不了天堂的。"	100

目标强迫思维列表	
强迫思维(想法、意象或者冲动)	SUDS值(0~100)

步骤4.制作目标强迫行为列表

再次利用你的监控表格来制作一个目标强迫行为列表,并以如果不进行这些行为你所感受到的沮丧情绪的程度对其排序。如果目标强迫行为是一个逃避类型的行为(如不去教堂),那么把它标识出来。在你的衡量中提供一个每天进行这个强迫行为所花费时间的预测(不一定要非常精确)。如果这个行为并不是每天进行的,那么预测一下你每周所花费在整个行为上的时间。

多虑性失调：当强迫症变得与宗教相关

159

目标强迫行为列表		
强迫行为（包括中和或抑制焦虑的逃避行为、想法等）	如果不进行该行为的 SUDS 值（0~100）	每日（或者每周）所花费的平均时间
1.长时间祈祷，直到感觉"正常"。	100	大多数时间
2.避免接触孩子，或者不进孩子的卧室。	90	每星期4次
3.眼睛盯着地板，盯着我走在其上的每一样东西。	85	每天90分钟
4.这个星期连续三次专注地对这种亵渎神灵的想法进行忏悔。	95	只要出门在外，每时每刻都在进行
5.重复"上帝，请原谅我"24次。	100	每天4个小时
6.重复阅读《圣经》中某个段落，直到能够完全理解。	95	每天2个小时
7.在经过一个不合戒律的屠夫门前时一定屏住呼吸，这样就不会吸入不合犹太戒律的肉的味道。	85	每日避免

目标强迫行为列表		
强迫行为（包括中和或抑制焦虑的逃避行为、想法等）	如果不进行该行为的 SUDS 值（0~100）	每日（或者每周）所花费的平均时间
1.		
2.		
3.		
4.		
5.		
6.		
7.		

步骤 5.设计一个暴露及反应干预策略

现在你就要根据自己的目标强迫思维和目标强迫行为列表来设计一个暴露及反应干预策略。这个策略可以从表中引发最低程度不适的项目开始。当你掌握了这些的时候,你就可以逐渐应对更难一些的项目。

要记得,暴露及反应干预在下列元素都存在的前提下效力最大。

1.暴露必须被延长和重复进行——时间从每天一个半小时到 3 个小时,每周 4 天到 7 天,甚至更长。如果某个暴露练习并没有固定的持续时间,那么你必须在这种激发焦虑的情境中待足够长的时间,从而引发"习惯化"过程,或者乔瑟夫·皮亚琴察(1998)称之为"神经系统麻痹"的办法。

2.暴露必须为你所接受,不能同你核心的宗教价值观念相违背。这是非常有欺骗性的部分。一定要记得强迫行为是过度的、令人讨厌的和顽固的,并且不是基于宗教或精神实践的真实需要而产生的。将强迫行为和真实、合适表达宗教或精神信仰的行为区分开来,这一点是非常重要的。利用指导者、治疗师的权威和指导来帮助你区分这一点,并且帮助你获得勇气,在对抗强迫类型的多虑性失调和行为上迈出大步。

3.对于某些强迫思维来说,恐惧情境是很难复制的(比如说,担心自己会下地狱)。这种情况下,使用假想暴露。假想暴露法可以在第 7 章中找到。要记住这种方法的目标是要能够以较少的不适感控制住大脑中不舒服的、令人恐惧的想法。

4.当你暴露自己于引发焦虑的情境下时,以每天、每周为基础逐渐努力减少强迫性仪式化行为。回顾第 6 章中关于如何进行反应干预的内容,并阅读表中的例子。

5.当阻止某个仪式化行为时,如果你感到不能确定或者不安全,通用的规则就是无论你的强迫症大脑让你做什么样的多虑性失调行为,都做相反的内容。圣依纳爵·罗耀拉,耶稣会创始人,对他多虑性失调的信众给出了同样的建议(Ciarrocchi,1995)。

为了帮助你制订一个严格详细的暴露及反应干预计划,我们给出了几个病例,以及他们的暴露及反应干预计划的具体细节。在本章的后面提供一个为你制订的计划表。

马克的经验

还记得第 1 章中的马克吗? 一个 35 岁的已婚商人,两个孩子的父亲。他有强迫症史,这个病困扰他多年。因为工作变动,举家搬进一个新的社区,同时他加入一所新教堂。参加几个周的礼拜后,马克做礼拜的时候萌生了一种非常纷乱的侵扰性思绪:"在讲道坛上方带有污迹的玻璃窗内就是耶稣画像,如果我在它面前失控产生淫秽的想法,会怎么样?"这种想法越来越让他感到不适,因为他害怕自己在做礼拜的时候失去自我控制,使自己和整个家庭难堪。为了应付这个情况,他一遍一遍地对自己诵读主祷文,以获得对这些思想的理性控制。几个星期后,这个策略开始失效,他的恐惧也随之增加。为了求得心安,他开始为这些想法忏悔,每天都去牧师门前请求宽恕。虽然忏悔让他有段时间的释怀,但过段时间那些想法和欲望又重新出现了,而且每当他走进教堂都会更加强烈。最后,他干脆不去教堂了,这让他的妻子很失望,也受到了父母和亲人的指责。但他们却不知道他正在努力对抗自己的强迫症。

马克的暴露及反应干预包括暴露自己亵渎神灵的可怕想法,还包括停止自己的各种忏悔和逃避做礼拜的反应干预。马克的计划是结合他的心理咨询师的建议制订出来的,包括抵制自己的胡思乱想,首先是把这些想法拼写出来,然后去听这些想法的录音。在马克的例子中,在拟计划时,把暴露及反应干预因素分开进行有很大的意义,因为两者具有一定的独立性。下面是马克的暴露及反应干预计划的工作表。

马克的暴露及反应干预计划的详细工作表

目标强迫想法、意象或冲动:在耶稣像前面失控产生淫秽的想法。

目标强迫行为:不断参加忏悔,重复牧师的话直到听起来义正词严,逃避做礼拜。

暴露及反应干预策略:增加暴露自己可怕的想法的次数;在教堂重复说出这些想法。减少并最终停止所有通过忏悔获得的肯定。

进行暴露及反应干预前的 SUDS 值:90

每次暴露大概持续多长时间(分钟/小时),或 SUDS 值:每天 45~90 分钟,或直到在每个阶段我的不适水平值降到一半。

频率(每天/每周):每天一次

SUDS 值:0~20

需要终止的逃避行为:我必须定期参加教堂服务,忍住失控产生淫秽的想法。同时我必须抑制亵渎神灵的想法。

额外指导:在施行计划之前和我的心灵顾问讨论,向他探讨合理运用忏悔和牧师的指导方针。

实施马克的暴露计划

第 1 周(1—3 天):在纸上重复写下自己亵渎神灵的想法,每次写下一种,一种写 20 遍,专注想法的内容,在 20 次重复书写之后评估我的 SUDS 值。继续书写第一种想法直到我的不适水平值减少一半。然后用同样的方式开始书写第二种想法。

第 1 周(4—7 天):在第四天,将亵渎神灵的想法录音,每个想法重复 20 遍。一直持续直到我的不适水平值降低到一半。然后,继续给下一个想法录音。在第 5—7 天倾听这些录音。

第 2 周(1—4 天):手持一张耶稣像,聆听自己亵渎神灵的想法的录音。重复听每一种想法直到我的不适水平值降低到一半。

第 2 周(4—7 天):倾听自己亵渎神灵的想法的录音,同时坐在无人的教堂。在听的同时注视着耶稣像,直到我的不适水平值降低到一半。

第 3 周(1—4 天):倾听自己亵渎神灵的想法的录音,同时在教堂做礼拜。听的同时注视耶稣像,直到我的不适水平值降低到一半。

实施反应干预计划

第 1 周:每个星期把忏悔的次数减到两次,每天诵读主祷文的次数减到两次。

第 2 周:每个星期把忏悔的次数减到一次,每天诵读主祷文的次数减到一次。(正常祈祷者的次数)

第 3 周及以后:停止所有强迫性忏悔和对做礼拜的逃避。

莉迪亚的经历

 莉迪亚患有多虑性失调强迫症,她提供了另一个假想及反应干预计划的例子。莉迪亚的强迫症表现在过度从字面意思上遵从宗教和道德原则——如"不可杀生"。尤其是,她总担心自己在街上行走的时候,自己无意踩死了几只虫子或小昆虫。她努力减少自己的担心,于是总是用眼睛紧紧盯着脚下的路。如果偶尔走了一会儿神,她就会转身沿着自己的脚步检查路上有没有被踩扁的虫子,以确保自己没有让可怕的事情发生。结果,走路会花费大量时间,因此有社交和工作上的约会时她经常迟到。回头检查越来越变本加厉,她的焦虑也日益严重,并且开始引发了更多的强迫行为,如:每到一个地方就手捧十字架进行祷告。没过多久,她就不再去任何地方,除非有她信任的朋友或家人向她确保没有可怕的事情发生。

 莉迪亚的假想及反应干预包括暴露自己在路上可能会踩死小虫子的疑虑,并结合反应干预的方式:抑制自己在走路的时候往下看,回头检查,使用安全信号以及为自己的忧虑祷告。由于莉迪亚的强迫行为和她的强迫观念相互交织,她的计划要比马克的简单,因为她的暴露及反应干预同时发生。下面是莉迪亚和她的治疗师制订的一个工作表。

莉迪亚的多虑性失调暴露及反应干预计划工作表

目标强迫思想、意象或者冲动:如果我造成了任何生物的死亡,甚至对此不知情,我就是一个凶手,我就会受到惩罚。

目标强迫行为:走路的时候低头检查,往回走,以检查是否有踩死的虫子或昆虫。在口袋里抚摸十字架,对自己祷告。

暴露及反应干预策略:在我走路的时候可能会意外造成一个生物的死亡,接受这种未知性。走路的时候不回头去检查路上是否有死虫子或动物,不断增长这种行走时间。

进行暴露及反应干预前的 SUDS 值:95

每次暴露大概持续多长时间(分钟/小时),或 SUDS 值:每天 30 分钟,或者直到我的不适值在每个阶段降低至少一半。

频率(每天/每周):连续三到四个周每天都有两个阶段。

SUDS 值:20

需要终止的逃避行为:不再逃避外出行走

额外指导:在实施计划前和我的心理顾问讨论。在暴露的时候避免不断祷告,或者拿着我的强迫症所依赖的安全物品,比如:我祖母的十字架。

实施莉迪亚的计划

第 1 天:坚持行走 5 分钟不朝地上看或不往回走。

第 2 天:坚持行走 10 分钟不朝地上看或不往回走。

第 3 天:坚持行走 20 分钟不朝地上看或不往回走。

第 4 天:坚持行走 40 分钟不朝地上看或不往回走。

第 5 天:行走 80 分钟不朝地上看或不往回走。

第 6—9 天:坚持行走 80 分钟不朝地上看或不往回走,或不拿着十字架。

第 9—12 天:坚持行走 80 分钟不朝地上看或不往回走,或不拿着十字架,或不对自己轻声祷告。

制订你自己的暴露及反应干预计划以克服多虑性失调症

在例子里的工作表中,你会发现暴露及反应干预可以合并在一个计划中。有时候,为暴露及反应干预单独拟计划会更明确。为了保证灵活性,我们已经为这两个内容制订了留有单独空间的工作表,但正如莉迪亚所说,你也可以制订一个更简便的计划。复制空的表格,以便日后重复使用。

多虑性失调暴露及反应干预计划表

目标强迫思想、意象或者冲动：_____

_____

目标强迫行为：_____

_____

暴露及反应干预策略：_____

_____

进行暴露及反应干预前的 SUDS 值：_____

每次暴露大概持续多长时间(分钟/小时)，或 SUDS 值：_____

频率(每天/每周)：_____

SUDS 值：_____

需要终止的逃避行为：_____

_____

额外指导：_____

_____

_____

实施暴露计划

第 1 天(周)：_____

_____

第 2 天(周)：_____

_____

第 3 天(周)：_____

_____

第 4 天(周)：_____

_____

实施反应干预计划

第 1 天(周)：_____

_____

第 2 天(周)：_____

_____

第 3 天(周)：_____

_____

第 4 天(周)：_____

_____

11

多虑性失调：当强迫症变得与宗教相关

运用想象暴露疗法治疗多虑性失调症

正如马克的例子,运用现实生活中的情况来克服多虑性强迫症中的恐惧状态也许非常困难。马克曾使用第 10 章中关于恐惧想法的技巧来克服侵扰他的想法。同时,你也可以使用第 7 章中介绍的更深层次的想象暴露疗法来帮你习惯于亵渎神明的侵扰想法。特别是过度担忧涉及未来会产生某种痛苦或谴责的情况下,这种方法尤其有效。莉迪亚决定使用这种方法增强她实际生活中的想象暴露及反应干预,下面是她的做法。(请参考第 7 章中的全部指导。)

1.**触发情境**:一边走在市中心的街上,一边和我老公聊天,突然我感到脚下踩到了东西。不去想它,继续行走 15 分钟。

2.**开始出现的担忧想法**:然后我的大脑中就出现了这样的想法:要是我踩死了一只小动物或昆虫怎么办?

3.**情绪反应和生理症状**:然后我的身体突然冒冷汗,心跳加速,浑身发抖。

4.**额外的担忧和疑虑**:我将不会知道到底发生了什么。

5.**不再跟从冲动的例行仪式**:我想沿着我的脚步往回走,但我知道这么做无济于事。

6.**如果有坏事发生,会怎么评价自己**:我是一个伪君子,是一个恶毒的人,因为我对自己可能残害一个生命的问题是如此随意冷漠。

7.**严重的恐惧或最坏的情形**:我一定会永远生活在觉得自己残杀一个生命的罪恶中。上帝将会谴责我的罪孽,也会拒绝给我他永恒的爱。

用莉迪亚的例子作为你的指导,写下你自己想象暴露的计划,包括大量的细节以增加戏剧感和情绪。然后按照第 7 章中的指导方法来实施想象暴露。

你可以同时进行两者,即在同一时间同时进行想象暴露及反应干预。或者如果你在开始进行反应干预的时候太过焦虑,不妨先实施几周的想象暴露,以便让你更容易的进入反应干预阶段。不管如何,要记住,你的目标并不是摆脱强迫思想,而是学会不要理睬不合理的想法。随着时间和你的练习,不受自己强迫思想的控制会变得更容易,从而获得更多的时间享受让你珍惜的生活,比如:用一种更为健康的方式来践行自己的信仰。

为多虑性失调强迫症的反应干预策略排除障碍

为了从想象暴露中收获更多,在进行想象暴露的时候要确保自己不要使用任何保护行为或任何保护象征。在本书中讨论的其他形式的强迫症中,让朋友或配偶陪伴或许会让你感到暴露更加安全。多虑行为一般表现出来的行为包括:一遍又一遍地默念牧师的名字或者依赖如吊坠、祷文和念珠等宗教性物品。尽管它们具有象征意义或情感意义的价值,但是用强迫方式使用这些物品减轻焦虑会妨碍你从暴露经历中获取最大的收益。最终,你必须减少对任何安全标志的依赖;然后在没有这些东西存在的情况下,挑战自己实施想象暴露。

你能为多虑症实施想象暴露及反应干预而仍然能信仰宗教吗?

精神病学家和作者伊恩·奥斯伯恩博士研究了几个世纪以来各种基督教派的领导者是如何处理他们的强迫症的。马丁·路德金、约翰·班扬、圣女小德兰、圣依纳爵、圣女简·弗兰西斯、阿尔芬斯得出了同样的结论。他们都没有使用认知行为疗法,大多数人也没有做充分的心理咨询。

奥斯伯恩在《基督教能够治疗强迫症吗?》一书中说道:"在完全治愈自己的强迫症后,伊格内修斯询问了其他人是怎么克服相似症状的。结果归结为两个原则。第一,找到焦虑心理(或强迫行为)的根源很必要,即到底是什么引起了焦虑和不适。第二,患者必须通过做出和它相反的行为,比如停止过度忏悔,来克服焦虑行为。或许,这个伟大的天主教徒能够真正称得上是第一位强迫症行为治疗师。"(2008,139)

这个建议对信奉任何信仰的人都适用。实际上,在奥斯伯恩这本书发表之前,切莉对发邮件跟她聊自己多年的多虑心理问题的人们,也给了大概相似的建议。强迫观念和强迫行为总是很相似,"我已经失去了救赎了吗""我是否犯下了一个不可饶恕的罪孽""我得到救赎了吗""如果我不祈祷,不读圣经和赞美诗,不会有什么可怕的事情发生吧?"这些人几乎总是对切莉的建议感到吃惊:当你感到你必须继续祈祷的时候就不要祈祷。当你感到被迫去读圣经的时候就不要读了。停止一切让你担心可怕的事发生而作的任何心理活动。然而,从表面上看好像是抛弃了精神,但在这些情形中,这种行为不再是精神活动；它们变成例行的精神仪式——强迫症的症状。

这里不是让你抛弃所有精神活动。开展不受强迫症的精神仪式和强迫行为影响的新的精神活动很重要。比如：每天花一些时间阅读精神读物并且祈祷。如果阅读和祈祷不适合你或者受强迫症的影响，就把这个时间用来冥想。你也可以去参加当地教堂、犹太教会堂，或者其他类型的信仰团体，以作为你表达精神生活的方法。在下面的空白处（或者在你的日记中），想出一些能让人获得精神满足的活动，以替代那些受强迫症影响的活动。

你或许会问："这不能避免吗？"答案是不能。在针对受强迫症影响最严重的祈祷活动进行想象及反应干预的挑战工作时，目标是保持并扩大你的精神活动。起初，在精神活动中做颠覆性改变时，你的焦虑和担忧也许会增加。在日记中写下让你忧虑的想法，在你做挑战或摒除它们的时候再进行回顾。

信任疗法

奥斯伯恩博士讨论了责任修正疗法，这是一种把责任转移到其他人身上的方法（2008）。这种方法在强迫症的传统认知行为疗法中的使用并不频繁。愿意接受责任的人并不总是存在。治疗师特别希望强迫症患者能够更加独立。

如前所述，马丁·路德金、约翰·班扬、圣女小德兰都患有强迫症。虽然他们生活在不同的年代，但都对不同的基督教派有着重大的影响力，他们每个人都对自己信仰的神学奉行了一种责任修正策略，因为这是他们摆脱自己强迫症的方法。责任修正包括把过度恐惧的责任完全彻底地转到上帝身上。奥斯伯恩博士把这个过程分为三步，其他信仰的人们也可以使用。

1.认识强迫行为的侵袭。（例如："我上不了天堂怎么办？"或者"如果我不重复朗诵赞美诗，我的母亲发生什么事怎么办？"）

2.把责任转移到上帝身上。（例如："能否进入天堂这个问题我将交给上帝决定。"）不要管它。

3.抵制一切通过寻求肯定来确定信念的行为,比如一定要恭敬地重复祷告,以确定自己的信仰和信任。(例如:"因为我信任上帝,我将拒绝重复诵读经文。")如果这样做很困难,请铭记,冲动会削弱真正的信仰,并增强强迫症的束缚。

根据奥斯伯恩博士,信徒具有抵制强迫的另一种本能:"这样做他们能够对上帝和他们自己来表明或证明,他们是多么信任和爱戴上帝。"(2008,145)从个人交际上来看,奥斯伯恩博士解释说:"这种信仰并不是相信过度恐惧不会产生,虽然有一丝发生的可能,而是相信上帝安排发生的一切对信徒来说都是最好的,即使他们有理由不明白这种安排,结果严重的忧虑就会发生。"在完全减少患者精神仪式的过程中,奥斯伯恩博士建议在克服强迫症时去尝试每天获得一些胜利,例如,减少花费在精神仪式上的时间,或拖延这种精神仪式。

突破多虑性失调的关键

1.你并不打算对自己的不好想法付诸实践,只是想想而已。跟指导者谈论思想和行为之间的关系。一旦你接受了思想并不等同于行为这个观念,你就会获得进步。

2.如果对抗一个仪式化行为对你来说有难度,试着推迟、延迟或者改变它。如果你的仪式化行为进行速度非常快,那么减慢它。如果你自己重复背诵"耶稣是爱我的"这个句子,那么把这个句子唱出来,或者用其他方式加以改变,比如说故意省掉一个词之类的。

3.告诉指导者、朋友或者亲戚在你做对一件事的时候仅仅给予一次肯定。改变问题的措辞,或者询问第二个人想要得到肯定的做法是毫无帮助的。在你问出问题前将问题思考一遍。对自己诚实一点。如果你已经知道答案了,那就不要问了!

4.当你试图逃避某个情境或者活动时,不要这样做!如果你感觉到自己想要做什么事情来减轻焦虑时,不要这样做!如果你不能确定自己应该做什么的时候,向你的指导者进行咨询。问问自己,"一个理智、谨慎的人会怎么做?"

5.如果你发现暴露练习很有威胁性,将其分解为更小、更易掌握和控制的步骤。

每天挑战强迫症

把暴露及反应干预作为生活的中心部分是非常重要的。每天都要发掘新的勇气，将自己置身于引发症状的情境之中。逃避有逃避性质的行为。在进行暴露及反应干预练习时，要预料、"邀请"、"欢迎"不适感的出现。在进行暴露及反应干预练习时，不要预期会感觉愉快——是不会有这种感觉的。你会从释放强迫思想、减少仪式化行为和重新赢得真实自我的精神世界中获得的小小成就而感到很多的快乐。在没有进行暴露及反应干预练习时，将自己的精力集中于当下的一些活动。注意周围的环境和正在进行的对话。关注细节。允许不好的想法在你的脑海中穿越，好像自己在远处远远看着它们一样。忽视强迫想法的做法会使其减弱，而与之斗争的做法却会使其增强，不断增长和繁殖。

练习"放逐"的艺术。放逐你对肯定的需要。宗教观念需要信仰。如果你对生活完全肯定，那信仰要来何用。"放逐"过时或者极端的宗教仪式化行为，培养一个更自我的信仰。有多虑性失调型强迫症的人的标准和观念超出了他们自己宗教内部最虔诚的信仰者。想办法用真诚的精神活动来代替宗教仪式化行为，比如花费更多的时间和孩子待在一起、做做义工、陪伴孤寡、帮助邻居，等等。

给家人和朋友的建议

你遇到的最大问题或许是："为什么？"为什么你的亲人会患有强迫症？宗教信仰是你的亲人生活中最重要的部分，那么为什么强迫症会攻其不备呢？这就是强迫症会攻击信仰的原因。强迫症会攻击一个人生活中最要紧的东西。不要认为这是信仰不稳固的象征；把你亲人的多虑性失调症作为强迫症症状的另一个表现来解决的。

在你的亲人摆脱多虑性失调症获得恢复的过程，他/她至少在短时间内会需要做出一些和你观念中的宗教活动相异的事情，比如：少做祈祷，少诵经文，或者比平时更少地参加主日崇拜或忏悔，甚至一点都不参加，直到强迫症症状消除。不要把这误解为丧失信仰。相反，你应该仔细阅读本章，并和你的亲人讨论。一旦宗教活动过度频繁，你的亲人就表现出强迫症症状，而非宗教仪式。在此期间，带你的亲人咨询心理师很重要。该心理师应该是你的亲人在这些问题上获取建议的主要来源。

12.过度责任感:肇事逃逸强迫症

我坚信,任何人都可以通过做自己恐惧的事情来战胜恐惧,只要他一直这么做,直到在自己身后留下获得胜利的纪录。

——埃莉诺·罗斯福

一种更有害的强迫症形式是患者总是强迫性地专注于自己要为开车时撞到、碰上甚至是撞死行人等事故负责。"肇事逃逸"强迫症是一位长期患病的患者起的一个非常合适的名字。患有此类强迫症的病人,只要一坐在方向盘后面,就像生活在愧疚、恐惧和沮丧的噩梦中。

路上小小的一个颠簸、一个意外的噪声、阴影或者一道闪光都会引发一次心跳加速,既而把车开回你认为发生车祸或者事故的地方,以至于轮胎因为速度太快而发出刺耳的声音。当确信没有事故发生时,焦虑的感觉就减轻了,但也只是减轻了短暂的一段时间。强烈的怀疑跟恐惧会重新发作,引发又一次的掉头倒车,回到"犯罪"地点。这个模式会重复许多遍,直到当事人感觉"好"了继续开车。然而,这种怀疑、焦虑的感觉会持续长达几个小时,甚至几天。

开车经过学校、孩子或者骑自行车的人会让患者神经更加紧张。路面的凹坑、加速引起的颠簸对他来说,都像是有人躺在路中间,从而引发掉头回去看看是否有伤亡的强迫行为。这类检查类型的强迫行为可能会极端到每天如例行公事般地在当地报纸交通部门的分栏里看有关交通事故的报道,看电视时也特别关注当地交通事故的信息,甚至追着救护车到达事故地点。患有这类强迫症的人会重复地检查自己车子的表面是不是有凹痕或者血迹。

有些人还会因为跳下车来检查自己车下是否有被压住的行人而使自己处于危险之中。有多少人患有"肇事逃逸"类强迫症我们不得而知,但是从治疗强迫症的心理健康专家那里了解到,上述现象在大约20%的患者中会表现出来。男性女性患病的几率看上去也是差不多的。

"肇事逃逸"强迫症的患者对自己的疾病有着特殊的耻辱感和羞愧感。像许多其他的强迫症患者一样，他们意识到这些行为是荒谬的、毫无意义的，但是他们就是无法控制。许多人只有在车里有个合适的"目击证人"的情况下才敢开车，而还有一些人就彻底不开车了。

"肇事逃逸"型强迫症的自主自助项目

步骤 1.评估"肇事逃逸"的问题

通过回答下列问题来详细描述患病情况。

开车时你多长时间会感觉到焦虑？（一直？有时候？很少？只有当对其他事情感到焦虑的时候？单独开车时？）_____

_____

什么地方或者开车时遇到什么情境会使你感到最大程度的焦虑和恐惧？

_____

_____

哪些特殊事件会引发你的焦虑？（路上的颠簸？过路的行人？经过的小孩？急救警报？）_____

_____

整体上来看，开车时你会有多焦虑呢？（写出你开车时的平均 SUDS 值）

_____

_____

还有哪些其他因素会影响你的焦虑程度？（疲劳？饮酒？或者"目击者"？）

_____

_____

你会在多大程度上逃避开车？（一直、有时、很少或者几乎不会？）_____

_____

有没有什么特殊的场合你会逃避开车呢？或者有没有什么你要逃避的地方或者情境呢？_____

当焦虑发生时你怎么样来减轻它？（中和策略：比如说掉头、寻求肯定、检查车上有无凹痕或者血迹、看交通事故报道，或者给警察局打电话，等等。）___

_____

在接下来的七天中，用下面的表格来监控你实际的开车情形。记录下引发焦虑的情境、开车时的 SUDS 值、引发焦虑的想法或者念头,以及你用来中和焦虑的强迫仪式行为(比如检查等)。下表是个"肇事逃逸"每日监控表格,之后是如何完成这个表格的例子。

"肇事逃逸"每日监控表格				
日期	引发强迫思维的驾驶情境	不适(SUDS 值)程度(0~100)	强迫思维(引发焦虑的想法、意象)	强迫行为(可以减轻或者中和焦虑的过度、重复的行为)

"肇事逃逸"每日监控表格(例)				
日期	引发强迫思维的驾驶情境	不适(SUDS 值)程度(0~100)	强迫思维(引发焦虑的想法、意象)	强迫行为(可以减轻或者中和焦虑的过度、重复的行为)
2/3/09	开车经过一个骑自行车的人	95	或许我撞伤他了。	在后视镜中检查;回到刚才的地方检查,看是否有事故发生

续表

		"肇事逃逸"每日监控表格(例)		
日期	引发强迫思维的驾驶情境	不适(SUDS值)程度(0~100)	强迫思维(引发焦虑的想法、意象)	强迫行为(可以减轻或者中和焦虑的过度、重复的行为)
2/3/09	变道	75	或许我把别人挤出路去然后引发车祸了。	回到刚才的地方检查,看是否有事故发生,问行人以获得肯定("我是不是撞上别人了?")
2/4/09	开车时经过马路上的隆起	90	或许我从一个人身上开过去了?	掉头,回到颠簸发生的地方——检查看是否有事故、伤害发生的痕迹
2/4/09	从停车位开车出来	85	或许我后轮撞倒了一个孩子。	跳下车来检查是否有人在车后面
2/4/09	听到警车警报声,看到警车开往出事地点。	100	或许是我导致了这场车祸。	检查警方是否有我经过那个路段交通事故的报道
2/5/09	开车时回头	75	可能我刚刚没往前看所以撞上别人了。	在后视镜中确信我没有导致一场车祸
2/6/09	停好车下车	80	或许我伤到别人了——我最好下车确认一下。	在车四周检查,看是否有凹痕和血迹
2/7/09	开车经过有孩子走过的小学校	95	我有可能会导致车祸伤到孩子的。	赶快逃离,避免开车经过学校

步骤 2.制作焦虑/暴露列表

当你记录下很多在开车的时候会引起你痛苦的情形后,用下面的表格按照顺序罗列,从表格底端痛苦最轻的情况到上方痛苦最严重的情况。这里,我们再次提供了一个例子。

罗伯特驾车时焦虑/暴露列表	SUDS 值(0~100)
听到警笛,看到警车赶往事故现场,但不会跟着警车前往事故现场	100
驾车在有孩子行走的学校附近的人行道,不会回头检查	98
驾车经过在居住区街道骑车的人身旁,不会回头检查	95
驾车经过在主街道骑车的人身旁,不会回头检查	90
驾车经过马路上的隆起路段,不会回头检查	85
驾车经过正在课间休息的中学门口,不会回头检查	80
从停车位倒车出来,不会下车检查有没有碰撞伤害	75
停车后从车上下来,不会检查车下有没有人受伤	70
放学后在居住区街道开车时,扭头查看半秒钟	65
在四车道高速公路上开车,扭头查看半秒钟	60
在四车道高速公路上行驶时转换车道	55
放学的时候在居民区街道上听着广播开车,一直眨眼	50
在四车道高速公路上听着广播开车,一直眨眼	45
在居民区街道开车,一直眨眼	40

驾车焦虑/暴露列表	SUDS 值(0~100)
1.	
2.	
3.	
4.	
5.	
6.	
7.	
8.	

步骤 3.制订和实施暴露及反应干预计划

克服和驾车相关的焦虑的关键在于制订一个有效的暴露及反应干预计划：暴露诱发恐惧的驾驶情形，并与控制那些你特别用来平复焦虑的行为相结合，比如：返回现场、检查车辆外部情况以及检查事故报告等。制定暴露策略的时候，不要在同一天的同一地点重复同一个暴露活动，这样会让你检查和肯定自己没有什么事故发生。然而，你应该在同一阶段不同的地点做不同的暴露活动，从在你的焦虑层级底端做起。为了使恢复过程最快，可以在每个阶段尽可能的结合多种不同的诱发情境进行。在你对抗检查冲动的过程中，你越感觉不适，恢复效果就越快。

一旦你在第一阶段的诱发情境中的不适水平值连续三天减少一半的话，就进行你的层级列表中更高层次的情境暴露，并按照这种方式进行，直到你控制了所有的诱发情境，以使你驾车时的整体不适水平值达到 20 或更低。

这是罗伯特肇事逃逸强迫症的想象暴露及反应干预计划，后面是为你准备的一个空白表格。复制空白表格，以便你随后调整你的计划；如果需要，就制订新的计划。

罗伯特肇事逃逸想象暴露及反应干预计划工作表

目标强迫想法：如果我开车撞了人或者造成事故，而我自己又不知道怎么办？

目标强迫行为：开车回到可能发生事故的现场，检查有没有事故发生。

暴露及反应干预计划：第 1 周，从不适水平值为 40～60 的最低层级的行为开始，每天练习暴露活动，不掉转车头或从后视镜中检查来确定没事发生。当我这些行为的不适值降到一半时，完全有希望在一个周内完成，就进行不适水平值为 60～80 的更高层级的行为暴露。按照这个策略持续练习，直到克服我的列表中所有的不适行为。

频率（每天/每周）：每天练习持续 3—4 个周，或者根据情况调整更长时间。

每次暴露大概持续多长时间（分钟/小时）：每个阶段大概一个小时，在每个驾驶阶段中，尽可能糅合我能处理的不同的诱发情境。

SUDS 值：在驾车的任何时候都能达到 20 或者更低。

额外指导：在暴露阶段调整所有位置的后视镜。在暴露阶段不要开车返回或以其他方式返回现场。

罗伯特的计划实施过程

第 1 周（1—3 天）：在居住区街道开车 20 分钟，大约 1 分钟眨眼一次。打开广播，在四车道高速公路上驾驶 20 分钟，大约一分钟眨眼一次。随着广播播放，在一个陌生的社区驾驶 20 分钟，仍然是约一分钟眨眼一次。

第 1 周(4—7 天):下午学校放学的时候,在四车道高速公路上驾驶 20 分钟,每隔几分钟改变车道。在高速公路上继续行驶 20 分钟,每隔几分钟扭头查看半秒钟。然后在居住区行驶 20 分钟,保持每隔几分钟回头一次。

第 2 周(1—3 天):驱车进入有很多商店的区域。开车去不同的商店,持续一个小时。下车后,进入商店停留几分钟。返回车上,倒车继续驶往另一个商店,不去检查车子撞人的迹象。

第 2 周(4—7 天):在课间休息时开车经过当地的几所学校,只进行一次,不去回头检查。在附近寻找一些带有坑洼或其他损坏的路段,开车经过一次,然后不回头检查。找一个公寓大楼或社区使行驶的时候经过减速带。

第 3 周(1—3 天):在孩子们放学到家的下午,花半个小时驾车行驶在大学附近的街道上或者公园里的自行车道上。再花另外半个小时驾车行驶在有很多孩子玩耍的社区,社区还有可能有骑自行车穿行的孩子。

第 3 周(4—7 天):大约放学的时候,开车在学校附近行驶。在我开车经过两个学校时,能够想象自己在骑自行车。我会寻找时机抑制自己的冲动,不去尾随警车。

肇事逃逸想象暴露及反应干预计划表

目标强迫想法:_____

_____

_____

目标强迫行为:_____

_____

_____

暴露及反应干预计划:_____

_____

_____

_____

频率(每天/每周):_____

每次暴露大概持续多长时间(分钟/小时):_____

_____

12

过度责任感:肇事逃逸强迫症

续表

SUDS 值：_____

需要阻止的逃避行为：_____

_____

额外指导：_____

_____

实施计划

第 1 周(1—3 天)：

_____

_____

第 1 周(4—7 天)：

_____

_____

第 2 周(1—3 天)：

_____

_____

第 2 周(4—7 天)：

_____

_____

第 3 周(1—3 天)：

_____

_____

第 3 周(4—7 天)：

_____

_____

步骤 4.运用想象暴露来协助适应过程

由于肇事逃逸强迫症包括对造成将要发生糟糕的事情负责的过度责任感和强迫思想,使用想象暴露来提高实际生活中想象暴露及反应干预练习是一个不错的方法。我们强烈建议您使用这个方法。请翻到第 7 章,查阅想象暴露的全部细节。在第 7 章中,你会发现罗伯特肇事逃逸强迫症想象暴露的例子,这能够帮助你制作自己的叙述方式。一旦你形成了生动、连贯的叙述,根据第 7 章中的指导使用你的叙述进行想象暴露。

对肇事逃逸强迫症进行实际的自我对话

在摆脱肇事逃逸强迫症的过程中,你可能会发现用实际的自我对话来挑战引发焦虑的不实际想法(如果你需要了解此方法,参考第 8 章)。下面是和驾驶相关的强迫症的特殊思想的一些例子,每个都有更多的确切估计。

处理强迫思想和检查冲动的自我对话的策略	
强迫思想	实际的自我对话
如果我不检查,我就不能忍受。	我能抑制检查的强烈冲动。如果我等等,冲动就会自己渐渐消失。
或许我撞了人后开车跑掉,我一定会坐牢的。	这只是强迫症的想法给我的错误信息,这只是一些胡思乱想,看起来像真的,但其实不是。
我不得不屈服于这些想法,然后回去检查。	如果我去检查,我的强迫症将会变得更糟。我现在能做的不是去检查,是改变。

摆脱肇事逃逸强迫症的关键

● 当你为肇事逃逸强迫症实施想象暴露及反应干预时,假设此时你的强迫行为非常严重,检查或者开车回头的意愿会非常强烈。在感觉好之前,你可能感觉非常糟糕。随着不断练习暴露及反应干预,你的冲动会慢慢行为减弱。持之以恒和对抗是关键。

● 使用道具模仿碰撞或碾压过大的物体后的实际感受很有帮助。你可以用 25 磅标准袋装混凝土混合物、沙子或盖土抑或一些零碎东西,用来模仿驾车时的颠簸。为了模仿撞人情境,可以使用商场中加衬垫的人体模型或者卷起一片厚重的地毯。然后再驾车模仿碰撞重型物体的感受时,让一个朋友或者协助人员把人体模型或地毯放置于车下。

● 如果在暴露的时候,检查或其他强迫行为的冲动非常强烈,就先进行在你的焦虑层级中比较低的活动,先把这些焦虑比较轻的活动克服了,然后再尝试更有挑战性的暴露。

● 要防止过度依赖如后视镜这样的安全信号,它能够使你很容易看到车后的物体有没有受到损害。当你按照层级克服焦虑时,拆除后视镜以增加你的不适感觉。一些其他的保护行为包括在限速下驾驶或车里载一位"证人"——你依赖这个人来确定没有事故发生。

过度责任的角色

过度责任是"肇事逃逸"类强迫症重要的组成部分。在这一点上，它跟其他过度责任类型的强迫症——多虑性失调或者检查强迫行为一样，包含有防止他人因自己受到伤害或面临危险。过度责任类强迫症的核心就是一团乌云笼罩在头顶的感觉。这种感觉就是除非一个人时刻警惕、小心，否则任何时刻灾难都有可能发生，生活都毫无疑问地变成一场愧疚和惩罚的灾难秀。

因为开车是将人置于一个未知的、可能带来死亡和事故的机器里面进行的活动，它正是过度责任类强迫症滋生的完美土壤。要想从"肇事逃逸"类强迫症或者其他类型的过度责任类强迫症中获得进展，要求患者完全接受生活与生俱来的一些风险。对生命负责的态度可能会因恐惧和对本不需掌控的东西过度掌控的需要而窒息。只有当放逐这种掌控的欲望，我们才能真正的掌控自己的生活。

给家人和朋友的建议

肇事逃逸强迫症能够影响整个家庭。因为患这种强迫症的人们特别排斥驾驶活动，你或许慢慢的要承担更多的家庭义务。如果你的配偶患了这个症状，你是不是一直要接送孩子上学放学呢？如果你有一个患强迫症的朋友，他会要求你带他去百货商店，或者请求你作为他的乘客帮他确认有无发生可能的驾驶事故。虽然看起来你帮了忙，答应他们的要求只会增强他对驾驶的逃避，帮他维持了强迫症。不断回答这样的问题，如："我撞到东西了吗？"或者"我是不是应该回去查看一下？"通过这些问题你关爱的人可能减少了担忧，但这样只会加重问题，使恢复拖延。在恢复过程中，一如既往的让你关爱的人"坐进驾驶座"，通过给他指示速度来拖延对他的肯定回答。

13.疑病症

人生不是大胆冒险就是一无所获。安全感多半是一种偏信,事实上却根本不存在。

——海伦·凯勒

"健康焦虑症",或者说"疑病症",是一种担忧患有重病的强迫症——尽管医疗专家不断地肯定患者的身体健康,这种偏执想法也会持续存在。下面是疑病症的一些例子。

- 俊不断检查他的淋巴结是否有发肿的迹象。他从书中读到晚期癌症患者的淋巴结发肿表示威胁生命的癌症转移。作为他不断重复检查的结果,他的淋巴结发肿了,然后俊认为这表明他可能患有癌症。
- 莫妮可是一名大学教授,她每天早晨都要花一个小时来检查自己身上反常的痣和伤口。她深信必须检查才能确保自己没有皮肤癌的症状。有时,她会要求自己的朋友来检查她的皮肤,因为她不确信自己能够辨认出可疑的痣。
- 鲍勃的好友最近被诊断为多发性硬化症。现在鲍勃每三个月要进行一次全身检查和神经学检查,以确保自己没有患多发性硬化症。他的医生多次告诉他,没有必要做多次检查,因为他的健康状况非常好。

"精神病学的圣经"——《精神障碍诊断和统计手册》(美国精神病学会,2000)中把疑病症归类为:躯体形式障碍,一种并非生理原因引发的身体不适为特征的心理障碍。然而,许多疑病症患者表现出和强迫症非常相似的症状。他们经受着强迫思想(能够引起焦虑和恐惧的干扰性的讨厌想法),这种情况和担心患有疾病相关联。下面是疑病症中的典型强迫思想。

- 如果我患有尚未诊断出来的致命疾病,或我未来会患有某种可怕的疾病怎么办?
- 如果医生没有查出能够致命疾病的关键迹象怎么办?

疑病症患者也会陷入一些强迫行为(用来减轻自己的焦虑或恐惧的不必要的重复行为)。这些强迫行为被过度的健康忧虑所引发,主要作用就是减轻和这些思想相联系的焦虑或恐惧。下面是疑病症中某些典型强迫行为:

- 重复体检,以查看是否有疾病的迹象。
- 重复询问医生或亲人,以得到没有患疾病的肯定。
- 重复进行医疗咨询或检测,以确认没有疾病。
- 重复在网站上查看多余的医疗信息资源,比如:www.webmd.com,www.healthline.com,或者 www.easydiagnosis.com。

认知行为的视角了解疑病症

让我们通过本书前面讨论的强迫症认知行为模式来了解一下疑病症。这个模式能够帮助你更好地认识强迫症症状是如何持续的,要控制这些症状你能够做哪些努力。

A.诱发事件(这种情况下,通常会运用人体感觉)

↓

B.对诱发事件的危险性的错误认知

↓

C.情绪后果:对错误认知反应出焦虑、疑虑和忧虑

↓

D.缓解仪式:一种减轻恐惧、痛苦或担忧的行为(检查身体,询问别人得到肯定,去做不必要的医疗检查,等等)

在疑病症中,这个过程不断重复,因为这些行为的净效应增加了诱发另一种身体感觉或思想发生的可能性。这种持续性形成一个恶性循环,把患者束缚在担忧和痛苦的模式中,严重影响着患者的正常生活。

A = 诱发事件

该模式从人类的身体是"喧闹的"这一观点出发,即使健康的人每天或每周都会经历瞬间的、温和的、与任何严重疾病不相关但可以解释为症状的身体感觉。下面是一些良性或者说是无害的身体感觉。

- 由于长时间饥饿导致的眩晕、虚弱,或心跳加快。
- 因食用富含碳水化合物的食物而心跳加快。

- 久坐或久站造成胳膊和关节不适。

- 暴饮暴食或消化不良引起的胃痛。

- 在太阳底下暴晒过久引起的头痛。

- 长时间的户外活动造成的肌肉酸疼。

显而易见,"喧闹的"身体会产生各种各样的身体感觉或体验。对于那些没有疑病症的人来说,这一般会引起些微的身体不适或担忧,也会相对容易的消除。

在下面的空白处(或在你的日记中),列出引起你恐惧或担忧的身体感觉。用符号,比如+、++(更严重)和+++(甚至更严重),标出最能造成你恐惧的身体感觉:

_____

_____

_____

_____

B＝错误认知

如果你把一些无害的身体感觉误以为是身体出了严重的状况,问题就产生了。下面是和疑病症相关的错误认知,每类错误认知后面都附有例子:

非黑即白或非善即恶的想法

- 身体不适就是疾病的征兆。

- 身体没有任何不适感觉时,我才确信自己是健康的。

- 身体哪怕有一丝毛病,我都会往最坏处想。

持续不断的怀疑

- 不相信医生,因为他们经常犯错。

- 医生说我很健康,并不意味着我就健康。我的医生或许会弄错。

小题大做

- 我头疼发作,我一定是得了脑瘤。

- 我的背部痛,我一定得了骨癌。

无法忍受不确定性

- 我必须有百分百的证据证明我没病,否则我基本上会认为自己病了。

- 我必须频繁检查我的身体,查看我的健康状况,以便发现重病的迹象。

- 如果我停止考虑我的健康,哪怕是很短时间,事情会变得很危险。

迷信想法

- 如果我告诉自己我很健康，我是在蔑视命运。
- 在我正担心疱疹的时候恰好看到关于疱疹的电视剧，预兆着我可能得了这个病。
- 担忧我的健康会让我保持安全。

情绪推理

- 我的身体一定出现了严重问题，否则我不会感到如此焦虑。

思考一下你对疾病的观念。在下面的空白处（或在你的日记里），列出一些可能造成你对疾病的担心、焦虑和忧虑的错误观念和认知错误。用+、++（更严重）和+++（甚至更严重）的符号来标注最能造成你恐惧的观念和认知：

_____

_____

_____

_____

C＝情绪后果：焦虑、疑虑和忧虑

A（诱发事件）和B（错误认知）诱发了担心、恐惧、疑虑和忧虑的强烈情绪反应，然后像激光一样的专注那些身体症状和感觉。这些担心每天都要耗费大量的精力。

在下面的横线处，列出让你总是专注的"症状"，然后在右边给你忍受折磨的程度标注不适水平值（0~100）。

担扰的"症状"	SUDS 值（0~100）
1.	
2.	
3.	
4.	
5.	
6.	
7.	
8.	

D＝缓解仪式或逃避

当然,你对身体感觉、疾病和健康的错误认知的结果会引起担心、痛苦和忧虑。下面是这些不适行为和强迫行为的普遍表现形式:

寻求健康肯定

- 不断重复询问他人,特别是医生,以肯定你没有患重病。
- 上网查询与疾病相关的信息,以排除你患致命疾病的可能性(疑病网民)。

过度频繁的身体检查

- 检查身体寻找"可疑"迹象;例如,查找身体的痣、进行触诊以检查肝脏或淋巴腺体是否增大,或者是重复吞咽以检查喉癌。
- 坚持不必要的医疗体检和程序。

使用安全信号(用来缓解疾病引起的焦虑的不必要的行为)

- 佩戴不必要的医疗警觉腕带。
- 总是携带一支肾上腺素,以消除对过敏反应的担心。
- 给手机设置医生办公室号码或 120 的快速拨号。
- 购买便携医疗仪器,比如除纤颤器。

逃避和疾病相关的情形

- 逃避医院和"看起来有病的"人。
- 避免接触在街上的流浪者。
- 拒绝献血。
- 不进行标准的或必要的医疗检查。

以上所有做法都是为了减轻恐惧、疑虑和焦虑。然而,有关患有健康焦虑的人的研究得出结论,这些行为的作用并不是缓解了恐惧,而是无意中加强了健康评估和长期健康焦虑(科夫斯基斯 & 沃里克,1986;斯拉夫尼,1987)

在下面的空白处(或在你的日记里),列出让你寻求健康肯定、检查症状或疾病急性、使用安全信号或者逃避与疾病相关联的情形等缓解或强迫行为。

寻求医疗肯定:＿＿＿＿＿＿＿＿＿＿＿＿＿＿＿＿＿＿＿＿＿＿＿＿＿＿＿＿

＿＿＿＿＿＿＿＿＿＿＿＿＿＿＿＿＿＿＿＿＿＿＿＿＿＿＿＿＿＿＿＿＿＿＿＿＿

过度检查疾病迹象:＿＿＿＿＿＿＿＿＿＿＿＿＿＿＿＿＿＿＿＿＿＿＿＿＿＿

＿＿＿＿＿＿＿＿＿＿＿＿＿＿＿＿＿＿＿＿＿＿＿＿＿＿＿＿＿＿＿＿＿＿＿＿＿

使用安全信号：_____

_____

_____

逃避与疾病相关的情形：_____

_____

_____

挑战你的错误观念

分析了你的健康焦虑的构成,那么你可以从克服担忧入手。根据本章开始给出的模式,疑病症的持续部分是因为不能对健康的担忧进行可信服的其他解释。有些人就直接作出灾难性的结论,忽视合理的解释或者对其半信半疑。

下面的工作表将积极地帮你纠正你的观念。首先,你要拿出证据支持或反对一种观点。然后使用自我对话方式来推翻错误观念。复制多份该练习表格,以便你挑战不同的健康顾虑症(你也可以在你的日记里做这个练习)。如果你需要指导,我们已经提供了例子。你可以参阅前面的第 8 章,以获取关于挑战思想和自我对话方法的更多信息。

挑战错误的健康观念(例子)

诱发事件:我头疼严重

错误认知(自觉的不理性的想法):我一定是长了脑瘤

不适程度(不适水平值:0~100):95

对这种评估的真实性你相信多少(0~100%):90

什么类型的认知错误在起作用? (从上面的列单中选择):小题大做,无法忍受不确定性

支持错误观念的证据:我从网上了解到头痛是脑瘤的征兆。我姑妈的侄子就曾经抱怨头痛,最后死于脑瘤。每天都有人因为忽视身体疼痛的信号而死亡。

反对错误观念的证据:我身体完全健康。根据多次体检,医生使我确信我没有得脑瘤。当我忙于照顾孩子的时候,我就不会再去想这个问题了。最关心我的人似乎并不关注这个事情。

真实评估或运用自我对话:我的疼痛可能只是一种紧张引起的疼痛。我最近头疼过多次,以前在处于压力的状况下也会头疼。

你对这种评估的真实性相信多少? (0~100%):70

<table>
<tr><td colspan="1" align="center">**挑战错误的健康观念**</td></tr>
</table>

挑战错误的健康观念

诱发事件：＿＿＿＿＿＿＿＿＿＿＿＿＿＿＿＿＿＿＿＿＿＿＿＿＿＿＿＿＿＿＿＿＿＿

＿＿＿＿＿＿＿＿＿＿＿＿＿＿＿＿＿＿＿＿＿＿＿＿＿＿＿＿＿＿＿＿＿＿＿＿＿＿＿

错误观念（自觉的不理性的想法）：＿＿＿＿＿＿＿＿＿＿＿＿＿＿＿＿＿＿＿＿＿

＿＿＿＿＿＿＿＿＿＿＿＿＿＿＿＿＿＿＿＿＿＿＿＿＿＿＿＿＿＿＿＿＿＿＿＿＿＿＿

不适程度（不适水平值:0～100）：＿＿＿＿＿＿＿＿＿＿＿＿＿＿＿＿＿＿＿＿＿

对这种评估的真实性你相信多少(0～100%)：＿＿＿＿＿＿＿＿＿＿＿＿＿＿＿＿

什么类型的认知错误在起作用？（从上面的列单中选择）：＿＿＿＿＿＿＿＿＿

＿＿＿＿＿＿＿＿＿＿＿＿＿＿＿＿＿＿＿＿＿＿＿＿＿＿＿＿＿＿＿＿＿＿＿＿＿＿＿

＿＿＿＿＿＿＿＿＿＿＿＿＿＿＿＿＿＿＿＿＿＿＿＿＿＿＿＿＿＿＿＿＿＿＿＿＿＿＿

＿＿＿＿＿＿＿＿＿＿＿＿＿＿＿＿＿＿＿＿＿＿＿＿＿＿＿＿＿＿＿＿＿＿＿＿＿＿＿

支持错误观念的证据：＿＿＿＿＿＿＿＿＿＿＿＿＿＿＿＿＿＿＿＿＿＿＿＿＿＿＿

＿＿＿＿＿＿＿＿＿＿＿＿＿＿＿＿＿＿＿＿＿＿＿＿＿＿＿＿＿＿＿＿＿＿＿＿＿＿＿

＿＿＿＿＿＿＿＿＿＿＿＿＿＿＿＿＿＿＿＿＿＿＿＿＿＿＿＿＿＿＿＿＿＿＿＿＿＿＿

反对错误观念的证据：＿＿＿＿＿＿＿＿＿＿＿＿＿＿＿＿＿＿＿＿＿＿＿＿＿＿＿

＿＿＿＿＿＿＿＿＿＿＿＿＿＿＿＿＿＿＿＿＿＿＿＿＿＿＿＿＿＿＿＿＿＿＿＿＿＿＿

＿＿＿＿＿＿＿＿＿＿＿＿＿＿＿＿＿＿＿＿＿＿＿＿＿＿＿＿＿＿＿＿＿＿＿＿＿＿＿

真实评估或运用自我对话：＿＿＿＿＿＿＿＿＿＿＿＿＿＿＿＿＿＿＿＿＿＿＿＿＿

＿＿＿＿＿＿＿＿＿＿＿＿＿＿＿＿＿＿＿＿＿＿＿＿＿＿＿＿＿＿＿＿＿＿＿＿＿＿＿

＿＿＿＿＿＿＿＿＿＿＿＿＿＿＿＿＿＿＿＿＿＿＿＿＿＿＿＿＿＿＿＿＿＿＿＿＿＿＿

你对这种评估的真实性相信多少？（0～100%）：＿＿＿＿＿＿＿＿＿＿＿＿＿＿＿

针对健康焦虑的想象暴露及反应干预

想象暴露和反应干预对健康焦虑症非常有用,因为这个症状具有很强的逃避性和仪式元素因素(维瑟＆伯曼,2001)。回顾第6章,想象暴露及反应干预的关键是故意遭遇能够引起焦虑的情形,让你适应这种情形,最后发现反应的新方式。下面是典型的健康焦虑症的逃避行为。这些是你在假想及反应干预计划中想要解决的几种行为：

躲避癌症

- 避免看死于癌症演员的电影
- 避免书写或阅读连续带有"C—A—N"（译者注："癌症"的英语单词的开头字母）的词

- 避免进入有癌症病房的医院
- 避免接触有关癌症的书籍、电视节目或者电影

躲避艾滋病

- 避免在城市里的"同性恋"居住区附近行走
- 避免接触无家可归的人

躲避疱疹

- 避免使用公共厕所
- 使用完公共厕所后过度洗手
- 过度担忧跟人说话的时候离得太近

逃避对死亡的恐惧

- 看报时跳过有讣告的部分
- 避免开车经过墓地
- 避免参加葬礼或对写遗嘱的讨论

建立焦虑/暴露列表

第 6 章中介绍的实行想象暴露及反应干预的方法在这里同样有效。要提醒的每一天是,自主暴露治疗最好按步骤进行。首先,列出引起你健康焦虑和疑虑的情形的每日清单,包括从中度到极度的焦虑程度。如果你不采取任何强迫行为或使用安全信号就会引起焦虑的情形,根据这种焦虑程度划分不适水平。给每种情形从低到高标注不适水平值。下面是多发性硬化症焦虑的焦虑/暴露列表的例子,后面的空格留给你来填写。

健康焦虑/暴露列表(例子)	SUDS 值(0~100)
不戴手套与多发性硬化患者握手	100
戴手套与多发性硬化患者握手	95
坐在治疗精神失调的病房中的空床上,没有心理障碍	90
不戴手套碰触多发性硬化门诊室门上的标志	85
戴手套碰触多发性硬化门诊室门上的标志	75
不戴手套坐在有多发性硬化病人的候诊室	70
佩戴乳胶防护手套在有多发性硬化病人的候诊室	65
碰触杂志社的多发性硬化患者的照片	60
阅读杂志上关于多发性硬化死亡的文章	50

健康焦虑/暴露列表(例子)	SUDS值(0~100)
1.	
2.	
3.	
4.	
5.	
6.	
7.	
8.	

既然已经制定了你的焦虑/暴露列表,下一步就是独自或在有人帮助的情况下实施暴露训练。对怎样实施想象暴露及反应干预计划,请参考第6章获取更详细的信息。请谨记,要使暴露训练达到最佳效果,不要让自己分散注意力或阻碍体验,做到彻底暴露非常重要。很必要的是,让危险和不确定感尽可能地增强你在任何一种暴露时的焦虑程度。如前所述,大部分人都能处理比他们想象中要多的不适感,所以行动起来吧!

反应干预

暴露很重要,但止于此是不够的。请记住,暴露及反应干预计划包括暴露和反应干预两个内容。因此,你同样需要做大量努力,停止你特别用于减少自己不确定性和焦虑的行为。相关例子有,向医生寻求肯定,上网搜索证据证明你没有验证疾病、过度洗手或消毒、过度检查身体上的疾病的迹象、过度使用如硅胶手套和面具的保护措施。如果把反应干预融入暴露训练对你来说太困难,那么就按照上面例子中的阶段进行,而消除佩戴硅胶手套的安全信号往往是第二步。然而,比如寻求医疗肯定的反应应该一步完成。如果适应不了这个过程,你可以采用循序渐进的方法,尽快彻底消除这些强迫行为。

记住一点,暴露及反应干预的目标不是完全消除对特别容易引起你恐惧的情形的焦虑;而是,改变你对这些情形的危险性的认识,比如从"我对此不能忍受,让自己安全的唯一办法就是躲避让我感到不安的任何事情"到"我能承受未知的不确定性,我不害怕焦虑"。要达到这个目的,需要耐心和坚持。我们建议你每天至少做一种暴露,持续时间从15分钟到一个小时,坚持两到三个周。你可以使用第6章中的"每日暴露训练表"来记录暴露练习,也可以在日记里跟踪记录这个信息。

注意力的影响

疑病症患者往往对他们的身体感觉和症状具有高度的警觉性。对疑病症患者的研究表明,一个人对身体的关注越多,他们对身体感觉就会越紧张(梅凯尼克,1983;潘尼贝克,1980)。此外,持续关注身体感觉可能会增强察觉这些感觉的可能性。我们都经历过当身边的人疼痛、打哈欠或咳嗽时,自己也会有疼痛、打哈欠,或咳嗽的反应。在这种情况下,我们的意识被带向一个我们从前会忽视的感觉。一个典型的例子就是,一个足球运动员过于关注比赛,以至于在赛场上根本不会注意到受伤,比赛完了之后才发现。下面是一些快速实验,可以用来证明集中注意力能够增加你对身体感觉的体验:

- 可以关注指尖的感觉。一直关注直到你注意到指尖的感觉和体验。就好像你注意到你刚才不曾注意到的感觉一样。
- 完全关注你喉咙部位的感觉,注意任何的疼痛感或干涩感。随着你的持续关注,你感到需要咳嗽或清清嗓子。
- 把注意力放到你平时不会关注的一个身体部位,持续关注这个部位几分钟。注意,你对新的部位的关注可能改变了你对关注的身体部位的感觉。

增强注意力的灵活性

疑病症患者经常被建议停止关注让他们担心的身体感觉。这是一个好的建议。然而,正如每个疑病症患者所知,把注意力从引起恐惧的想法和身体感觉上转移非常困难。转移注意力需要灵活性。下面的训练在培养这种灵活性上非常有用。

训练注意力

由英国心理学家阿德里恩·威尔(1997)开发的注意力训练,能够通过转移你的注意力来减少健康焦虑。下面的脚本用来帮助增强你转移注意力的能力。用录音录下你读这个脚本的声音,或者让家人、朋友或治疗师来帮你记录。复述者应该用温和平静的声音,且语速均衡。复述者应该轻敲桌子或在脚本中指示的地方轻轻敲打。你需要在挂有钟表的房间里练习。如果无法实施这种方法,复述者在第三段要换一种环境发声。根据你练习的内容,可能需要再换一种声音,来完成脚本朗读。

现在,我会要求你把眼睛注视在墙上标注的一个点上,保持几秒钟(停顿十秒钟)。做得很好。首先,我想要求你把注意力放在我的声音上。高度注意这个声音,就好像其他声音不重要一样。尝试着把你的全部注意力放在我的声音上。听不到任何其他声音……只关注我发出的声音。

现在,在关注墙上的圆点的同时,用耳朵听我在桌子上敲打的声音。仅仅关注这个敲打声,就好像其他声音不重要一样(停顿),高度注意这个敲打的声音(停顿)。如果你走神了或者被别的声音分散了注意力,要重新把你的注意力放在这一个声音上(停顿)。把全部注意力都放在这个声音上(停顿)。把注意力集中在这个声音上并密切倾听这个声音,过滤掉所有的干扰声音,因为它们现在不重要(停顿)。继续倾听这个敲打声(停顿),并且保持将你所有的注意力集中在这个声音上。如果你发现自己分散了注意力,没关系……慢慢让你自己重新把注意力放在这个声音上。(停顿)

现在,仍然注视着墙上的圆点,注意倾听房间里钟表的嘀嗒声。把你所有的注意力集中在这个声音上(停顿),就好像其他声音不重要。集中注意力在这个声音上,密切关注它,不允许自己分散注意力(停顿),这是最重要的声音,其他声音都无关紧要(停顿)。把所有的注意力都放在这个声音上。如果你的注意力游离了,就重新把注意力放在钟表的嘀嗒声上(停顿)。只把注意力放在这个声音上,倾注你全部的注意力(停顿)。继续密切倾听这个声音,全神贯注地倾听它(停顿)。如果你发现自己注意力分散了,那么,再一次慢慢把自己的注意力转回到这个声音上。

(上面的指导,应该要重复附近的至少三种以上的声音,比如大厅里的人声、外面行车的声音、通风系统的声音、鸟叫声,等等。)

既然你已经区分和专注了不同的声音,我要你在我说出它们的时候在不同的声音之间快速转换(停顿)。首先专注敲打的声音,就好像其他声音不重要一样。把你所有的注意力都集中在这个声音上(停顿)。现在关注通风系统的声音,只专注听这个声音(停顿)上。现在把注意力转向并集中于外面行车的声音。仅仅专注于这个声

13

疑病症

191

音,就好像其他任何声音都无关紧要。……现在(加快速度)把注意力转移到我的声音上(停顿)。现在重新把注意力集中在外面的行车上(停顿);现在回到敲打的声音上(停顿)。现在转到通风系统的声音;现在把注意力集中在敲打的声音……现在回到行车的声音(停顿),现在回到通风系统的声音……现在转移到我的声音上……(等等,一直持续三分钟)。

最后,扩展你的注意力,把它尽可能的变得更加宽广,试着同时吸收在房间里面和外面所有的声音(停顿)。在你听的同时,数声音的数量(停顿)。尝试在同时倾听所有的声音。同时,数数你听到的声音的数量。

到此,训练结束。你同时意识到了多少种声音?

这项训练的目标不是消除你的焦虑,而是帮助你增强你对事物的注意力的控制,因此能够使你对身体症状产生更正确的认识。每天对此进行两次 15 分钟的练习,连续数天。在这个阶段结束的时候,注意你日记中或下面空白处做该练习的日期和时间。此外,给你能够获得的对外界注意力的状态划分程度,从-3~+3,-3 代表完全专注自我,+3 代表完全专注外部环境。

要进一步扩展这个训练,你可以在专注转移注意力的时候创造性的与其他感觉通道相融合。例如,在专注注意力的时候使用多种香味。或者尝试品尝少量不同的食物,或者是用不同程度的顺滑度和粗糙度的织物来体验生理感觉。目标是找到方式来"关注外界"。通过练习,你会大大提高摆脱关注身体健康焦虑和恐惧的束缚。

给家人和朋友的建议

如果你关爱的人正遭受与焦虑相关的身体感觉,认识到他/她正在感受的不适是真实存在的这一点非常重要。不要忽视他们的抱怨,用这样的话应付,如"那只是你的想法"或者"你不可能胃痛,因为检查结果呈阴性。"在一定程度来说,所有的痛苦都"在你的想法中",因为不同的人对相同的痛苦有不同的感知。我们都有独特的神经系统通路和神经过滤器,借此感知到"疼痛"的感觉。因此,不要忽视你关爱的人的不适很重要,因为尚未发现医学原因。

不要忽视、抱怨的同时,给予他们过度的关注,这并不是好的做法。可能有时候你关爱的人会要求你帮他们检查身体(例如,检查皮肤癌的迹象)或者是寻求医疗护理。与你关爱的人讨论,来共同商定一个合理的反应。下面是关于你如何回应以后的要求的例子:

- 你告诉我不要再检查身上的点点了,那么我就不检查了。
- 你必须来决定是否咨询医生。如果我滋生了你的恐惧就不好了。
- 我知道你胃痛。但能不能先帮我收拾一下碗筷,然后我们再来做一些事情(例如:去体育馆、散步、打牌、给祖母打电话)。

你或许通过前面的脚本叙述帮助你关爱的人做了注意力练习。随着参与你关爱的人更有技巧的"感知外界"的练习,你可以创造性地建议更加多样的、不同的声音,品尝食物、闻气味或者触摸纹理。把这当成一个游戏,看你在这一天能够专注多少种不同的声音!你会发现这个简单甚至有趣的有目的地转移注意力的练习,在减轻你对身体症状和由此伴随的恐惧和担忧上能发挥很大的作用。

14.收藏型强迫症

凭着坚持,蜗牛最终到达了方舟。

——查尔斯·哈登·司布真

强迫收藏行为是被广泛认可的强迫症症状之一。它是指对某些无用的、价值有限的东西的占有,或者无法丢弃的现象(Frost 和 Gross,1993)。尽管每个人可能都了解人们口中的"收藏鼠"或者"慢性收藏家",但患有收藏型强迫症的人却因为他们收藏物品的总量和他们对那些看上去明显无用的东西的强烈的情感关系而区别于上述两类人。收藏的对象可以是任何东西,但是大多数都是报纸、衣服、食物、书籍、论文、垃圾邮件或旧家电,等等。一个患有此类强迫症的患者将自己的公寓比作居于"垃圾桶"和"行李箱"之间的东西(Greist 和 Jefferson,1995)。

此类患者会过度看重他们收藏物品的价值,因而对这些物品产生了过度强烈的情感联系,从而让他们无法丢弃这些东西。通常的原理是这样的,"万一我以后还会用到它呢? 我最好还是别把它丢了"。然后这些东西就堆到天花板那么高,只给人留下一点点通过的空间。在收藏型强迫症患者凌乱的房间里面穿行是非常有挑战性的。

收藏型强迫症患者,据预测,占到所有强迫症患者的18%~31%(Damecour 和 Charron,1998;Frost 和 Steketee,1998),第一次出现症状大多是在患者 20 岁出头的时候(Greenberg,1987)。目前还未发现此类患者有什么性别特征。尽管关于收藏型强迫症的病因已经有了许多理论,但过去几年中,心理学家已经得到这样的理论:强迫收藏行为是由迫切争取对环境完全掌控的完美主义者中发展而来的(Salzman,1973)。

收藏强迫行为的患者尤其抵触改变他们的行为。他们倾向于忽视这种行为给他们自己、他人带来的影响,而情愿将这种收藏行为视为控制他们生活的必需。家庭成员想要丢弃他们收藏的企图常常会遇到他们强烈的愤怒和暴力的威胁。只有当家人实在无法忍受或者当威胁健康的东西出现引发紧急状况时，他们才可能花费工夫将杂乱的收藏物挪开。如果这种移动无法避免，他们可能又在新的环境下继续这种收藏爱好。

下面是患有收藏型强迫症患者的五个特征（Frost & Steketee,1998）。

犹豫不决

日常生活的简单决定，从早上穿什么衣服、晚上吃什么饭到去哪里度假，对强迫收藏者来说，都是非常困难的。这种犹豫不决看上去似乎与害怕犯错误的完美主义倾向相关。因此，收藏东西，可能就成为逃避做出错误的、日后会后悔的决定的办法。如果每个物品，就算是看上去完全没用的东西都被收藏好了，那日后就肯定不会有因为找不到它或把它丢掉的后悔和痛苦了。

分类障碍

强迫收藏者很难对事物进行合理分类，对有用的加以有效利用，没用的直接丢掉。每个东西都和其他东西一样重要，一样有用。包口香糖的纸和最近收到的传真回信对他们来说一样重要。由于他们没有能力区分真正有价值的东西和没有价值的东西，那么关于收藏还是丢掉的决定过程就变得非常复杂了。

与记忆相关的观念

尽管我们没有多少客观证据证明此类患者有记忆问题，但是他们很典型地表现出对自己记忆的强迫性依赖。他们害怕自己的错误记忆会让自己没办法接触到所有的收藏。这种对个人记忆的信任缺乏，使他们产生了强迫性的收藏行为，不愿意将东西放到自己视线以外的地方。他们担心一旦看不到这个东西，它就一定会被忘掉。因此，在他们家里，很多没用的东西都在视野以内，随处可见。直到最后，家变得非常凌乱。

与物品之间过度的情感联系

强迫收藏者将他们收藏的物品视为自己的一部分。和非收藏型强迫症患者相比，他们给物体附加了太多的情感，并且发现收藏的东西给他们带来很大程度上的情感舒适（Frost 和 Gross,1993）。物品给他们带来的极大愉悦还导致了过度购买的明显倾向，也就是"购物成瘾"行为。

对物品所有权的掌控

收藏型强迫症患者都有一种过分夸张的欲望，他们要完全能够控制自己所收藏的物品,保护它们远离损害和不负责任的应用。因此,当这些收藏品被除了他/她自己之外的人触摸或移动时,他们会感到非常强烈的不适,或者甚至觉得自己被侵犯了。

收藏型强迫症患者的自主自助项目

对有些人来说,收藏是他们强迫症的主要症状。这种行为已经严重到干扰了平时健康正常的生活水平。而更为常见的是,收藏只是另外一种强迫症状而已。对于这两种情况,下面的自主自助项目都会帮助你摆脱收藏行为。

步骤 1.建立一个你愿意实现的现实目标

收藏型强迫症患者经常会觉得不堪重负,因此抗拒把收藏物品从家里清除出去这个目标。如果你也这么觉得,不要想着你要试图把自己所有的收藏都清除出去,而是从较小的、较实际的目标开始——从而变得不那么犹豫不决,生活的空间也变得稍稍有序,不那么凌乱拥挤。

步骤 2.对收藏问题进行一个评估

通过回答下列问题来对你的收藏强迫症有一个更好的理解(感谢 Frost 和 Steketee,1998):

房子被弄得有多乱? 哪些房间被收藏物堆积起来了? _____

这个问题引起你和家人多大程度的不适? _____

你如何描绘房间凌乱问题的严重程度? (非常糟糕、有些糟糕、不太糟糕?)

_____

你收藏何种类型的物品? _____

对每种不同类型的物品,你的收藏理由是什么呢? _____

对于收藏的物品,你家里是否有什么放置规律呢? 如何决定什么样的东西放在什么地方呢? _____

这个问题怎样影响了你和你家人的关系? _____

步骤 3.给所有的积累行为设定一个"延期偿付"

在进行自主自助项目期间,暂时停止你所有的积累物品行为,除了家庭所必需的最重要的东西。这会使你较快见到成效,引导你获得控制收藏行为的较大成功。

步骤 4.为你的家设计一个放置计划

利用下面的表格,将你家中有的空间都列出来,包括厨房、餐厅、起居室、橱柜、卫生间、车库等。写下目前所有的空间是如何使用的。然后,估计一下大概有多少可用空间已经被堆满了。在第四栏,写出你对该区域功能利用的目标(比如说,娱乐客人、看电视、吃饭等)。然后写下你在该空间内允许堆积物品程度的目标。要肯定在这个计划里包含了储物的空间。

放置计划				
家庭室内空间	目前是如何利用的	堆积程度(占可用空间的百分比)	使用目标	
			功能	堆积程度(百分比)
起居室				
厨房				
餐厅				
家庭房				
主卧				
客卧1				
客卧2				
客卧3				
客卧4				
走廊				
橱柜—主卧				
橱柜—客卧1				
橱柜—客卧2				
橱柜—客卧3				
橱柜—走廊				
卫生间				

步骤 5.决定从哪里开始

从哪里开始的决定通常是最难做的。选择从一个还未被堆积的区域开始会给你提供很强烈的满足感,比如说,厨房桌子、走廊或者起居室的角落。这些是开始的最佳地方。另外一种开始的方法就是从一个小区域内你拥有很多的一种类型的东西入手,比如书、衣物或者各种报纸等,先只从这类东西入手开始工作。因为给一大堆类似的东西分类、储存相对容易一些,这个工作会进行得很快,并且能让你更快获得满足感。

步骤 6.建立一些放置、储存、丢弃物品的简单规则，并加以坚持

将三个大的空箱子放在你即将开始清理的区域。给其中一个贴上"储存"的标签，第二个贴上"出售"或者"捐赠"，第三个贴上"丢弃"。清理堆积物使房间整洁的一个很有帮助的规则（Frost 和 Steketee，1998）就是 OHIO 规则：每样物品只摸一次的原则（Only Handle It Once）。也就是说，一旦一个东西被摸了或者被拿起来，就一定不能把它又放回原来那一堆里面，一定要把它放到三个箱子中的一个里面。

因为丢弃行为可能会引发最大程度的焦虑，那么从引发较低程度焦虑的物品开始进行丢弃。当你丢某个特定区域内东西时，用 SUDS 值来为你的不适感觉评分。首先，丢弃引发较低 SUDS 值（如 0~40）的东西，然后继续开始丢弃 SUDS 值在 40~80 的东西。最后再来丢掉那些 SUDS 值在 80~100 的东西。如果丢某样东西的时候有太多难受和焦虑的感觉，那么将它放入"储存"箱内，不过一定保证有地方放置"储存"箱。

为"丢弃"箱建立以下规则是非常有帮助的：如果目前该物品没有什么特殊的用途——如摆放展览之类的，或者你在随后六个月内看不到它可能的用途，那么就把它丢掉吧。只保留那些你知道在你家里有明确用途或者功能的东西。

或许你会因为对犯错的恐惧而对此变得特别麻木。可能你觉得会错误地丢掉日后可能会有用的东西。问问你自己，"如果我再也看不到这个东西了，可能发生的最糟糕的事情是什么呢？"比较有可能的是，在你最初的不适感之后，你会忘记自己丢掉了这个东西。将你"觉得"会有用的东西和你确定知道在随后六个月内一定会有明确用途的东西区分开来。如果依照你"觉得"某天可能会用到这个东西的想法来决定的话，只会使你的收藏问题永远持续下来。按照事实来做出决定才是有益的变化。记住这句话，"一有怀疑，马上丢弃。"

记住，你的目标是不要将可用空间变成展示过去回忆的"博物馆"。如果你对某个物体有着特殊的情感，而这个物品又占用了很大的空间，或者你根本找不到放它的地方，考虑把它卖了或者捐了。捐献出去会给你这样的满足感：知道会有其他人像你一样喜欢它、使用它。如果这个东西对任何人都是没有用的，除了你自己，要意识到，放开它并不等同于将它从你的记忆里面抹去，回忆仍在那儿。要知道，就是这些根本不需要的东西导致了凌乱的房间。

步骤 7.调解你的节奏

过犹不及。这是一场马拉松，而不是短跑。不要让自己精疲力竭。调解

自己的节奏。试试"30∶30体制"：首先，明确你想要开始工作的小区域，比如说沙发座位、房间的角落，或者厨房桌子。用厨房的定时器定时 30 分钟，然后在这个区域内工作 30 分钟。时间快到的时候，在下个 30 分钟做些让你愉快和放松的事情，玩电脑、十字绣、和孩子们玩或者喝杯咖啡，或者读一篇你一直想读的杂志、文章，等等。

然后，重新设定计时器，再整理东西 30 分钟。用这种方法继续，一直到这个地方被整理好。你的"一下开始，一下结束"的时间模式可以不是 30∶30，而是任何对你最有作用的时间模式，比如 15∶15，5∶5，5∶30，等等。每天都这样练习，但是每几天休息一天，这样你就可以边练习边期待一个休息的时间。当你处理完一个大障碍的时候，奖励自己一下。

步骤 8.当一个区域清理完以后，决定如何合理利用这个区域

这个空间是被用来工作？放松？睡觉？休闲娱乐？储藏东西？装修？开始为该区域的目标工作做准备。如果你现在无法决定，那么推迟做决定的时间，直到你脑中有如何利用这个空间的一个清晰的概念。但是要注意，一定不要再把这个地方弄乱了。如果你被弄乱这个地方的念头所诱惑，那么为这个区域建立一个"不弄乱"规则，并坚持它。

突破的关键

1.关于储存、丢弃和放置的所有决定必须都由收藏型强迫症的患者做出。家庭成员让患者学着做出自己应该做出的决定是非常有帮助的。帮助患者做决定是丝毫没有帮助的。

2.家庭成员的参与只能在患者邀请他们参与的情况下发生。

3.在每个清理阶段，集中注意力于一小块地方。在你完成该区域之前，一定不要开始进入另外一个地方。通过这种办法你更容易看到自己努力的积极成效。

4.在清理时放一些令人觉得心旷神怡的、愉悦的音乐。它会让人感觉这个工作进行得很快。

5.严重的收藏行为可能会与除了强迫症之外的许多神经学/精神病学的疾病相关（Damecour 和 Charron,1998）。如果你无法通过自主自助项目获得进展，到一名合格的神经学医师或精神病学家那里做一个详细的检查和评估。然后，针对你的收藏行为，寻找出合适的帮助办法。

14

收藏型强迫症

清理会帮助你最大化利用可用生活空间

设立一个实际的目标，然后挑战自己，每天前进一小步。丢弃东西让你觉得焦虑，但是你会发现，随着时间的流逝，焦虑和沮丧会慢慢减少。当你第一次发现你要用到自己已经丢掉的东西但它却很容易被替代时，你的自信慢慢增加。当你在与收藏的斗争中获得进展时，你获得的奖励就是得到更多的享受生活的空间。当你知道其他人正在使用你放在架子上的东西时，你会觉得自己的劳动收获了更多的回报。

给家人和朋友的建议

所有关于收藏、丢弃和整理的决定都只能留给收藏强迫症患者来做。让你关爱的人来做这些决定，你会起到最佳的帮助效果。家人最多只能通过被收藏症患者的邀请来参与。

你会对他们的速度赶到沮丧，有时会觉得很难理解为什么丢掉那些看起来没有用的东西那么难？请记住，你关爱的人也经常不能理解收藏强迫症的意义。把它当作你们共同面对的一场战斗。你关爱的人在前线，你是后援支持，被当要求时准备好提供帮助。准备好帮助分类、参观旧货商店、进行旧货出售、大笑、哭泣，但仅仅在被要求的时候才这么做。相比你参与其中去分类和丢弃，这个任何可能更加有难度。然而，这个方法能够缓解你和你关爱的人之间的紧张，让其获得缓慢而稳定的进步。

15.前进两步,后退一步:长久保持你的斗争成果

我通过艰难困苦而学到的东西之一就是沮丧是毫无用处的。保持忙碌和乐观的生活方式可以帮助你重建对自己的信心。

——露西尔·鲍尔

在你进行自主自助项目时,会有比较好过的日子,也会有不怎么好过的日子。随着时间的推移,好日子的时间越来越长。但是坏日子该怎么办呢? 那些无论你做什么努力都徘徊不去的顽固强迫症状,又该怎么办呢?

这没用:常见的问题

当你发现自己的强迫症状没有什么进步时,下面是可供发掘的几个问题:

过度重视的思想

你是不是在大多数时间都认为自己的强迫思想是理智的呢? 你是不是真的认为自己的强迫行为对阻止厄运或悲剧发生有必要? 如果答案是肯定的,那么你就给自己的强迫思想和行为附加了太多的重要性。这些就是"过度重视的思想"。它们揭示了强迫症带来的较高程度的损伤和危害,预示着患者对认知行为疗法更糟糕的反应。脱离这些错误观念的控制,哪怕只有一点,也会给你的进步历程带来不同。在下面的空白处,列出你现在仍然有的错误观念,然后再回到第8章重新应对它们。

_____

_____

_____

_____

_____

强迫行为悄然前进

强迫症有时非常鬼祟,可能在顽固的坚持中重新侵入你的生活。有时人们为了适应自己的强迫症,用一个新的强迫行为取代了之前的旧行为。或者他们通过提高行为速度或者改变行为方法等方式来改变自己的强迫行为。新的强迫行为可能没有旧的那么明显。你不再第二次检查房门锁了没有,相反,你可能会弹着门,扭着门把手,或者在关门时候非常小心地盯着门。或者你会避免自己检查房门,而让自己的配偶去检查。虽然减短或者改变强迫行为是减轻它们对你日常生活影响的一种办法,但是要注意,即便是困扰非常微小的强迫行为都有日后变强变大变得更具毁灭性的可能。在新的、小的强迫行为发展成大的之前一定要抓住它们。在下面的空格里,列出你现在仍然在进行的替代性的强迫行为。那些可能在日后给你带来较大问题的行为应该被加到你自主自助治疗计划的症状列表里面。

_____

_____

_____

_____

保护性质的分心或者阻塞

你可能会使自己分心或者阻碍暴露练习的全部影响,这样你就不会感觉到不适。这种现象是非常不利的。在进行暴露练习的时候,尽可能试着将暴露练习最恐惧的后果生动地留续在你的脑海中。一定要肯定"你允许焦虑上升"的想法,然后等待着它自动下降。不要坚持认为焦虑一定会神奇地消失——因为这是最肯定的鼓励它留下来的做法。

假想你好像在海边,这样来控制焦虑。想象一下,自己的影子正倒映入水中,远处可以看到巨浪迎面而来。它看上去很恐怖,你很想马上掉头逃离海边——浪那么高那么大。但是你决定待着不动,闯过它。当浪花向你前进的时候,你可以感受到自己的忐忑不安。现在,你有两种办法来应对这个巨浪。你可以紧张起来,抱紧臂膀,然后身体紧张结实,就像身负重担。如果你是这样做的,那么当浪花击中你的时候,它肯定会猛地撞在你身上,把你撞倒,然后让你旋转,头晕目眩。而更好的应对方法则是放松肌肉,让身体轻松。张开双臂,当浪过来的时候,允许它将你从地面上冲起。然后当它经过后,轻轻地落地,双脚牢固地站在地面上。以能够让你顺利度过焦虑时刻的方式来应用这个隐喻。焦虑常常只是过境。你允许焦虑多大程度破坏你生活中的任何时刻完全是由你自己决定。列出在进行暴露及反应干预过程中你可以使自己分心、抵抗或者阻塞焦虑的办法。

_____

_____

_____

_____

_____

逃　避

　　一定要警惕逃避的各种顽固形式。在完成自主自助项目之后,你是否还会避免接触那些其他人根本不认为危险的东西? 你是不是不出门以避免自己不得不面对锁门的情境? 你是不是仍然避免待在孩子周围? 是不是依然因为害怕自己撞伤人而逃避在小学附近开车? 要记得这些因与强迫症相关而被逃避的情境就像是导火索一样,一旦你因为生活转折而遭遇更大压力,它们就会点燃更为严重的强迫症状。在康复道路上走向下一步,需要更高程度的勇气——做任何强迫症大脑大喊着让你不要做某事的勇气。你必须忽视那些"错误的警告",并且避免有逃避意图的行为。将这类逃避行为和其他强迫行为同样对待——对其进行更进一步的暴露和反应干预。在下面的空白处列出你仍然在逃避的一些情境。把这个列表当作是一个提示,提醒你暴露和反应干预还有哪些内容没有进行。

_____

_____

_____

_____

尽量降低强迫行为的重要性

- "那其实不是强迫行为。"
- "我可以随时想停就停。"
- "我只是不认为自己需要停止做这件事而已。"

强迫行为就是强迫行为。在你开始"袭击"主要的强迫行为之前，首先要记得对抗较小的强迫行为。你可能就因为自己部分的进步而感到满意。或许你已经清除了主要的问题，现在你觉得是时候停止自主自助项目了。但是，别这么做。这将会增加你下一次崩溃更加严重的可能性。如果你还没有突破主要的强迫行为，那么现在先突破小的强迫行为的机会是非常重要的。

否认："或许这不是强迫症。"

强迫症最常见的一个陷阱就是这个观念："可能这次不是因为我的强迫症。"这种想法总是出现在你取得很大进展，却因为没有进行强迫行为引发纠缠困扰的想法而碰壁，然后你或你爱的人都会因为你的"粗心"受到惩罚。你会发现自己对最先导致强迫行为的所有不理智、有偏见的灾难性想法毫无抵抗之力。这类观点有下面几种：

- "我已经在很多次不洗手的时候躲过了艾滋病这枚子弹，或许这一次，摸了门把手之后不洗手，我就会死于艾滋病。"
- "只是因为这一次，我没有不做脑子里的那些坏念头，我爱的人就会因此受到伤害。我已经通过不做强迫症试探过命运了，现在，我的时间到了。"
- "就是因为我没有做那个额外的检查，我就会为这轻率的态度付出代价，会死于某种可怕的疾病。"
- "我只是没有再多检查炉火一遍，而命运终究会因为这一次的粗心而惩罚我，导致很恐怖的事故。"
- "或许，就是这一次，脑子里出现了伤害我爱的人的想法，而我真的把它付诸实践了。我就是那成千上百个不符合标准形象的案例之一。"

难怪强迫症被称为"怀疑的疾病"！别被这种思想愚弄了。这只是强迫症想把你拉回到它的掌控之中。现在不要放松！继续对那些引发情境进行反应干预。

正义的否认，或者"殉道情结"

这种类型的否认是一种自我欺骗的形式。它能使强迫症患者通过"我这样做是为了所有人好"这种观念而对自己、他人理智化自己的强迫症状，从而拒绝做出改变。它保护强迫症患者逃避了因为强迫症而给自己和身边的人带来的痛苦影响。不知不觉地，强迫症就会变成一个骄傲的来源，给他们一种独特、高高在上的优越感。他们的逻辑是这样的："我是多么的优秀、多么的高尚啊。我很开心地通过不停地做强迫行为（清洁、数数、检查等）而贡献了自己的生活，这就是我为了保护那些我爱的人免受危险和伤害而付出的小小代价而已。至今我身边的人都没有死去或者遭遇痛苦，因此我必须一直正确地做这些事。"

你需要合适的药物治疗来向前更进一步

如果你发现在花费很大的精力进行暴露及反应干预之后仍然因为强迫症而无法正常生活，可能这就是你考虑药物治疗或者要求医生改变目前药物计划的时候了。和你的医生讨论一下改变药物或者剂量的可能性，或者探讨一下你目前正在进行的药物治疗。现在又出现了很多比较新的可以较大程度减轻强迫症状严重程度的药物治疗策略。

许多患者都害怕进行药物治疗。这种恐惧可能来自于过度的缺乏信心、药物副作用而引起的负面经历或者某个特别的医生等。也可能只是我们之前提到过的"要是……"的思维方式。

● "要是药物没有作用怎么办？"（如果一个药物没用，那么另外一个新的药物可能就有用了。）

● "要是我余生都要吃这个药那该怎么办？"（如果它能帮你从强迫症那里获得较大自由，是个不错的买卖。）

● "要是我上瘾了怎么办？"（治疗强迫症的药物是不会上瘾的。你可以在任何自己或者医生觉得适合停药的时机停药。为了避免副作用，很多人在停药前都会要求逐渐减少剂量。）

● "如果我吃药治病却没有找到病根，那该怎么办？"（没关系的，强迫症的病根至今还没人知道，而且服药会让你在探究病根的过程中舒服很多的。）

别放弃。抓住机会，不断尝试。用从本书中获得的所有知识去找一个合格的医生，然后帮助你找到合适的药物。这么做是值得的。

家庭问题

家庭矛盾、压抑以及分裂的发生会给你的进步过程带来严重的干扰。经济上的压力和不稳定会颠覆最有成效的治疗。讽刺的是，家庭成员对自己造成的破坏可能是完全无意识的。记住，当强迫症患者好些的时候，曾经围绕着强迫症组织起来的家庭要重新组织起来。比如，你和你的家人会发现每天做强迫行为的时间空出来之后你们有了大把的剩余时间。那么现在怎么办呢？很多家庭都会因为强迫症康复所带来的自由而兴高采烈。然而，也有因为患者从强迫症中康复，使得家人感觉不再被需要而开始讨厌患者的例子。

你们应该一起重新在家庭内部建立一种新的、不依赖于强迫症状的生活秩序。阅读第 17 章，帮助你和家人更有效地应对强迫症。如果状况没有持续改变，你可能需要向一位了解强迫症的医生寻求家庭疗法。

缺乏社会支持

通常情况下，患有强迫症所感受到的沮丧和孤立会在很大程度上干扰你利用自主自助项目获得进步的进程。你似乎很难在生活中找到理解这一切的人。这也就是为什么参加强迫症互助小组的非常重要的原因了。当你可以和有同样问题的人公开分享你每天跟疾病的斗争经历和内心的挣扎时，互助小组的接受和理解会在你的康复过程中起到很大的作用。许多互助小组也会接受患者的直系亲属。因此，互助小组在帮助整个家庭适应强迫症存在方面提供了很有价值的资源。第 18 章中会提供一些如何找到互助小组的信息。如果在你居住的区域找不到互助小组，考虑自己建立一个。可以在美国焦虑症协会那里找到建立互助小组的指南。

缺乏动力

突破强迫症的控制是一项艰苦卓绝的工作，需要花费时间。有时你会发现自己的动力慢慢减少了。这里有个好的窍门：在下面的空格里，写下如果没有强迫症，你的生活（家庭生活、人际关系和工作事业）会有多么不同、多么美好的几条提示。一定要很具体。然后，将这些提醒写在小纸条上，再把它们贴在你家里许多地方，比如说冰箱门上，浴室镜子上等。当你的热情消退要放弃的时候，读读你写下来的这些东西。它们会提供非常快的效果，让你重新鼓足勇气，坚持走在与强迫症斗争的道路上。

另外,还有一个小窍门。写一段短的、5~10分钟的自我激励型的叙述,然后把它录在磁带里面。下面是制作这种自我激励型磁带的指南。用你的症状和情境来填空。然后,将它作为一个完整的叙述读一遍,使用很多表达方式,让它听起来足够可信。你可能会想让你的配偶、父母或者医师帮你把它录下来,使它足够可信。或者你会想要用自己的声音来录这个磁带。选择都是你的。

_____

_____

_____

_____

"你好,_____。我是_____。我(你)患有强迫症已经_____年(月)了。我(你)的问题是_____(清洗、检查、重复、排序、困扰想法等)。这个问题已经让我(你)无法自由自在生活了。它已经在下面几个方面影响了我(你)的生活:_____

_____

_____

(列举出强迫症给你家庭和工作领域、生活目标、期望和梦想等方面带来的负面影响)。尽管无论是我(你)还是他人都不能对我(你)有强迫症这个事实而负责,但是我(你)自己却有责任采取任何可能的办法去克服它。我(你)已经到达了这个点,也就是我(你)再也不愿意在生活中忍受强迫症症状了。我(你)愿意实现这样的生活,强迫症只是其中一个小的、不重要的不便而已。

为了实现这一点,我(你)必须改变自己的态度:从绝望挫败变成充满希望和可能的。我(你)不愿再带着强迫症躲藏在屈辱黑暗的角落。我(你)是一个完整的人。我(你)有很多优秀的品质。我(你)是_____

_____

(列举至少五条你自己的优秀品质或者长处)。

_____

_____

_____

_____

我（你）的强迫症状并不等同于我（你）本身的想法。

尽管大多数时候都会觉得是自己单独和疾病呆在一起，我（你）现在意识到我（你）并不孤独。至少都有上千人理解我（你）所经历的痛苦。我（你）可以从这些人里面寻求帮助和理解。对那些不能理解的人，我（你）要忽视那些愤怒、讥笑和否定。我（你）必须学会忍耐。有了适当的信息、接受了适当的教育之后，有一天会有很多人理解强迫症是什么，一次一个。我（你）必须放弃这样的坚持：坚持认为整个世界都要为我（你）改变。我（你）可以通过改变自己，改变我（你）的态度，改变我（你）的强迫症来促进世界的改变。

要想过上不被强迫症干扰的生活，我（你）必须将态度由不信任改变为信任。尽管之前失望过、沮丧过，我（你）都要将这个记录擦去。我（你）必须将信任放在可能帮我（你）面对之前恐惧的东西，帮助我（你）向着康复的曙光前进的医生、专家、小组或者个人身上。尽管这很恐怖，我（你）已经做好准备，愿意付出一切代价。我（你）愿意为此奉献全身心。

我（你）愿意将药物治疗进行到底：愿意每天严格按照医生的叮嘱服药。我（你）已经做好过上干净的生活，不滥用那些可能给我脆弱的脑部化学平衡带来负面影响的药物的准备。

我（你）愿意用认知行为疗法的原则每天对抗我（你）的恐惧。我（你）正在为识别有逻辑的大脑和强迫症影响的大脑而付出努力。我（你）意识到强迫症大脑给出的不理智的信息是错误的，强迫行为也只是浪费时间。强迫想法只是一些"妖魔鬼怪"，一部低劣的 B 级电影——可能有段时间看着真实，实际上却不是。

如果我（你）被强迫症所愚弄，对那些意象和信息作出应对，好像它们就像真的一样，那么强迫症就胜利了，它会获得对我（你）越来越强大的控制力量。只有当我（你）抵抗住强迫冲动的强大磁力，我（你）才会获胜。尽管它给你带来的很大的不适，但如果我（你）就这样不屈服地等着，坚持忍受着这段不适感觉，这种冲动最终会自己消失的。我（你）现在愿意跟这头怪物打这场仗并赢得胜利。我（你）是那么讨厌强迫症，康复的愿望又是那么强烈，愿意搭上一切东西来忍受强迫行为的冲动。每一天我（你）都获得力量和勇气，来对强迫症发起反击。

使情况更为复杂的疾病

抑郁、其他焦虑症、注意力缺陷（ADD）、图特雷氏综合症、身体变形障碍

（BDD）、拔毛癣、饮食失调和物质滥用等疾病，只是少数会使强迫症治疗情况更加复杂的病症之一。第16章有关于这个问题的论述。在从合格的心理健康专家那里获得精确的医学诊断的时候（在开始进行自主自助项目之前重要的第一步），还可以判断是否有使康复过程复杂化的其他情况存在。一旦明确这些情况后，可以根据你的特殊情况为你量身设计一个治疗/帮助计划。

药物或酒精滥用

过度使用这些物质使强迫症的治疗过程大大复杂。通过自己进行药物治疗来减轻强迫症引发的焦虑症状，这很好。但是，除了会导致药物交替作用、不良药物副作用、中毒反应、非法使用药物和酒精之外，这种做法还会中和医生开的药物的疗效。由于非法药物或酒精和抗强迫症媒介药物的混合会带来健康风险，所以明显的第一步就是接受由专门进行精神疾病双重诊断的心理健康专家进行的解毒治疗。一旦这些状况在控制之下时，你就有更大可能获得对抗强迫症的胜利。

控制病情反复，防止再次回落

要预料到情况反复，并且意识到状况会有回落——尤其是取得进步的时刻。这两者之间有什么不同呢？不同非常之多！情况反复常伴随着一个相对程度较轻的强迫症状的猖獗，持续时间很短暂，而且大多数是在短期生活压力或者出现转折的时期出现。结婚、离婚、换工作、生孩子、搬到新的地方或社区、家人生病——无论是高兴的还是不高兴的事件，都会同强迫症康复过程中小小的反复关联起来。这是非常正常的，并且应该将其视为强迫症状正常的增长和回落而有所预测。当外界情境化的压力逐渐消退之后，你之前的康复应该是非常完整没有损失的。

回落，则是一个更少见的、严重的回归到治疗之前症状程度的现象。它常常与一些巨大的生活压力源或社会支持的崩塌联系起来，再加上许多额外的因素，如药物或酒精滥用，或者最常见的，停止之前的药物治疗。当你面临反复或者回落等情况的时候，越早学会阻止或控制它们的办法越好。下面的几条建议可以帮到你：

1.几个星期或者几个月之后，你可能会感觉你做到了。你甚至会觉得自己已经康复了。千万别被欺骗了。强迫症是非常狡猾且顽固的。当你感觉最好的时候，它会给你狡猾的一击。事实上，我们认为没有经历且成功通过"反复"的康复只是部分康复而已。成功控制情况回落是一项可以帮助你一生的技巧。

2.即便当你进展顺利的时候,你都会偶尔遇到焦虑的袭击。不要被它吓到,要意识到这是很正常的。试试下面的比喻,将与强迫症相关的不适视为不欢迎的客人。

> 这个客人总认为他可以在任何时候来造访你家,尤其在你最没有准备的时候,或者最不方便的时候。他高大又丑陋,身上散发着臭味,而且又吓人,让人生畏,还比你高壮很多。他来了以后,扑通一下倒在起居室里,把臭哄哄的鞋子脱掉,看你的电视,并且吃光所有的食物,读你的杂志,占据了很多宝贵的时间。在你招待他之前,他会把你吓得灵魂出窍。你愿意付出一切代价把他赶出去。他的拜访会让你觉得非常痛苦甚至恐惧。你对他大吼大叫,挥舞着拳头,在地板上跺脚,每一分钟都让你度日如年,直到他自己决定离开。然后你就生活在对他再次拜访的持续恐惧和压抑中。你的所有"起义"都只会让他在你家里待的时间再长一点,更加不屈不挠地在你家起居室撒野。你想要赶走他的愿望,恰恰是让他获得更大力量的养分。

> 现在,在你接受了药物治疗和认知行为疗法以后,他看上去更加恐怖了。现在你意识到,他只是很让人讨厌,但其实是安全无害的。你已经渐渐学会你对待他的态度实际上决定他在家中停留的时间。所以现在,你要采取冷静、宽容的态度接受他的来访。你知道想要驱逐他的企图除了使情况更加糟糕之外基本没用。所以现在,你只需在家里干自己的事,不要太多注意他。没有你的"起义"或"反抗"为食,他渐渐觉得无趣,自己决定离开一段时间了。过段时间以后,他停留的时间越来越短,最后他会觉得你家再也不值得他来拜访了,尽管他可能在未来你最没有准备的时候决定突然造访。

3.反复和回落并不是失败的标志。它们是让你更进一步提高自己在自主自助项目中学到的技巧、使你的康复稳定下来的机会。要对自己诚实。当你失误做了强迫行为的时候,承认它并且制订未来对抗强迫行为的计划。回到原来的路线上来,不要批评自己——强迫症患者总是太过自我批判。如果可能,一定要马上暴露自己于恐惧情境之下,然后继续前进。

4.在小症状发展成为大症状之前一定要阻止它们。当你打破自己主要的强迫行为之后,你可能会发现自己在进行一些小的、不那么困扰人的强迫仪式化行为。这些行为看上去是无害的,但是实际上不是。它们加强了这样的观念:你需要这些仪式化行为来阻止伤害。小的仪式化行为的例子有经过门廊的时候触摸墙壁,睡觉前检查炉子,即便你白天根本没用炉子。这些行为可能是新的,也可能是你之前忽视的被主要强迫行为所掩盖的旧的行为。在里面的空白处列出你仍然需要克服的那些小的强迫症状。

5.不要拿自己跟别人相比——无论他们有没有强迫症。你的强迫症对你来说是独特的专属于你的,因此,你的康复道路也将是独特的专属于你的。

6.那些在短时间内取得巨大进步的人有抑郁的感觉并非是不正常的。它几乎是一种丧亲的状态——为丧失给强迫症的那些时间和它带来的损失而哀悼。一段时间还可能会感到深深的伤感和后悔:要是自己早点康复,生活会是什么样子呢?原谅自己和他人在过去犯下的错误。没有人的生活是完美的。记得如果没有那些黑暗的箱子,你永远不会到达你今天到达的这个地方。它们是你康复路上必不可少的部分。用痛苦的过去当作保镖,夯实自己已经获得的康复成果。

7.本书的目标是让你取得进步,这里没有治愈强迫症的完美办法。对于你的康复预期,请现实一点。康复是毕生的过程,可能会有许多上升和回落。当强迫症在控制之下时,我们有希望获得更多的上升和进步。

8.有时这真是非常难。当你努力地保持之前取得的进步时,可能会觉得失落和沮丧,好像你什么都没有完成一样。就是在这样的情况下,你都不要看不到自己获得的真正进步。即便是在困难时刻,也为自己找到同情,实现自己的价值,然后为已经获得的成就在自己的悲伤轻拍一下鼓励自己。一直向前。

9.要学会欣赏你获得的小小胜利。每天甚至是非常微小的进步,最后都会变成大的收获。

10.在没有咨询医生之前,千万不要擅自停药。许多病人在他们感觉良好的时候都犯过这样的错误,最后的结果就是发现他们感觉良好正是因为他们在服用药物。

11.虽然药物可以对你的强迫症状起到较大的控制作用,但是也不要过度依赖药物。事实是,你不可能通过服药驱逐所有的强迫症状。有时,针对纠缠不休的、残余的强迫症状,最好的药物是更加努力地进行暴露及反应干预。

将认知行为疗法(CBT)作为整体生活的一部分

将自主自助项目、暴露及反应干预作为你生活的主要部分。想办法把它们放在你的日常生活中。比如说,每天出门时对抗自己想要重复检查门锁的行为;或者在摸了"脏的"钱以后抵制想要洗手的冲动等。此外,一个健康的生活方式会帮助你坚持进行自己的治疗计划。

将空余时间填充起来

你会发现自己有大把空余时间,这些时间之前都是被强迫行为占据的。为了使强迫症状不再偷偷溜回你的生活,最好的办法就是把这个空档用有意义的、有产出的事情填补起来。记住,空虚的头脑是恶魔的游乐场。在下面的空白处列出你想参加的有意义的活动,可以是你的兴趣爱好、志愿者活动、有酬劳的工作、画画、写日志等。选择的可能是无穷尽的,为填充曾经"贡献"给强迫症的时间来做一个计划吧。

_____

_____

_____

合理饮食

一个健康、平衡的饮食习惯会帮你在自主自助项目中获得最大的收益。人的身体是由许多不同的物质构成的,包括营养物、神经传递素、荷尔蒙、酵,等等。它们必须同时工作才能使大脑运行正常。想让你的大脑达到最佳运行状态的神奇办法:健康、平衡饮食,除此之外没有其他。

然而,一些饮食上的变化可以帮助你控制某个特定的症状。避免饮酒不但可以帮助你减轻焦虑,还对抑郁症有积极效果,因为酒精是一种中枢神经抑制剂。有时很多强迫症患者都会觉得焦虑和过度兴奋,而许多治疗此病的药物都有过度兴奋和焦虑的副作用。不要吃有咖啡因的食物或饮料,比如咖啡、苏打水和巧克力等,都会有所帮助的。

还有一个最重要的你可以做到的饮食改变就是避免那些精炼的碳水化合物,比如糖果、油酥点心等。还有那些含有糖分的食物也要避免食用。用水果和混合碳水化合物如全麦面包和面团来代替精炼型的。这将会帮助你平衡情绪,对抗两种治疗强迫症药物的副作用:体重增加和嗜糖症。

如果你经历过这些药物副作用,知道它们会发生并对此有所预期会帮助你控制体重增加。

进行足够的锻炼

没有必要过分极端地锻炼。你可能并不需要重负荷的运动来获得积极效果。在开始进行锻炼计划前让医生检查一下。有规律的运动有很多好处,如通过消耗卡路里而减轻体重,增加新陈代谢,减少胃口,等等。运动还可以降低肌肉紧张程度,增强注意力和记忆力,改善睡眠,减轻抑郁、焦虑和压力等。更不要提当你看上去状态良好时自己会感觉良好,自信和自尊也会增加。这些都会帮助你改善自己的强迫疾病。个别锻炼方案,比如说和许多流汗的人一起进行温泉浴,或者在“脏乱”的城市街道慢跑等,都会通过增加在自然环境中练习暴露和反应干预技巧的机会而使你获得一些额外的收益。

减轻压力

类似搬家、生病、出生或者死亡等出现变化或者转折的时刻都是让人非常有压力的时刻。甚至亲家从城外前来串门都有可能造成很大的压力。既然强迫症在压力时刻表现得更加明显,自主自助项目在这些时刻就变得非常难以完成。要预料到这个,并在这些特殊时刻给自己放个假。当个人的生活阻止了治疗计划的进行时,要多宽容自己,尽到最大的努力就好。

为减轻日常生活的压力而制定一个计划,发掘新的应对压力的办法。通过听音乐、和朋友聊天或者参加爱好的活动等来放松。过度疲劳可能会使强迫症状更加严重。

充足的睡眠和休息是非常重要的。如果药物干扰了你的睡眠,那么去看医生。还有很多书会教你放松练习,减轻压力,改善饮食,并且发展出一套自己的健康计划。从中选出一本,并跟着它学习。

在下面的空白处,写下你减轻压力、放松、饮食、锻炼和整个生活方式改变的计划。

_____

_____

_____

欢迎病情反复,将其视为进步的机遇

从强迫症中康复的目标就是非常好地长久地控制这个疾病。然而,突破强迫症并不是一条顺利的笔直的道路。相反,那是一条崎岖颠簸的蜿蜒小径,有着很多的起起伏伏。强迫症症状有时增加有时减少。你要将进步也视为充满起伏的路程。坚持会收获明确的收益。有的时候这路途也是很顺利的,最大程度地享受这些时刻。然而,当生活变得崎岖颠簸,强迫症便会唐突地提醒你它的存在。在这种时刻,与其让强迫症在你的生活中找到一个更稳的立足点,还不如将它视为一次机会,进行反击,在你突破的道路上更进一步。经常回顾本章,帮助你更新自己曾经的努力,让你在本书中学到的东西,成为你生活方式的一个主要的部分。

给家人和朋友的建议

仔细阅读本章。你和你关爱的人会发现,强迫症的康复具有挑战性,也充满挫折感。告诉自己这是意料之中的。事实上,没有偶尔的挫折,就不会有实质性的进步。当这些进步搁浅时,和你关爱的人一起温习本章。

同时,思考一下你是否正在做或没有做一些事情,导致挫折或康复的搁浅。

- 你正在协助患者做例行仪式吗?
- 进步缓慢的时候,对你关爱的人进行批评或嘲讽了吗?你是否有着"已经原谅你"的态度?
- 你是否通过不遵从或支持治疗法或医疗建议,来妨碍你关爱的人的进步?
- 在回应你关爱的人强迫行为的请求时,你是否给予了口头的肯定?
- 做那些你关爱的人能够做的事情,结果使他/她逃避了问题吗?即使你是为了方便自己而做了这些事,最终会对你们两方都没好处。

- 你是不是低估了例行仪式,或许认为停止一个特殊的仪式不是那么重要?
- 你和你关爱的人填补曾经被例行仪式所占去的空暇有困难吗?如果是这种情况,讨论一下,然后计划活动,并重新排列你的每日计划。

培养一种新的生活方式来摆脱强迫症需要时间。要保持耐心,而且要鼓励你关爱的人也要耐心。即使改变生活方式是有回报的,实施过程会令人沮丧,需要不断尝试。通过鼓励一种包括均衡饮食、充足的运动和减压的健康生活方式来建立家庭成员的一致顺应。为曾经花费在例行仪式上的空暇填充一些能够让你积极向上、与家人团结的活动。

15

前进两步,后退一步:长久保持你的斗争成果

第 4 部分

共发性障碍:家庭问题和寻求帮助

16.强迫症及其族群

即便你在正确的轨道上,但如果你坐着不动,仍然会被越过。

——威尔·罗杰斯

其他精神类疾病也和强迫症相似。就像强迫症一样,他们也会出现例如困扰的想法、念头或者重复行为等症状。我们将它们称之为"与强迫症相关疾病"或"强迫谱系障碍"。有些疾病在症状上和强迫症如此相似给确诊带来了一些困难。它们包括拔毛癖、单一症状型疑病症、身体畸形性障碍和一些饮食障碍,等等。其他疾病,比如抑郁等,也在强迫症患者中非常常见。这类疾病被称作"共病疾病",因为它们和强迫症是同时存在的。

治疗强迫谱系障碍和共病疾病是非常有挑战性的。心理健康专家要为每一个疾病制定一个全面的治疗方案。而且,经常需要有不止一个精神健康专家参与其中。

身体畸形性障碍(BDD)

患有身体畸形性障碍的人的思想会被自己身体微小的缺陷或者想象中的缺陷所占据,通常他们会认为这些缺陷在别人眼里看来是非常明显的。这个疾病会导致非常严重的临床痛苦,或者功能损伤。它的名字来自古希腊单词dismorfia。"Dis"的意思是不正常的,有距离的;而"morpho"则是指"形状"。在1987年前,身体畸形性障碍(BDD)被称作是"躯体变形恐惧",是1891年由精神病理学家安立奎·莫斯利命名的。

许多患有身体畸形性障碍的人其实根本不丑。他们的外表可能根本不会被人所注意。他们通常都很害羞,极少跟人进行眼神交流,并且非常自卑。他们经常会过于极端地伪装自己想象出来的丑陋,戴太阳镜、帽子或者穿又宽又大的衣服等。

许多研究都发现,大约90%的身体畸形性障碍患者的强迫思想都和脸部相关,其次是头发、皮肤、眼睛(Yaryura-Tobias 和 Neziroglu,1997b)。但是,身体的任何部分都有可能成为他们的关注点。脸部或皮肤畸形障碍的患者总会抓和扣他们的皮肤。还有一些患者会关注身体的对称美。还有患肌肉畸形障碍这种心理疾病的人会一直担忧他们的身体太瘦小或者柔弱,但是通常情况下,都是相反的事实才是真的:他们都是典型的非常高大而有肌肉的。

　　身体畸形性障碍患者经常缺乏这样的意识或认识:他们的担忧都是过度的、没有根据的。他们经常会为了自己认为的身体缺陷而寻求整容手术或者皮肤科治疗,但是这些办法极少会减轻他们的担忧。他们极不可能自觉地找心理医生接受治疗,除非抑郁已经成为疾病的重要因素。他们还会有较大程度地过分重视观念甚至是妄想型思维方式的问题。有研究结果表明,除了强迫性特征之外,大约有90%的患者出现一种或多种重复性的、极耗费时间的强迫行为(Phillips,1998)。这些行为都是为了检查、改进或者隐藏假想缺陷的行为,比如说照镜子、梳洗、刮胡子、洗脸、抠皮肤、举重、把自己和他人比较等。患者要么就通过他人重新获得肯定,要么就试图使他人相信自己确实有这些缺陷。

　　身体畸形性障碍经常从青春期开始发病,尽管有些是从儿童时期就开始了。而且似乎在男性中发病几率要高一些——据一个非常大的研究报道,51%的患者是男性。而在另一个研究中,抑郁大概有60%的发病率(Phillips,1998)。

　　尽管很多患者都不愿意服用药物进行治疗,选择性血清素抑制剂是治疗身体畸形性障碍可供选择的药物。成功的药物治疗会使花费在自己想象缺陷和强迫行为上的时间都减少,减少低落和抑郁症状,而且患者一般对自己身体畸形性障碍疾病的理解还会更进一步。同强迫症一样,停药后可能出现情况回落的问题。

　　初步研究显示,认知行为疗法对身体畸形性障碍患者是非常有效的。在一个研究中,暴露及反应干预跟其他认知技巧相结合在77%的患者身上都是有效果的(Phillips,1998)。我们经常遇到的挑战是如何说服患者接受精神病学治疗,而不是皮肤科的、外科的或者其他医学治疗。目前还需要更多关于身体畸形性障碍的研究。但希望是有的。目前已经有了针对该疾病比较好的疗法。

拔毛癖

拔毛癖(TTM)是以慢性地、重复地拔身体的毛发为特征的。拔脱毛发的部位包括头皮、眼睫、眉毛、腋下、身体和公开区域等。拔毛的行为可以是间歇发作的，因为压力或者有时因放松（如读书或者看电视的时候）而加剧。在确诊为拔毛癖之前，毛发脱落症状的其他一切原因，如医学或者皮肤学上的原因都应该被考虑并且排除掉。拔毛癖患者在拔掉一根毛发之前或者当试图抵抗拔毛冲动时，会经历一个逐渐增长的紧张感觉。当毛发被拔出来以后，他们会立刻感到愉悦、满足和放松。

这个曾经一度被认为极为罕见的只有 0.5%～0.6% 的发病率的疾病，最近的研究预计有 2%～3% 的人口患病（Keuthen，O'Sullivan 和 Jeffrey，1998）。和强迫症患者一样，拔毛癖患者对自己的症状通常高度隐蔽。他们会通过拔那些不是很容易发现的地方的毛发来隐藏自己的症状，要不他们会戴假发或者留那种可以遮盖到被拔掉头发的那部分的发型。

患有拔毛癖的男童和女童比例为 1∶1。然而，成年后更多的女性被确诊为拔毛癖。症状最先可能在童年或者青春期时期出现，尽管最早发病时间可以是 1 岁，最晚可以晚到中年。已经有一个拔毛癖子群的患者在 5 岁前出现症状（Keuthen，O'Sullivan 和 Jeffrey，1998）。

拔毛癖通常和其他精神疾病共病，包括焦虑、抑郁、饮食障碍、注意力缺损、抽动秒语综合症和身体畸形性障碍等。有趣的是，有研究观察到，同时患有抽动秒语综合症和强迫症的患者出现拔毛症状的几率要远远高于只患有抽动秒语综合症或者强迫症其中之一的患者（Keuthen，O'Sullivan 和 Jeffrey，1998）。

拔毛癖的并发症有脱发（秃顶），被拔掉毛发的地方的感染和出现疮口，毛发生长速度减慢或者停止，以及毛发质地或颜色改变等。有些人会吃自己拔出来的毛发，然后就面临肚子痛、胃肠梗阻、腹膜炎，极少数情况下还会导致死亡（Keuthen，O'Sullivan 和 Jeffrey，1998）。重复胳膊或手臂的运动，包括拔毛动作，会引起腕隧道症候群和其他神经肌肉问题（Keuthen，O'Sullivan 和 Jeffrey，1998）。

什么导致了拔毛癖呢？没有人知道肯定答案，但是有证据显示，大脑的功能和结构可能与此相关。拔毛癖患者大脑里发现的不正常和强迫症患者、抽动秒语综合症患者脑中发现的问题有所重叠。苏珊·斯维多博士和她的同事已经提出，在某些拔毛症状出现时期较早的案例中，可能与链球菌感染有一定的关系（Keuthen，O'Sullivan 和 Jeffrey，1998）。

拔毛癖可以通过药物治疗和认知行为疗法得到有效的控制。最经常被研究和使用的行为技巧就是相反习惯训练（HRT）（Azrin 和 Nunn，1973）。它包括下面几个元素：

1.意识训练:连续一个星期监控拔毛的冲动,实际发生的拔毛行为,拔毛行为发生的时间和地点,动作发生前的情感和动作结束后的感受。

2.明确反映前兆:就在你开始拔毛这个动作之前,你的手和胳膊是怎么放的? 有没有在触摸、抚摸头发? 有没有触摸脸或者眼睫毛?

3.反应检测程序:利用下面的描述和经历练习你在进行拔毛动作时使用的肌肉:把胳膊伸直,坚持 10 秒钟的时间。轻轻使胳膊的肌肉紧张。然后,开始慢慢将弯曲的手臂移动至头部。在 1/4 路径时,停下来再坚持 10 秒钟。当手在头顶上时,停下来再坚持 10 秒钟(不要摸你的头发)。重复整个过程,直到你拔毛的冲动逐渐消退。

4.竞争反应训练:选择一个不能和拔毛动作和谐共存的动作,来阻止你的拔毛行为。但是这个行为必须是一个身体上不引人注目的行为,比如说使肌肉紧张、握紧拳头、抓住或握紧某个东西,比如皮带或者酷似球之类的东西。练习这个动作 3 分钟的时间,然后放松 1 分钟。然后再重复 5 次。

5.明确习惯导向型情境:比如说电话聊天、看电视、开车等。这些都是典型的引发拔毛行为的情景。在最有可能引发拔毛动作的情境下练习竞争反应练习。

6.放松练习:进行深度肌肉放松训练和深度呼吸训练。当要拔毛的冲动出现或者压力很大的情况下,使用这两种方法。

7.积极的注意力(矫正过度):如果拔毛行为应该发生,要通过大范围的梳理和修复眼部妆容来练习积极的毛发护理。这是一个温和的反向行为。如果经常都这样做,会让拔毛行为不像之前那样令人满足。

8.干预练习:在拔毛动作可能要发生的时候进行竞争型反应练习。

控制拔毛癖的其他方法

收集毛发是一个温和的反向技巧,它要求患者收集所有被拔下来的毛发。认知行为疗法也用来帮助反抗那些在拔毛动作出现之前的适应不良的思维模式。通过将催眠用于拔毛癖治疗的案例研究表明,催眠技巧可以使许多拔毛癖患者获益(注意,催眠已经被证明对典型强迫症患者效果不大)。催眠技巧的焦点就是加强习惯意识和强化对拔毛动作的行为控制。

目前更多关于拔毛癖的研究正在进行,获得进展的希望很大。一个非常好的最新信息来源就是拔毛癖学习中心。在本书"资料"那一部分列出了他们的联系方式和一些自助书籍。通过强迫症基金会也可以找到关于拔毛癖的信息。

抠皮肤

抠皮肤是和拔毛癖关系非常紧密的一种自伤型行为,有时也被称作神经官能症性表皮剥脱、自己引发的皮肤病等。它以慢性的抠皮肤行为为特征,给皮肤带来伤害。许多人抠自己的皮肤是为了满足一种冲动,和拔毛癖患者想要拔毛发的冲动类似。还有些人抠皮肤是想使皮肤上的瑕疵平坦整洁或者让它们看上去好看点。患者对自己幻想皮肤缺陷的过度关注和身体畸形性障碍患者所特有的过度关注一样。抠皮肤可能就是广泛的身体畸形性障碍问题中的一个组成部分。抠皮肤的患者可以从同治疗拔毛癖和身体畸形性障碍相似的治疗方法中获益。

抑　郁

正如我们在第 2 章中提到的,抑郁经常和强迫症同时发生。它是强迫症最常见的“共病”。多数强迫症患者都遭遇了不同程度的抑郁,从轻度的(低落)到严重的、威胁生命的抑郁型疾病。它的特点是强烈的持续不断的悲伤、无助、没有希望的情绪,对日常活动兴趣寥寥、缺乏活力、睡眠障碍或食欲不振、频繁出现的自杀念头等。

多年来关于抑郁到底是一个独立于强迫症的单独疾病,还是由强迫症导致的二级附属疾病,一直存在着争议。在一个研究中,59.6%的强迫症患者都是先由明显的抑郁发作而确诊的。Yaryura-Tobias 和 Neziroglu 预测,90%的强迫症患者以抑郁症作为附属于他们强迫症的二级疾病(1997b)。许多用于治疗抑郁的药物对于治疗强迫症成效也很好。这都让我们相信,强迫症患者和抑郁症患者可能在大脑结构和神经化学异常方面有着共同点。或许抑郁就是很多类似强迫症这种杀伤力极大的疾病自然发展的结果。确实,患上强迫症可能是非常让人抑郁的。

临床上表现出来的严重抑郁症状的存在使强迫症的治疗复杂化。严重抑郁的强迫症患者由于学习能力和记忆力减退等抑郁临床症状而无法从自主自助项目中获益。抑郁的确诊最好通过有执照的心理健康专家,他会使用一系列的临床工具来评估患有抑郁的可能性和严重程度。下面是自我管理问卷祖恩氏抑郁症自我评定等级表(Zung, 1965)。它可以帮助你决定是否应该就强迫症带来的抑郁症问题咨询心理健康专家。

祖恩氏抑郁症自我评定等级表*

指南:根据自己对左边一栏叙述的感觉,将能描述你现在感觉的反应圈起来。

1.我觉得灰心、低落、悲伤　　　　1)从不　2)有时　3)大多数时候　4)所有时候

2.早上是我感觉最好的时候　　　　1)从不　2)有时　3)大多数时候　4)所有时候

3.我会突然哭出来,或是突然想哭　1)从不　2)有时　3)大多数时候　4)所有时候

4.我晚上入睡困难　　　　　　　　1)从不　2)有时　3)大多数时候　4)所有时候

5.我和以前吃得一样多　　　　　　1)从不　2)有时　3)大多数时候　4)所有时候

6.我喜欢看着或跟有魅力的女人/男1)从不　2)有时　3)大多数时候　4)所有时候
　人聊天,喜欢和她/他待在一起

7.我注意到自己瘦了　　　　　　　1)从不　2)有时　3)大多数时候　4)所有时候

8.我便秘　　　　　　　　　　　　1)从不　2)有时　3)大多数时候　4)所有时候

9.我心跳比平常快　　　　　　　　1)从不　2)有时　3)大多数时候　4)所有时候

10.我莫名地觉得很累　　　　　　　1)从不　2)有时　3)大多数时候　4)所有时候

11.我的大脑和过去一样清醒　　　　1)从不　2)有时　3)大多数时候　4)所有时候

12.我发现做以前做过的事情还是很1)从不　2)有时　3)大多数时候　4)所有时候
　　容易

13.我总是焦躁不安,无法保持安静　1)从不　2)有时　3)大多数时候　4)所有时候

14.我对未来充满希望　　　　　　　1)从不　2)有时　3)大多数时候　4)所有时候

15.我比平时更易怒了　　　　　　　1)从不　2)有时　3)大多数时候　4)所有时候

16.我发现做决定很容易　　　　　　1)从不　2)有时　3)大多数时候　4)所有时候

17.我觉得自己很有用,被人需要　　1)从不　2)有时　3)大多数时候　4)所有时候

18.我的生活很充实　　　　　　　　1)从不　2)有时　3)大多数时候　4)所有时候

19.我觉得如果我死了的话,别人会1)从不　2)有时　3)大多数时候　4)所有时候
　　过得更好

20.我现在依然很享受过去常做的1)从不　2)有时　3)大多数时候　4)所有时候
　　事情

*经美国医药学会同意后翻印。版权 1965 年。

评分：

问题 1、3、4、7、8、9、10、13、15、19：

"从不"1 分，"有时"2 分，"大多数时候"3 分，"所有时候"4 分；

问题 2、5、6、11、12、14、16、17、18、20：

"从不"4 分，"有时"3 分，"大多数时候"2 分，"所有时候"1 分；

然后将分数相加。

计算方法如下：

分数 = (总分)／80×100

用总分除以 80 然后乘以 100，所得数字就是你的抑郁分值。

如果你的分数是：

50 以下：正常范围之内；

50~59：存在轻度或温和抑郁；

60~79：存在中等程度或明显抑郁；

70 及其以上：存在严重或极端抑郁。

用这个分数来决定你能忍受到哪里。如果你发现自己中度或严重抑郁，立即将分数拿到医生那里，并和他/她讨论。治疗抑郁的有效办法有很多。减轻抑郁会给突破强迫症铺平道路。

何时强迫症不是唯一的问题？

强迫谱系障碍和抑郁等共病疾病会使强迫症的治疗变得复杂。如果你怀疑自己的强迫症还混有其他的疾病，向心理健康专家咨询。针对所有疾病的综合治疗方案会比只集中注意力于治疗强迫症更容易获得成功。在本书末尾，我们已经为同时与拔毛癖、身体畸形性障碍和抑郁斗争的患者列出了一些书籍和资料。

给家人和朋友的建议

如果你关爱的人除了强迫症还有另外一种精神障碍，康复任务可能就具有挑战性，或者更加难以把握。患有比如糖尿病、心脏病或哮喘等身体疾病同样会使问题复杂化。不管哪种情况，一个健康专家团队很可能会参与你关爱的人的治疗中。

强迫症和抑郁症的出现部分原因都是由于神经递质血清素造成的，都对同样的药物有反应，说明两种障碍之间具有一定的联系。对未来的绝望和对实施计划缺乏能量经常伴随着抑郁症，这会使对细节的学习和

记忆更加困难。这也能让患者对治疗和治疗目标不感兴趣。如果你关爱的人出现了抑郁症状,找机会与其交谈,鼓励他们去寻求精神健康专家的治疗。同时向对此感到痛苦的家人——还有你自己寻求帮助。这种方法对对抗强迫症效果更佳。进行任何关于自杀话题的严肃讨论,特别是如果你关爱的人患有身体畸形障碍(本章中前面已做讨论)的情况。如果你关爱的人谈到自杀的想法或有想自杀的危险,立刻从精神卫生专家那里寻求帮助或者拨打自杀求助热线。

　　强迫症患者很可能有患有强迫症的第一代家人,也很可能有强迫谱系障碍、其他多虑失调症和抑郁症。如果这种情况在你的家史中属实,考虑建立一个自发支持团。你们能够用自己的方式互相理解,这种方式是不会产生恐惧和焦虑的人不能理解的。即使其他家庭成员也有身体疾病,给彼此提供帮助。任何一个人能超越自我,对包括你的强迫症亲人的所有人都是好事。

17.孩子也会患上强迫症

如果你想要突破,那肯定就有路障。我已经经历过了,每个人都经历过。但是,障碍并不能让你停下脚步。如果你碰壁了,不要回头,不要放弃,要想办法爬上去,越过他,或者在附近努力。

——迈克·乔丹

研究表明,成人强迫症患者中有 1/3～1/2 的人是在童年时期患病的。这种疾病在童年时期、青春期或者成年早期都会患上(March 和 Mulle,1998)。约 1%的美国孩子,也就是 20 万美国儿童和青少年都患有强迫症(Yaryura-Tobias 和 Neziroglu,1997b)。童年强迫症有家族病史的几率要比成年强迫症多,这让我们认为,基因因素可能在儿童强迫症中的作用更大(Geller,1998)。

家长可能在孩子患病几个月或者几年以后才意识到有问题。这是因为孩子经常会隐藏他们的强迫思想和强迫行为。他们会试图压抑症状直到他们独身一人的时候,或者至少等他们从学校回家以后。孩子通常有很强烈的被别人接受并且参与到同龄群体的需要。奇怪的举动和无意识的强迫行为对他们来说是非常尴尬的,所以他们会隐藏起来。

最好早点治疗强迫症。拖得时间越长,症状就变得越来越普遍。它们会越来越侵入孩子的生活,使得强迫症更加难以治疗(Yaryura-Tobias 和 Neziroglu,1997b)。

经过治疗,强迫症仍然有可能会跟着孩子直到成年。有些孩子在成年后可能就只有一些微小的症状,或者几乎没有症状。还有些孩子症状会缓解,或者症状消失,但是成年以后症状又回来了。强迫症经常会跟着时间而改变。成年人经历的症状可能和他们在孩童时期经历的症状有很大的差别。为什么症状经过治疗消失但是之后又会重新出现呢?没有人知道肯定的答案,但是荷尔蒙和压力会导致生物组成的变化,因而影响强迫症状的表现(Yaryura-Tobias 和 Neziroglu, 1997b)。

儿童和仪式化行为:这是强迫症么?

在患病过程的某个时间点,成年患者会认识到他们的强迫思想和强迫行为是过度的、不理智的。这种诊断要求并不适用于儿童。他们可能会缺乏必要的认知意识来做出这样的判断(March 和 Mulle, 1998)。当他们焦虑和强迫思维的时候,可能成人都无法意识到他们正失去理智。

大多数孩子都经历了非常正常的以强迫行为和仪式化行为为特征的发展阶段。在 2~8 岁,这些行为是很常见的,而且看上去像是儿童对控制周围环境和掌控童年恐惧和焦虑需要的回应。

强迫行为和仪式化行为在睡觉时间尤其明显。孩子的语言和动作变得更加重复。他们可能脱衣穿衣很多遍,以某种特定的方式触摸物体或者摆放床上用品,要不就说晚安说很多遍(Pedrick, 1999)。比如说,孩子会要求父母将床幕以某种方式放下来,亲吻自己并且以一种特殊的方式道晚安。如果这种惯常的程序被打破,那么导致的可能就是发脾气、发怒。如果只有一个细节被忘记或者没有做好,家长可能会被要求重新做一遍。

韩蕊塔·李奥纳多博士,一位研究儿童发展性仪式化行为、迷信和强迫症之间关系的专家,写到,通常情况下,4~8 岁的儿童的发展性仪式化行为是最严重的(Leonard, 1998)。男孩子认为女孩子有"虱子",一种假想污染物的形式,他们会疯狂地逃避被女孩子碰到。到 7 岁时,收集东西(收藏型强迫症)会变得很常见。运动卡片、漫画书、玩具人物、首饰、布娃娃都是最受欢迎的收藏品。到 11 岁时,儿童的游戏会变得高度仪式化和有规矩。打破游戏规则可能就会遇到这样的呼声:"这不公平!"在青年时期,仪式化行为会消退,但是关于某个活动、某首音乐或者体育偶像的强迫思想会变得很普遍。

正常孩子身上也常见一些迷信的仪式化行为。这是"神奇的想法"的一种形式。孩子们相信自己的思想或行动有控制世界上事件的能力。"幸运"的数字或者押韵小诗,比如说"踩到裂缝,妈要伤背",会给儿童带来一种控制和掌握的感觉。

这些常见仪式化行为会促进发展,加强社会化并且帮助儿童应对远离焦虑。年幼孩子的仪式化行为帮助他们拓展新的能力，描述环境。当他们成人之后，大多数的这些仪式化行为会慢慢自行消失。而相反地，患有强迫症的儿童的仪式化行为会一直延续到成年之后。这些行为是痛苦的、有破坏作用的，会导致羞耻和孤独的感觉。停止这些仪式化行为的尝试和努力常常会引起极度的焦虑。

儿童患者的父母常常会因为孩子对清洁、顺序或者检查行为的坚持而感到恐惧、迷惑和沮丧。他们经常以两种极端方式回应：要么恐吓威胁，要么被动地允许。如果父母反应过度，试图扰乱这些行为，孩子会变得充满敌意和极端焦虑。而如果父母屈服于这些行为，孩子们将永远不会面对他/她的恐惧。沮丧之下，许多父母都屈服了，有些甚至还勉强地辅助这些行为，比如，一遍一遍帮孩子洗衣服，因为他坚持认为这些衣服被"污染"了。

旺达的故事

通常情况下，艺术是三年级孩子特别喜欢的科目，但是对旺达来说却不是这样。黏糊糊的胶水和浆糊、湿湿的油彩、到处掉粉末的粉笔，还有臭哄哄的粘土，这简直是噩梦。她只能躲到洗手间去。深深叹息一声，放松下来，然后每次当老师让她离开时就跳起来，冲到门口。她可能会冲到楼下大厅的卫生间去。五十步。她数了数，并且确切地知道到底有多少步。每次都是五十步。

之后仪式化行为将会开始。它通常是同一模式。她打开水龙头，把手指伸展开来，在水下仔细冲洗。然后将洗手液倒入左手掌心。当她把每个手指都洗了一遍又一遍之后，她觉得很轻松。每个手指洗20次。洗完之后，她会拿张纸巾仔细把水擦去，确定自己再不用触摸水龙头。如果要摸的话，她会重新洗手的。越来越频繁地，她不得不洗好几次。

旺达到卫生间次数越来越频繁了，不仅仅是在艺术课后，而是整天都这样。困扰的想法总是毫无预警地突然出现在她的脑海里。起初，洗手可以在几个小时里甚至是一天内来缓解焦虑。但是这些想法出现得越来越频繁。洗手可能只能缓解几分钟焦虑了。

切斯特夫人，旺达的老师，开始对她不停地去厕所和红红的、皲裂的双手注意起来。"开小差"也是旺达的问题之一。旺达在被老师叫到的时候似乎没听到指令，或者回答不出问题，其他孩子都开始窃笑了。她的母亲也开始对她的表现担忧起来。她用了很多种乳液和霜来处理女儿皲裂的双手,但是都不管用。

"只要你停止那么频繁地洗手,可能它们早就好了。"她对旺达这样说,"只要停止!"母亲并没有意识到旺达根本不能"停下来"了。她从来没有听说过强迫症,并将女儿频繁地洗手行为视为有决心和意志力就能够停止的习惯,或者认为她长着长着可能就没有这个习惯了。孩子们都要经历不同的阶段。当切斯特夫人建议她带孩子去进行精神病学诊断时,她马上把旺达带到他们的儿科医生那里。医生向她推荐了一个治疗强迫症的精神心理专家。

汤姆的故事

当学生的时候,汤姆就经常考 C、D,偶尔还会得 F。他知道怎么做,但是却极少交家庭作业。当他交作业的时候,已经晚了。他没通过考试是因为他没做完。时间就是不够。是他太懒了? 太叛逆了? 不,是因为他患有强迫症。

汤姆害怕犯错误。他会不停地检查自己的家庭作业直到错过交的时间。然后他又会觉得交上去也没什么用了。考试对他来说简直是噩梦。他做完两道题以后,就开始检查,然后又做两道题,之后又开始检查。他书写的字母必须要正好:干净秀气、有序的排列,任何一个字母或者数字都没有互相粘到一起。他的卷子总是充满橡皮擦擦过的痕迹,有时还会擦出洞来。

他不仅仅只是检查卷子。睡觉前的检查有时会花费他一个小时的时间。他的父母对他说没必要检查那些东西,但他坚持那么做。如果他们因此和他争论,他会重新来过。所以他们学会了在他检查的时候随他去而不去干扰。就像旺达的父母一样,汤姆的父母也觉得随着成长,他会改掉这些习惯的。

他的父母还试图说服他放弃自己的检查行为。要是他不检查会发生什么事情呢? 他的答案很模糊。有人会受到伤害的。他会睡不着觉。大多数情况下他的回答是"我也不知道,我只是不得不那么做。"

他的妈妈带他去看了医生,医生又向他们介绍了一位精神病学家。在详细的检查之后,这位专家解释说,汤姆患上了一种神经生物疾病——强迫症。当医生解释了什么是强迫症时，汤姆的母亲哭了起来，"医生，是我把强迫症给了汤姆。他是跟我学的。我虽然不检查，但是我喜欢担心，喜欢把所有的东西按照一定的规律放置。抽屉里和柜子里面的每样东西都有特定的位置。"

精神病学家解释说，她并没有把强迫症带给汤姆。强迫症并不是学习得来的。它是一种神经生物学紊乱。有时候一家人里面有几个强迫症患者是因为可能会有遗传因素。诊断结束以后，汤姆和他妈妈开始一起进行认知行为疗法了。

清洗、检查、数数等强迫行为和儿童

据报道，集中于"污染"概念的强迫思想是儿童最常见的强迫思想类型（Piacentini 和 Grace，1997）。担心被灰尘和细菌污染的恐惧让他们都躲避可能的污染物，并且有过度清洗行为。儿童会以一种自我治疗的方式更频繁地、过长时间地清洗自己。

跟"污染"相关的强迫思想，有时候会产生想法的效果。在这些案例中，害怕身体某个部分、某个个人物品带来污染的恐惧，会导致患者对接触这两者产生迟疑或者直接的拒绝。尤其要注意之前因干净和整洁而出名的孩子，留意看他们是否有不系鞋带、不刷牙、衣服懒散、头发很脏不梳的现象。

检查强迫行为在患有强迫症的儿童和青少年患者中非常常见。这种行为常常因为害怕伤害自己或他人而加剧，儿童患者常常被极端的怀疑困扰。检查门锁、电灯开关、窗户、电源插座或者家电等的强迫行为可能每天都要花费好几个小时的时间。孩子可能会花费几个小时在本来只需要一个小时就可以完成的家庭作业上，或者会觉得自己不得不一遍又一遍地检查作业的答案，直到检查行为干扰了家庭作业的完成。

还有些儿童患者有跟数字相关的强迫思想。他们可能会有"安全数字"和"非安全数字"，并且重复某个动作特定的次数，或者重复数数到一个特定的数字。孩子们还会重复一些动作，比如在门廊上散步，直到他们觉得刚刚好，或者是以一种自治的方式进行重复。要留意重复问问题，反复诵读某个句子，还有卷子上留下的无计其数的擦去、重写单词或者数字的痕迹。

对称仪式行为会通过反复系鞋带或者不停地重新摆放东西直到对称的表现反映出来。东西必须要被这样摆放：在孩子的眼里它们必须看上去对称

（Pedrick，1997）。许多强迫症儿童患者发现自己没法穿某一种衣服。对触摸、味觉、嗅觉和听觉的过度敏感也是不正常的。

担心会伤害他人、自己的过度道德感或笃信宗教也在儿童患者中常见。儿童和青少年患者经常都会有完美主义、过度严格或固执的倾向。他们都比较可能有较高的智商，更类似于成年人的道德标准，也有更多的愤怒和歉疚和更积极幻想的生活，也有分裂的人格和特性。

下面这个表就是儿童患者的症状。在读这个表的时候，一定要记在脑子里。根据定义，强迫症症状是非常消耗时间的，会导致情绪明显低落，并且会在很大程度上干扰人的正常生活。这些都是可能出现问题的信号。如果你注意到这些迹象，用一种缓和、没有威胁气氛的方式和孩子谈论一下。如果怀疑孩子患有强迫症，要向专门治疗强迫症的医生咨询。

儿童强迫症的征兆

- 对灰尘、细菌过度紧张
- 经常以仪式化方式频繁洗手、梳妆，因为过度清洗而使双手红肿、皲裂
- 长时间、频繁地去卫生间
- 避免去操场和比较脏乱的艺术作业，尤其有粘贴等操作的
- 避免接触一些"不干净"的东西
- 过度在意身体垃圾和分泌物
- 坚持以某种特定的顺序排列某种东西
- 不得不数数或者重复一件事特定的次数，有"安全数字"和"糟糕数字"
- 重复行为，以某种方式进出门，在椅子上坐下和从椅子上站起来，或者触摸某物固定的次数。这种行为可能会被伪装成健忘或者厌倦
- 过度检查门锁、电灯、窗户和家庭作业的行为
- 花费过长的时间完成任务，在家庭作业上会发现很多橡皮擦擦过的痕迹
- 用铅笔或者钢笔重复描画数字和字母
- 过度担心伤害自己或他人，尤其是父母
- 害怕会做错事或害怕已经做错事
- 过度收藏或收集
- 不去学校，待在家里做作业，一遍一遍地检查作业
- 不参加常规活动，不和之前的朋友接触

- 如果常规程序被打断会出现过度焦虑和愤怒的情绪

- 白日做梦（患童可能在进行强迫性思考）

- 注意力不集中，无法集中精神和注意力（常被误诊为注意力缺陷）

- 很容易因为微小琐碎的事情变得暴力或伤感

- 重复行为，包括无目的地在大厅来回走

- 无法解释原因地从学校缺席

- 上学、约会持续地迟到

- 因为没有客观地完成、想到和说话而出现的过度、重复地寻求肯定的需要

- 在已经有答案的情况下还频繁问问题

- 重新阅读、重新书写、重复地擦除

（以上内容由《对焦老师》中"帮助患有强迫症的学生"一章中改写并扩充的。本书作者注册护士切莉·佩德瑞克，1999 年 2 月）

帮助患有强迫症的儿童

成人多会因为强迫症破坏了他们的生活而去寻求治疗。而儿童却经常不能意识到自己出了问题。当他们表现出无法让人接受的行为或者学校表现不佳的时候，才会被带到医生那里。年轻人和他们的父母需要知道，儿童强迫症患者是有希望并且能够得到帮助的。

和成人一样，药物治疗和认知行为疗法（CBT）的混合使用是公认的治疗儿童强迫症最好的办法（March 和 Mulle，1998）。和孩子的医疗小组讨论一下你们的选择。你可能希望先试试认知行为疗法，或者二者同时进行。在严重的情况下，你有可能想要在开始认知行为疗法前进行药物治疗。这两者都是治疗强迫症的强大武器。

让我们总结一下针对儿童患者的药物治疗办法。然而，对药物治疗的详细论述不在本书的范畴之内。要记得，这只是个总结回顾。

药物治疗

药物治疗一直以来就是有效控制儿童强迫症的重要武器之一。然而，最近有人提出了给患有精神疾病的儿童开治疗精神疾病的药物是否安全的问题。尽管许多药物在年幼患者中的安全性和疗效至今仍在研究之中，还是有

医生给患者开药,尤其是当潜在的效果要超出风险的时候。

有些孩子单纯就是无法单单从认知行为疗法中获得收益,而还有些儿童患者可能情况已经严重和持续到如果不马上给予治疗就会带来非常严重的负面后果。作为父母,你会想要问很多问题,和医生一起评估开始或者继续药物治疗的风险。努力学所有的东西,包括潜在的副作用——哪些副作用是可以忍受的,而哪些是让人担忧的。除非完全必要,应该在儿童患者的案例中避免多种治疗精神疾病药物的使用。

同成人一样,7种药物组成了对儿童患者进行药物治疗的第一道防火线:安拿芬尼、百忧解、舍曲林、帕罗西汀、兰释、西酞普兰和草酸依地普仑。需要12周的时间和合适的剂量才能判断一种药物是否会有效。如果这种药物无效,那么很可能另外一种会有效。在进行药物治疗的时候,让孩子尝试抵制强迫症状是必要的。教给儿童患者应对强迫担忧和抵制强迫行为的技巧可能就是认知行为疗法非常有用的地方。

如果没有实现足够的症状减轻,那么可以从上述的选择性血清素再吸收抑制剂(SSRIs)中再加一种药继续进行药物治疗。经常加到选择性血清素再吸收抑制剂系列药物中的药物有丁螺环酮、氯硝西泮和神经阻滞剂。安拿芬尼也可以和上面的选择性血清素再吸收抑制剂系列药物混合使用。

行为上的副作用,包括易怒、冲动和轻度躁狂有时也是服用抗强迫症药物带来的问题。如果这些副作用发生了,可以适当地调整药物剂量,或者试另外一种药物。因为停服一种药物而又换服另外一种药物,调整儿童患者的药物剂量会是非常难处理的。如果需要一段时间的调整有时会导致儿童行为非常古怪的变化。

许多接受抗强迫症药物治疗的儿童患者都在睡觉时间和睡眠上出现问题。判断这是因为药物还是与强迫症状相关是非常重要的。强迫思想和强迫行为经常会在睡觉时间变得更加严重。困扰的想法会使孩子更难入睡。增加药物和将认知行为疗法集中于这些问题上面是有帮助的。而另外一方面,抗强迫症药物有时也会干扰睡眠。将服药时间提前一点,或者减少药物剂量是有帮助的。医生偶尔会暂时增加另外一种药物来帮助患者更好地睡眠。

儿童药物新陈代谢的速度很快,因此定期按时服药变得尤其重要。这帮助患者保持平衡的血液水平,并且减少药效降低的可能性。

青春期对任何人来说都是比较困扰的日子,患有强迫症的青少年更不例外。反叛、行为出格、不服从等都会干扰强迫症的治疗。不安和活跃过度有可能会因服用治疗强迫症的药物而恶化。认知行为疗法使得通过减少服药剂量从而减少副作用变成可能。

认知行为疗法

儿童会从经过少许变动和增减的自主自助治疗项目中获益。本章将会探讨这个问题。迈向康复的第一步就是意识到，对抗强迫症需要团队协作。父母、兄弟姐妹、其他家人、治疗师、医生还有学校的相关人员都起到很重要的作用。因此，进行自主自助治疗项目应该是一个团队共同做出的努力。我们在"资料"那一部分已经给父母、孩子和青少年们列出了一些书目，它们可以在你帮助孩子突破强迫症的时候成为有价值的工具。

我们强烈建议，在进行自主自助治疗项目之前，患者需要在专治强迫症的精神病学专家那里接受一个完整、全面的精神病学检查。可以在强迫症基金会的列表中找到一个专家。他们的联系信息在资料那一部分。我们建议在医生指导下进行该治疗计划，但是父母可以在孩子只进行该治疗项目的同时给予帮助。热心地参与到治疗当中，对父母来说绝对是非常重要的。热情是会蔓延的，它帮助孩子产生一种强烈的想要康复的欲望。

下一步就是让父母和孩子接受强迫症的教育。这促进了检查和治疗的合作。对孩子来说，去看医生是非常可怕的，尤其是当他们怀疑自己疯了或者得了什么不可治的严重疾病时。学习真相——还有希望和办法的真相——会帮助他们大大减轻焦虑。

在发病初期，清楚、直接的将"强迫症"而不是孩子视为问题所在，这一点非常重要。将强迫症定义为一种与大脑运行相关的疾病会正确地帮助孩子和家长释放愧疚感。这使得父母能够将精力直接用在它应该用的地方——治疗强迫症上。

用孩子能够理解的语言来向他们解释强迫症和认知行为疗法。用类似"电脑小故障""吱吱叫的大脑回路"或者"大脑打嗝"等词汇来将强迫症描述成一个大脑化学问题。比如说，把认知行为疗法比喻成"汽车报警系统"。你还记得第一次听到汽车报警声的时候么？你可能会认为是有人的车正在被偷。检查几辆车后报警声停了，这个时候你肯定毫不怀疑地意识到这声音只是通常的错误报警声而已。你会开始忽视它们。现在，当你听到报警声，你注意一下，然后就会继续做自己手头的事情。通过暴露及反应干预，我们注意到强迫思想并学着忽视它。经过练习,我们意识到它们不过是错误警报而已。当我们忽视焦虑感,阻止强迫行为的时候,焦虑就逐渐退却了。

儿童链球菌感染相关性自身免疫性神经精神障碍(熊猫病)

儿童出现强迫症已经和 A 组 β-溶血型链球菌联系起来。这种细菌会导致链球菌性喉炎。原以为人体会产生抗神经原抗体来对抗这种细菌,然后这些抗体和大脑中的基底神经组织互相作用。但是有调查显示,这导致了强迫症状或者加剧了已经出现的症状。换句话说,人体形成了一种抗体,不仅防御链球菌,还攻击了人的大脑组织。

由这种相对罕见的自身免疫反应致病的儿童强迫症患者,在接受抗生素治疗链球菌感染后,强迫症病情会出现很大的进步,甚至症状消失。

针对链球菌感染进行紧急治疗是很重要的。如果突然出现或者加重强迫症,伴随着上呼吸道不适,需要赶紧到医生那里检查是否患了链球菌性喉炎。

强迫症和其他相关疾病

患有强迫症的儿童或者青少年经常会有不止一种疾病。抽动秽语综合症、抽动性疾病、注意力缺损多动障碍、学习障碍、破坏性行为障碍、抑郁和其他焦虑类疾病都是患有强迫症的儿童和青少年身上最常见的病症。抑郁大多是在强迫症确立之后出现,它有可能是因对强迫症的回应而产生的(Piacentini 和 Graae,1997;March 和 Malle,1998)。

当孩子患上一种以上疾病的时候,将治疗强迫症的认知行为疗法和针对其他疾病的疗法协调起来是非常重要的。医生、治疗师、老师、咨询专家、父母要通力合作,帮助孩子在对抗强迫症和其他相关疾病中赢得胜利。

抽动秽语综合症

抽动秽语综合症(TS)是一种遗传的神经学疾病。它影响着大约 20 万美国人(Koplewicz,1996)。它的特征是重复地、不自觉地身体移动和发声,这些行为都叫做抽动。症状在 21 岁之前开始,持续至少一年时间。男孩患上此类疾病的几率要高 4~5 倍。每 2 000 名儿童里面只有一名会患上此类疾病,但是大约 15% 的儿童都有过渡性的抽动行为(Koplewicz,1996)。这些行为时有时无。在少数案例中,发声还可能包括一些不合适的词语和短句。这就是秽语。说出这些秽语并不是有意图的，也不是故意的。

不自觉的运动包括眨眼睛、重复清嗓子或者擤鼻涕、猛伸胳膊、踢东西、耸肩和跳跃等。有抽动秽语综合症的儿童或成人有强迫症状是很常见的（McDougle 和 Goodman，1997）。

抽动秽语综合症检查表

抽动可以描述为突然做出一些动作或发出声音的冲动。它包括：

①眨眼睛

②斜视

③咂嘴

④脖子抽搐

⑤耸肩

⑥胳膊乱动、乱甩

⑦咬指甲

⑧跺脚

⑨吠叫

⑩咳嗽

⑪发出嘶嘶声

⑫发出哼哼声

⑬结巴

⑭突然变换声音的语气、速度和大小

⑮念短的、无意义的句子

⑯出汗

许多患有抽动秽语综合症或者抽动疾病的孩子都还有其他的神经精神系统疾病，如注意力缺损多动障碍或者强迫症。当一个孩子同时患有抽动秽语综合症和强迫症时，区分抽动行为和强迫症状是很重要的，因为治疗方法是不一样的。有时很难将抽动行为和强迫仪式区分开来。两者最主要的区别就在于抽动发生于一个感官感受之前，而强迫行为发生在一个想法之前。

注意力缺损多动障碍

注意力缺损多动障碍是儿童最常见的神经精神内系统疾病。它影响了3%~5%的儿童，而男孩发病的几率大概要高 4~9 倍（Koplewicz，1996）。注意力缺损障碍和注意力缺损多动障碍都是以注意力不集中和冲动为特征的,也就是发现很难集中注意力在一件事物上面,同时易受很多东西的影响而分心。当注意力缺损伴随有多动症(过度的无法控制的不安和无法安静地坐着不干扰家人或同学)时,我们通常使用注意力缺损多动障碍这个词汇。

要确诊注意力缺损多动障碍或者注意力缺损障碍,必须要有如下症状:

1.7 岁前出现症状;

2.慢性的(持续 6 个月以上时间);

3.在家或者学校都出现症状;

4.导致患儿严重的问题;

5.大多情况都会出现症状。

其他疾病也会导致注意力不集中、冲动和多动症。比如说焦虑、抑郁和熊猫病等。当症状在 7 岁之后出现时,我们就应该把这些情况考虑在内(Swedo 和 Leonard,1998)。

许多神经精神障碍都会导致和注意力缺损相似的注意力方面的问题。强迫症儿童在集中注意力于强迫思想时,也会表现出无法集中注意力和容易分心的症状。尽管很多还会同时患有强迫症和注意力缺损、注意力缺损多动障碍,这二者的症状常常会混合在一起。被强迫念头占据思想、进行强迫仪式行为的儿童患者常常被误诊为注意力缺损或注意力缺损多动障碍。

史提夫的故事

在升入四年级之前,史提夫一直是个好学生。但是四年级时候他变得越来越无法集中注意力,而且看上去大多数时间总像在做梦。当他没有"做梦"失神的时候,他都从座位上站起来。"坐下,史提夫!"变成他老师最常发出的限制命令。家庭作业极少能按时交上来,因为他不是忘了写就是丢了。他考试不及格,因为他根本没做完。

第一眼看去,很明显地他得了注意力缺损多动障碍。可是仔细的检查评估之后发现,他其实患了强迫症。那么诊断的线索是什么呢?

● 他的症状一直到 9 岁才出现。

● 更进一步的检查和评估显示,当他在"做梦"时,他的注意力实际上是在强迫思维上。

● 他经常离开座位,但是这么做是有目的的。他的强迫思想里有担心母亲受到伤害的内容。摸到门、墙壁或者窗户会让他暂时放松下来。看上去毫无目的的闲晃实际上是他对自己触摸仪式行为的掩饰。

●考试做不完卷子、家庭作业经常弄丢都是因为他过于频繁地检查。每天晚上他都花好几个小时做作业，检查、重复检查答案。沮丧之后，他情愿把作业扔掉也不愿把不完美的东西交上来。

到目前为止，你已经毫无疑问地认识到适当诊断对患有神经精神疾病的儿童的重要性。研究已经显示何种药物和治疗最适合何种疾病。第一步就是要进行正确的诊断。然后，对于任何和强迫症作斗争的人来说，家人的支持都是非常重要的，儿童患者尤其是这样。第18章将会进一步帮助你和家人一起协作，和强迫症做斗争。

家人对强迫症患儿的帮助

家人的参与对任何和强迫症对抗的人来说都是很重要的。对儿童来说，家人的参与是非常关键的。在与强迫症的斗争中，家人需要像小组成员一样与孩子并肩作战。当孩子在与强迫症作战时，父母在几个特殊的领域可以给予帮助。本章剩下的部分就会讨论一下这些领域，并且为父母们提供实际的、详细的建议。

接受和公平

强迫症很不公平，它对患病儿童不公平，对他们的兄弟姐妹也不公平。他们会觉得他/她因为生病而逃脱了不少做坏事的惩罚。他们可能是对的。那么接受教育对整个家庭理解强迫症都是很有帮助的。给强迫症起个名字也很管用。兄弟姐妹们可以责怪强迫症，而不是患者。

帮助家庭成员理解公平和平等的区别。我们是不一样的人，有不同的能力，不同的问题。患有强迫症的孩子刚好就有强迫症这种问题。所有的孩子都应该根据他们的个人需要而被区别对待。这可能不平等，但这是公平的。

用日常生活中的小例子来说明平等和公平的概念。汤米可能参加了男孩童子军，那么你会不会也给萨利也买一身童子军军服呢？当然不会。但是如果她踢足球，那么你可以给她买身足球服。如果萨利戴眼镜，你会不会非让汤米也戴眼镜从而让萨利觉得好受点呢？或者告诉萨利她不能戴眼镜因为汤米都没有？当然不会。这不公平。要指出任何人都是不一样的。我们不能对任何人都一样。我们要把每个人的个人需要考虑在内。

现在,列出你每个孩子不同的兴趣爱好和需要:_____

_____

_____

你有没有区别对待他们呢? 这样做公平吗?_____

_____

列举出你孩子的朋友们不同的兴趣和需要:_____

_____

你的孩子是不是跟不同的孩子玩不同的游戏呢? 这样公平吗?_____

_____

组织和纪律

一个家庭的组织结构是非常重要的。当孩子们知道自己每天有一个可供依靠的时候,他们都会觉得更加安全。当日常规律因生活变动而被打破时,强迫症状就会变得更加严重。假期很好玩,但是它们可能会带来一套新的强迫思想和强迫行为。强迫症患儿在有序的环境中表现最好,而这样有序的环境也会使其他家庭成员受益。

制定明确的规矩和期望。将它们粘在冰箱上。用积极的方式来叙述规矩。比如,"你需要在看电视前做家庭作业。"而不是"家庭作业完成前不许看电视!""你今天可以看 2 个小时电视"而不是"看电视时间不许超过 2 个小时。"

列出你家里最主要的规矩:_____

_____

_____

将日常活动列表。每天不一定非要是同样的活动,但是要让孩子知道每天的安排将会是怎样的。试着大多数日子里在同样时间吃饭、做家庭作业和睡觉。要是计划上的事情没完成怎么办? 帮助孩子接受这种变化。强迫症患者会不喜欢变化,但是变化却是人生的一部分。我们需要接受这一点。

你的家庭计划是什么呢?

17

孩子也会患上强迫症

239

早饭：＿＿＿＿＿＿＿＿＿＿＿＿＿＿＿＿＿＿＿＿＿＿＿＿＿＿＿＿＿

午饭：＿＿＿＿＿＿＿＿＿＿＿＿＿＿＿＿＿＿＿＿＿＿＿＿＿＿＿＿＿

晚餐：＿＿＿＿＿＿＿＿＿＿＿＿＿＿＿＿＿＿＿＿＿＿＿＿＿＿＿＿＿

作业：＿＿＿＿＿＿＿＿＿＿＿＿＿＿＿＿＿＿＿＿＿＿＿＿＿＿＿＿＿

睡觉：＿＿＿＿＿＿＿＿＿＿＿＿＿＿＿＿＿＿＿＿＿＿＿＿＿＿＿＿＿

其他活动：＿＿＿＿＿＿＿＿＿＿＿＿＿＿＿＿＿＿＿＿＿＿＿＿＿＿＿

＿＿＿＿＿＿＿＿＿＿＿＿＿＿＿＿＿＿＿＿＿＿＿＿＿＿＿＿＿＿＿＿

　　压力会使强迫症严重，尤其是在治疗初期的时候。试着保持一个无压的环境。一个有序的环境，积极的态度，无条件的接受都会大大地降低家里的压力。

　　有时候孩子会发现跟强迫症斗争要比接受惩罚可怕很多。不正当行为可能就是强迫行为的一部分，或者也有可能是逃避行为。当然，不正当的行为也可能与强迫症没有什么关系。用纪律来针对和强迫症无关的不服从行为怎么样呢？用你的小标签吧。给所有的孩子建立一个标签表。用一枚标签来奖励积极的好的行为。这些行为因每个孩子年龄、性格和个性的不同可能会不一样。让孩子们参与到设立目标和嘉奖某种行为的过程中来。在每周结束时，再根据这些小标签发一些奖励。同时还要有口头的表扬和鼓励。即便有的孩子没有得到什么奖励，也要表扬他所付出的努力。

　　把全家人集中起来。你们想要奖励什么样的行为呢？＿＿＿＿＿＿＿＿

＿＿＿＿＿＿＿＿＿＿＿＿＿＿＿＿＿＿＿＿＿＿＿＿＿＿＿＿＿＿＿＿

＿＿＿＿＿＿＿＿＿＿＿＿＿＿＿＿＿＿＿＿＿＿＿＿＿＿＿＿＿＿＿＿

　　列出可以用来当作奖励的东西：＿＿＿＿＿＿＿＿＿＿＿＿＿＿＿＿＿

＿＿＿＿＿＿＿＿＿＿＿＿＿＿＿＿＿＿＿＿＿＿＿＿＿＿＿＿＿＿＿＿

＿＿＿＿＿＿＿＿＿＿＿＿＿＿＿＿＿＿＿＿＿＿＿＿＿＿＿＿＿＿＿＿

　　强迫症患儿可能需要一些提示，提醒他们自己的行为已经失控。提前安排好一个信号，当行为举止不当的时候就用它来提示。切莉的丈夫就用了这一招。当他们与别人相处时，他知道切莉又在进行她的强迫行为时，他就轻轻用肘部碰她一下。

　　患有强迫症的儿童的不良表现和没有患病的儿童的不良表现是一样的。他们都需要纪律来控制这些不良行为。当药物治疗和认知行为疗法起作用的时候，父母应该提高自己的期望值。切莉承认说，她有时会利用自己的强迫症作为一些不良行为的借口。"人们是会理解的——我有强迫症嘛。"这就是她的借口。孩子的治疗师会帮你判断,到底哪些负面行为应该被规范,哪些不应该。

"时间到,请暂停"是个不错的规范技巧。选一个地方使用"时间到,请暂停"技巧。卧室可能不是个好的选择。每一岁就有一分钟的时间是个非常好的经验办法。比如说,4 岁孩子的时间就是 4 分钟。一定要清楚什么样的行为可以赢得一个暂停。"但是当我给孩子一个暂停的时候,我发现自己也暂停了",你会这么说。是这样的。所以要为在暂停时候做的事情订一个计划。比如说,这可是你读杂志的好时间。

家庭作业

即便对没有患强迫症的孩子来说,家在家庭作业时间也都变成了战场。那么对于患强迫症的儿童来说,家庭作业让他们觉得更加沮丧。然而,你还是可以做一些事情来帮助你的孩子完成家庭作业。

为了了解孩子面临着什么,试着带着他在经历强迫思想或行为时做一页作业。比如说,非常整洁地写字,出现"错误"的时候把它擦掉。错误是指,个别字母粘在一起,或者某个字母写得不够干净漂亮。当你做完一半时,把它扔掉重新来过。或者做一页作业,然后脑子里一直重复思考孩子可能出现的担忧。不断重复,至少每 30 秒一次。

想象一下,对于一个对自己要求完美的孩子这将是怎样的。他们不仅仅要完成作业,还要做到完美无误。他们必须得 A。当然,你也可以看到逃避作业甚至根本不做是多么的诱惑人啊。

将家庭作业的时间固定下来。晚饭前后这段时间对很多家庭来说都是不错的选择。在做作业之前进行一些安静的活动,在外面很疯地玩耍之后通常是很难集中注意力的。试着不要让孩子在家庭作业完成前进行其他的活动。许多患者都没法把没做完的事情放下。

每晚都要设定一个家庭作业时间,即便有时候没有家庭作业。如果学校没有布置作业,那么鼓励孩子看书、写故事、做数学练习或者做一些其他的学习活动。或者布置一下"妈妈的作业"或者"爸爸的作业"。孩子们很快会意识到这种作业有可能比老师布置的要难。至少要有 30 分钟的作业时间。帮助孩子把作业分成小部分,这样看上去就不会那么痛苦。一个作业任务完成以后休息一下是很有帮助的。让孩子站起来稍微活动一下——但不要开始别的活动。

只要可能,家庭作业应该都在同一个地方完成。要提供好的照明和充足的必需品。在这些地方堆上一些纸张、铅笔、钢笔、蜡笔、剪子等做家庭作业常常需要的东西。这就减少了站起来找东西的需要。允许孩子们帮助选一个自己做家庭作业的地方。如果家庭作业不能每天在同一个地方完成,那么把那些必需品装在一个盒子里以便随时移动。

和老师交流,孩子是否交了作业呢? 记录一下孩子在家庭作业上花费的时间。如果时间过长,可能老师就需要减少作业量,直到患者的强迫症有所改进。

没有抱怨和发脾气地完成作业要被奖励和表扬。将家庭作业奖励和你的标签表结合起来使用。完成家庭作业会得到一枚可以获得奖励的好的标签;没有抱怨地完成了作业还能获得另外一枚。

最后,我们想要给一个非常有挑战性的推荐。关掉电视,让整个家庭都参与到家庭作业时间中来。父母可以用这个时间来阅读或者记账。没有什么比看到爸爸妈妈看书阅读更鼓舞人的了。如果家里还有学龄前儿童,用这段时间给他们读书,或者教他们识数、字母或形状等。

我们家的家庭作业时间:从_____到_____

没有家庭作业的家庭成员要做些什么事情呢? _____

_____

_____

学校

在对抗强迫症过程中,孩子的老师和学校的咨询师都是非常重要的小组成员。但是,学校的相关人员可能会缺乏关于这个疾病的知识。作为家长,你可以帮助并给当地的学校提供信息。

由教育博士盖尔·B.亚当斯和注册护士玛莎·托兹阿一起编写的小册子《学校人士:一个关键的联系》是一本为学校人士辨别、治疗和控制儿童和青少年强迫症的很好的资料。可以从强迫症基金会处获得,对老师来说,这是非常有价值的工具。

玛里琳·P.多恩布什博士和谢乐尔·K.普鲁特博士合写的《驯虎》,是一本非常好的为教师准备的手册,教儿童和青少年了解强迫症、注意力缺损和抽动秽语综合症。书中的很多原则都可以在家庭环境中使用。

如果当地有强迫症基金会附属机构或者互助小组,要求他们派出代表到你孩子所在的学校进行讲演。这将会帮助学校人员更好地理解强迫症并控制它。

通过拜访、打电话和写便条等形式和孩子的老师交流。让他们知晓孩子的新症状、药物变化、药物副作用、认知行为疗法的进展以及那些应该受到表扬的行为。

未来的期望

今天的治疗使得儿童突破强迫症的低潮变成可能。如果你怀疑自己的孩子得了强迫症，在症状普遍之前去寻求帮助。到专门治疗强迫症的精神病学专家那里进行全面检查开始。把家庭成员和学校相关人士都算在内，组成一个孩子可以依靠的互助小组。如果可能，在你进行自主自助治疗计划时，还要找一位有治疗儿童焦虑障碍经验的治疗师参与其中。①

帮助孩子突破强迫症的关键

用易于理解的方式向你的孩子解释强迫症。例如，把强迫症比作打嗝。要强调，你的孩子没有患强迫症。可怕的想法和持续的担忧并不是孩子真实本质。它们只是强迫症的症状。下面是用最佳方式支持你孩子的专业贴士：

- 尝试去理解你的孩子正在经受的确切的强迫思想和强迫行为。儿童和青少年通常会由于强迫思想和强迫行为而害怕，认为这些想法不好或者邪恶。结果，他们就试着隐藏自己的症状，甚至对自己父母和治疗师也保密。

- 帮助孩子区分强迫思想和强迫行为，因为这两者是单独治疗的。强迫思想通常是想法；强迫行为是对这些想法的反应性行动。暴露用来治疗强迫思想，反应干预用来治疗强迫行为。尝试阻止或停止强迫思想具有反作用。还应该让孩子了解，虽然他们不能控制强迫思想，但他们能够选择是否采取自己的强迫行为。

- 帮助孩子认识到进行强迫行为并不能使焦虑减轻。实际上，它能够滋养强迫症这个"恶魔"，让一切都变得更糟。就像中国人说的五指山，你越想逃出来，栽的跟头就越多。

---

① 本章中的某些内容，是由注册护士切莉·佩德瑞克撰写的护理人员继续教育课程《强迫症》中改变而来。该书 1997 年由国家继续教育中心出版，经允许用在此处。

- 给强迫症起个名字，比如担忧先生、整洁夫人、水多多、黏黏胶先生、检查使者或者是计数器，或者你也可以简单给他们命名为：佛列德、山姆、皮特、莫莉或简。和你的孩子一起做这个事情，并从中发现乐趣。这会帮助孩子分散对强迫症的注意力，专注于强迫症这才是真正的问题这个观念，而不在孩子自己。这样强迫症变成一个敌人，而不是一种坏习惯。青少年会觉得这有点孩子气，也许更喜欢使用强迫症一词。没关系，这仍然能够使强迫症外化。

- 父母应该努力把暴露练习做得有趣，且具有挑战性。把游戏结合在暴露中将会有助于增加孩子获取成功的主动性。举个例子，玩一个抓"灰灰球"的有趣的游戏。

- 当孩子了解了强迫症不是他们的错误，他们并非一个人面对的时候，控制强迫症会更容易。强迫症孩子的后援在这方面就大有作用。联系国际强迫症基金会（www.ocfoundation.com）以获得关于当地亲子支持团的更多信息。

- 注意一点，跟踪自主自助治疗对许多孩子和家长来说简直是无法承受的。在这种情况下，应该求助于专家治疗。为孩子的强迫症找到专业的治疗师的信息请参阅第 19 章。

- 参考本书资源部分，获得关于强迫症有关书籍的具体信息。现在有各种很好地解释强迫症的儿童书籍。

18.强迫症是家庭事件

团结就是力量。

——海伦·凯勒

在强迫症治疗和康复过程中,家人起到了重要的作用。家庭压力和家庭不正常,虽然不是强迫症的直接诱因,却能很强烈的影响强迫症患者和他症状的严重程度(March 和 Mulle,1998)。同样,强迫症也会给家庭造成分裂、争吵和严重的误解。

经常丢失的一个概念就是,敌人是强迫症,而不是患强迫症的人。因此,对抗它、控制它需要群体的努力。这一章将会帮助家庭成员理解、支持和鼓励强迫症患者向着康复道路前进需要做些什么。

支持,从每位家庭成员开始

在家庭单元里面应对强迫症,很大程度上取决于每个成员处理不适、迷惑和对疾病和患病亲人复杂的情感的能力。因为强迫症对家庭情感资源的巨大压力,有时家庭成员会觉得不堪重负,甚至会出现一些对强迫症患者有毁灭打击的态度和行为,比如说讥讽、忽视或者公然的对立。

家庭氛围紧张带来的另外一个常见的后果就是不经意间强化了患者的症状。然而通过使用下面的一些策略,家庭成员可以团结在一起,共同促进强迫症患者的康复,使他们更快获得健康。

首先收集事实

当某个家庭成员表现出强迫症状和迹象,你首先必须尽最大努力来了解这个疾病。通过掌握关于此病的好的、基本的信息,可以缓解很多焦虑。开诚布公地和信任的医师或专家讨论家人的问题。把自己变成一个正在影响你家人的这种疾病的专家。现在比以前能获得更多的关于强迫症的资料信息。附件里面包含了一个对强迫症的小介绍和治疗办法。对家庭成员来说，这是个不错的起点。这本工具书的前几章正是基于那些基本信息，可以帮助你理解正在进行自主自助项目的家庭成员经历了什么。

放弃指责的游戏

家庭成员的羞耻、愧疚和自责情绪在家庭内部妨碍了有效地控制强迫症。要注意到，几十年以来，一直都流行将强迫症归咎于不够充分的儿童抚养经历、嘈杂复杂的家庭环境等类似的原因。但愿人的行为可以这么简单就解释清楚。

事实是，并没有多少证据可以证明早期家庭关系会直接导致强迫症（March 和 Mulle，1998）。正如我们在第 2 章中解释的，当某人患上强迫症的时候，基因和生物原因都有可能是罪犯。被强迫症影响的家庭，不应该比那些家人患有糖尿病、心脏病或其他慢性疾病的家庭感到更加羞耻。

将强迫症从密室中赶出来

在家人患上强迫症之后，家庭成员或者关爱者经常会感到一种共同的羞耻感。因为整个社会人口对心理疾病整体缺乏理解，这个问题被恐惧、神秘、混乱和耻辱所包围。家庭成员经常会害怕外人用嘲弄的态度对待他们，认为他们是不好的父母、兄弟姐妹或者孩子。不要允许他人的忽视来支配你对家中患有强迫症亲人的感觉。跟你认为能够理解和支持的人开诚布公地谈论这件事。在社区里找一个强迫症互助小组，并且开始学习更多关于强迫症的知识。

把你在附件里面看到的信息和整个大家庭的成员分享。对那些只想知道基本知识的人来说，附件里的东西既清楚又简洁。嗜酒者互诫会常用的一个短句可以用在这里："没有什么见不得人的"。

控制你的负面情绪

一旦你对强迫症有些理解之后，下一步就是要控制家中因出现强迫症而出现的负面情绪。它们包括愤怒、憎恶和沮丧。

1.放开自己的怒气：要努力接受自己家庭本来面目的一些事实，然而也要找到力量和智慧来改变自己可以改变的东西。接受并不意味着什么都不做。它意味着将你的精力花在寻找有效解决方法上，而不是浪费在生气和憎恨上。

这些情绪只会浪费你宝贵的精力和时间。努力放开自己的怒气，并原谅家中强迫症患者，最重要的，原谅你自己。你并没有做什么事情使强迫症出现，也不应该为此而受苦。这便是强迫症。

2.控制那些他人应该也可以理解的情绪：没有人有义务和你有同样的感受，也没有人只因为你想让他们那样就和你做同样的事。用这些事实和巩固的知识来武装自己，并把这些教育资料带回家中。用温和、没有威胁性的方式同感兴趣的家庭成员分享。

3.预期并接受抵抗：因为缺乏对心理疾病的理解，关于强迫症的病因，许多家庭成员会有先入为主的观念。因此，即便是最好的、最可靠的信息，都要预期到可能遇到的抵制。你可以尝试，却不能预期改变那些根深蒂固的想法。不要将最敌对的、最有偏见的人视为"错误"的甚至是"坏"的人，而是把他们当作是"尚未被启蒙"的人。时间一长，耐心和坚持甚至可以改变那些最牢不可破的观念。

4.做个倾听者：不要说教。强迫症患儿的兄弟姐妹们经常会有深层次的问题，比如说没有发泄和表达的愤怒、愧疚或者憎恨，这些情绪都要求有专业的指导。通过谈论这些感觉，并且学习更多关于强迫症的知识，他们有可能不再说那些伤人的话语，也不再会批评他人了。

自主自助治疗项目中，家庭成员应该如何帮助患者？

一旦患者开始进行自主自助治疗项目，家庭成员可以在他取得进步和康复的过程中发挥重要作用。患者在家里需要一个支持者来帮助他们完成暴露练习和家庭作业。然而，在你开始自己支持者的角色之前，要了解他们在你身上有什么样的预期。而且，这可能是个长期工程，经常需要规律的计划好的时间来帮助患者完成家庭练习。对如此严肃认真的重任，你做好准备了么？

没有肩负起支持者角色的家人和朋友也可以帮助患者。下面这一部分就是专为任何关心强迫症患者的人写作的。

同健康中心的人交流、互相交流

让交流简单清晰。强迫症状时起时伏。当症状比平常严重的时候一定要记住这一点。在这段时间内，降低你的预期，并且鼓励家中每个人说出关于强迫症影响家庭生活的情感。然后一起回忆一下过去强迫症看上去突然严重但情况后来好转的时光。

如果是孩子患上了强迫症，你可能会想和健康中心进行亲密的交流。成人患病则是另外一回事了。问问患者，他/她希望你多大程度上参与其中。同时也问问其他家庭成员的意见。如果患者同意，联系治疗师给你爱的人治病。并且询问一下，你在治疗过程中应该扮演怎样的角色。

不要参与强迫仪式化行为

关爱者和家庭成员应对强迫症给家庭带来的毁灭伤害时，其中一个消极的做法就是参与强迫症。参与，也叫"授权"或者"通融"，是家人在面对患者立即减轻强迫担忧的顽固要求时采取的"维持和平"的一种做法。"授权"，常常是给予失控的、毁灭性的强迫行为绝无后路的一种办法，它遭遇的抵制最少。然而，授权、参与强迫仪式化行为带来的不幸、灾难性后果就是由于家人沉浸其中，强迫症状不断被加强。

家庭成员参与强迫行为的典型方式

• 给强迫症患者洗衣服。患者认为几乎没穿的、或者只穿了一下的衣服都是"被污染的"，因此他们要不必要地、不停地洗衣服。

• 每次，当根本没进行什么不安全活动的患者重复询问他/她自己有没有可能感染病毒生病的时候，重复回应他们，说"你没有艾滋，你不会生病的。"

• 当强迫症患者花费几个小时的时间检查门锁或家电，保证它们一定都关上的时候，给予他所有东西都是安全或者锁上的肯定，或者参与他们的检查仪式行为中。

• 当和有开车时撞到别人这种强迫思维的患者一起乘车时，重复肯定地告诉他们并没有人受伤。

• 帮助那些害怕把"重要"东西丢掉的收藏强迫症患者在丢掉垃圾前检查一遍垃圾。

• 进家门前在车库把衣服换掉，避免引发认为室外污染源会污染到家里的强迫症患者的焦虑。

• 不买化学制剂，尤其是家用产品或者杀虫剂等，因为强迫症患者认为它们是有毒的，是"被污染"了的。

• 屈服于患者反复不停的、使人筋疲力尽的语言要求，要求重复保证什么东西一定是"对的""好的"或者"正确的"，要不就是"没错的、无害的或者不危险的。"在你给出正确的回应之前,他们会一遍一遍地重复这个要求。

●试图用理智的办法将强迫症驱逐。不停地重申一些事实和理论,比如说关于如何感染艾滋病的,或者关于强迫思维是多么不理智的,这种做法只会中和强迫思维,从而鼓励它一直存在下去。

把上面列出的行为记在脑子里,近距离观察一下你家的情况和你个人对强迫症患者的回应方式。在下面空白处写下你或者家人和患者一起进行的所有参与性质的活动。

1. _____

2. _____

3. _____

4. _____

5. _____

6. _____

7. _____

8. _____

9. _____

10. _____

如何停止"授权"强迫症行为?

当你"通融"强迫症的时候,你就在加强它。你是不是应该突然地就不再给予患者肯定或者突然不参与那些仪式化行为呢?可能不是。在没有首先取得患者的合作情况下就停止你的参与行为,很有可能会他们带来巨大的焦虑和打击。最好的行动计划就是,在停止参与强迫行为之前,和患者合作制定一个方案。最理想的状态是,这个过程最好在患者准备好开始自主自助治疗计划前就完成。而熟悉强迫症的咨询师或者治疗师的帮助在此时尤其有用。

停止参与强迫行为的指南

1.要预计到患者在焦虑减轻前会有一段症状加重的时间。患者的高度焦虑起初可能很具有破坏性,但同时也是改变的信号。保持冷静。

2.逐渐减少你的参与行为,但也不能太缓慢了。比如,从把参与行为减半开始,然后每一周或两周又减半。用第252页上的"停止参与强迫行为的周计划表"来设计你的策略。

3.在达成协议的固定期限内停止所有参与强迫仪式行为的举动。这个时间不可妥协。

4.在实施停止参与计划前,公开跟患者讨论你所有的计划。不要出其不意。

5.要预测到一定程度的对于你停止参与行为的反抗。反抗形式可能从温和的不适到愤怒、抓狂,甚至是暴力,虽然很少见。暴力行为是绝对不能宽容的。

6.明确诚实地向患者解释你停止参与行为的原因。保持冷静,但是一定要坚定和直接。同时,以一贯统一的方式回应是非常重要的。

7.当中和焦虑的要求出现时,家庭成员应该用冷静、理智、低调的方式说出下面的内容:

- "我必须拒绝帮你中和焦虑,因为长远看来它对你的健康、对你的家人的健康都有害。"
- "因为我爱你,所以我拒绝参与那些有害的行为。"
- "尽管短时间内我可以让你觉得舒服,但是长期来说我这么做是害你。"
- "我知道这对你很难,会让你伤心,但我最好还是不要为你做那些事。"
- "××博士教我不要参与,而且他知道自己说了什么(他知道自己在做什么),我们决定相信他的判断。"

8.如果完全不回应患者要求的重复肯定不现实,那么和他达成协议,你每天只会回应这样的要求一次。用这个协议当作最终停止所有肯定行为的踏脚石。

9.在开始停止参与活动之前,填一下强迫症授权者的独立宣言。复制一份,签上名字,然后把它放在你家里最显眼的地方。

强迫症授权者的独立宣言

亲爱的＿＿＿＿＿＿＿:

带着最深沉的尊敬、爱意和接受,我给你写下了这封信。虽然患病让你变得不那么容易相处。作为一个参与你强迫行为的人,我已经意识到,参与强迫行为不但伤害了我自己,还在不愿意的情况下加重了你的强迫症。我对你强迫症的授权行为有以下几条:

- 为了使你感觉舒服些或者让你躲避不适,帮助你我进行强迫行为
- 为了保持家里的平静,我协助你或者自己进行你的强迫行为

● 因为害怕你会_____,我协助你或自己进行你的强迫行为

● 关于你的状况和强迫症带来的痛苦,对我自己、对别人撒谎

● 使我的生活成为你疾病的不健康延伸。在试着帮你和减轻你痛苦的过程中,我变得越来越不像真实的自己。我无意识地加重你的疾病,使自己更加深陷

在此我想提请你的注意,从此刻开始,我会充满爱意和尊敬地拒绝一切帮助你的强迫仪式化行为。我会关爱地拒绝你对重复肯定的强迫性要求。这意味着我比自己描述出来的更加爱你,这意味着我对你重获健康的信念如此美好和强大,我一定要下定决心坚持到底。

我相信你。

签名:_____

日期:_____

如何应对寻求重复肯定的强迫性行为

寻求重复肯定的强迫性行为是一个尤其令人痛苦和烦躁的强迫症状,它常常使患者家属陷入其中。它通常以如下顺序发生:

1.强迫担忧侵袭:患者会经历一个强迫想法,这个想法几乎可以跟任何恐惧或者不适的念头相关,比如说:

● "我可能会得艾滋的;我会慢慢地死去的。"

● "要是我父母离开我了,离婚了或是死去了,那该怎么办?"

● "要是餐具室不干净,我被什么细菌传染了怎么办?"

● "这桌子下面可能有虫子,它们会爬到我的食物上的。"

2.焦虑猛然袭击:当上述想法突然出现时,严重的不适发生。在极端焦虑的情况下,患者"自我安抚"或者利用有成果的、有逻辑的自言自语或自我反省的方法减轻不适的能力是非常有限的。

3.减轻紧张、获得轻松的冲动:与自我安抚相反,患者自身经历着无法控制的要从外界获得立刻放松的冲动。这种冲动以提出问题的形式出现:患者刻意要求从一个可信任的或者权威的人那里得到重复的言语上的肯定。

4.得到"解决":当家庭成员感觉到这种严重的焦虑,为了使患者平静就开始对他/她进行言语上的肯定。比如说,"不会的,你不会得艾滋的","妈妈马

上就回来"，或"别担心，这是干净的"，等等。然而，这些回答必须被反复重复，直到那个想法引起的焦虑被中和，患者感到"好"多了。

5.一遍又一遍重复：然后这个循环就开始了。慢慢的，这个烦人的模式固定下来，变成一个很难打破的后天习惯。

用幽默来阻止寻求肯定的强迫性行为

尽管没什么可笑的地方，但是有时以一种幽默的语言来应对关于强迫思想的肯定要求，对减轻紧张感效果更好。避免用愤怒的、批判的语气。下面是几个例子。

如果强迫症患者问：我检查门锁次数够没有啊？

回答：我觉得纳克斯堡可能会用到你的才能，或者你也可以就把家里所有的东西都捐给孤独家庭侵入者协会。

如果强迫症患者问：我是好人么？ 我有没有伤害到别的人、别的东西呢？

回答：你还真有一点杀手潜质，你可以跟开膛手杰克交换一下杀人笔记。

如果强迫症患者问：你还回来么？

回答：不回来了。我去好莱坞当明星去了。

如果患者问：我会得艾滋病么？

回答：我们现在可以开始为葬礼准备一下了。

如果患者问：我伤害你了么？

回答：是啊，我肯定一辈子都好不了了。

停止参与强迫症

既然你已经理解了强迫行为是多么的有害、多么有杀伤力，现在描述一下你停止参与和"授权"强迫症的个人计划。

我家人和我共同参与或"授权"的仪式化行为有：＿＿＿＿＿＿＿＿＿＿

＿＿＿＿＿＿＿＿＿＿＿＿＿＿＿＿＿＿＿＿＿＿＿＿＿＿＿＿＿＿＿＿＿＿＿＿＿＿

＿＿＿＿＿＿＿＿＿＿＿＿＿＿＿＿＿＿＿＿＿＿＿＿＿＿＿＿＿＿＿＿＿＿＿＿＿＿

我们在用下面几种方法来中和患者的焦虑：＿＿＿＿＿＿＿＿＿＿＿＿＿＿＿

＿＿＿＿＿＿＿＿＿＿＿＿＿＿＿＿＿＿＿＿＿＿＿＿＿＿＿＿＿＿＿＿＿＿＿＿＿＿

使我一直作为"授权者"的身份参与强迫症的情感因素是：＿＿＿＿＿＿＿

＿＿＿＿＿＿＿＿＿＿＿＿＿＿＿＿＿＿＿＿＿＿＿＿＿＿＿＿＿＿＿＿＿＿＿＿＿＿

＿＿＿＿＿＿＿＿＿＿＿＿＿＿＿＿＿＿＿＿＿＿＿＿＿＿＿＿＿＿＿＿＿＿＿＿＿＿

停止参与强迫行为的周计划表		
	打算停止的仪式化行为	打算减少参与的程度 （精确一点）	患者是否合作? （是或否）
第1周			
第2周			
第3周			
第4周			

在家庭中应对强迫症的额外指南

• 鼓励服从药物治疗和认知行为治疗

由于副作用,患者偶尔可能需要别人提醒他们服药。如有必要,将药物放在每周提醒箱内,避免漏服或多服。鼓励患者遵照医嘱。有时这意味着当药物副作用非常强烈而症状还未减轻的时候,坚持服药,对药物治疗的耐心是必需物品。

当患者在进行自主自助治疗项目的时候,同样需要鼓励。熟悉这个治疗计划,从而扮演一个有效的啦啦队长的角色。这个项目是非常困难的,并且常常使人沮丧,但是耐心和坚持最终会得到回报:整个家庭的生活质量会变得更好。

• 支持、鼓励

期望值太高会使人更容易遭遇失败。然而,进步不够快也是很让人沮丧的。帮助你的家人设定合理的目标。发掘即便是很小的成功迹象,并对此进行鼓励。避免将患者和其他病人或者未患病家人进行比较。患者的自我形象可能已经很低了。

强迫症会使人士气受挫。患者经常会对自己的行为感到羞耻。他们知道这些行为是不理智的。对于行为的羞耻心经常会变成对自己的羞耻心。"强迫症使我做古怪的事情"的概念慢慢变成了"我是个怪物"。人们需要了解这都是因为他们的强迫症,他们并不是"怪物"或者"疯子"。他们并不等于自己的强迫症。把他们最美好的自我和许多积极的优点和强迫症区分开来是非常重要的。给积极的行为以表扬和肯定。用表扬来回报患者在自主自助治疗项目中获得的小小进步。

● 减轻压力

早期治疗时减轻压力是很重要的。尽可能地使家庭生活程序正常稳定。强迫症患者生活环境的改变和不确定会增加他们的压力。压力会加重强迫症状。即便是高兴的令人满意的时间，比如说度假，都可能导致患者症状加剧。

● 熟悉反复和回落迹象，并了解两者差异

第14章可以帮你和家人识别强迫症加重的迹象。这会帮你巩固在自主自助治疗计划中取得的进步。

● 照顾你自己

照顾好自己，可能是这些指南中最重要的一条了。强迫症可能会占据一个人全部的生活，然后又开始支配家庭生活。不要让强迫症统治了你的家。抽出时间来让自己逃离一下。关注一下自己或者其他家人的需要。参加强迫症患者家人组成的互助小组。这种小组会帮你了解别的家庭是如何应对强迫症的，也帮你获得力量、勇气和有效干预的智慧。

● 关掉电视

电视，虽然能给人娱乐和让人了解知识，但却是强迫症患者恐惧和担忧滋生的温床。就像坏消息传得总比好消息快一样，轰动性的电视新闻节目和所谓的人类利益类节目，通过讲述故事吸引观众，而这些故事则有意向观众灌输世界潜在的危险和伤害的恐惧。

强迫症患者吸收恐惧就像海绵吸水一样。他们对潜在危险和伤害的意向过度敏感，过度预计风险，错误判断电视新闻上描绘的危险和伤害发生的可能性。在许多案例中，他们无法客观公正地评估一条用意良好的宣传性的新闻中所描述的真正风险概率。因此，他们可能尤其易于对困扰的新闻故事过度反应，特别是当症状严重并且故事是以一种非常权威和可信的方式展开的时候。

比如，他们会尤其关注那些关于隐蔽突发的儿童患上某种传染病的故事，或者由之前无害的未被怀疑的日常活动而引发的一些无法预料的危险或者陷阱，如我们每天生活环境中都存在的细菌，等等。这种故事会引发新的强迫症状或者加剧原有强迫思想和强迫行为。考虑尽自己的能力减少家庭看电视的时间，或者在选择家人看的电视节目上更加小心。

● 愿意改变

有时将承诺写下来会有帮助。如果你还没有这么做,那么和患病家人一起重新回顾一下"强迫症授权者的独立宣言"。讨论一下,然后按你的意愿做些改变。然后签上名字。像你回应强迫症那样接受改变,帮助家人突破强迫症。

帮助不愿意承认患病或者拒绝帮助的患病家人

在个别案例中,家人可能在患者承认或接受自己患病之前很多年就已经发现了征兆。尽管带来很大的损伤,他可能还是否认患病或者拒绝寻求帮助,从而给整个家庭导致了严重的痛苦和苦难。抑郁、没有希望和无助的情感会充斥在那些茫然无措不知如何帮助患者的家人心中。

当所有的说服患者承认疾病、寻求帮助的努力都失败之后,用下面的几条指南来应对整个问题:

1.既然数字是有力量的,那么联合起来抱成团来对付患者会是很有帮助的。

2.从训练有素的治疗师或者熟悉强迫症的咨询师那里获得帮助,让他们帮助其他家人和患病亲人之间的交流和沟通。

3.坚定但充满感情地详细解释强迫行为是如何影响家庭生活。解释情况已经是如何的难以接受,并且强调家人愿意帮助的决心。要承认患者正在经历痛苦,只是缺乏面对疾病的支持、知识和工具。要强调是强迫症让人无法容忍而不是患者。

4.如果患者仍然拒绝承认,要告诉他拒绝承认患病实际上也是症状之一。提供帮助,并且告诉患者什么都不做并不是一个可以接受的选择。每个家庭成员都要声明他们可以为改变现状提供怎样的帮助。设立一个获得帮助的时间表,如果没有按照具体的计划行事要明确说明情况,比如带患者去互助家庭、去医院或者其他监护情景。

5.态度坚定,但要随机应变,从实际出发。如果不可能改变,那么更重要的就是采取任何必要措施保证患病的家人能够有尊严地独立生活,并且有足够的机会提高他们在生活中所处的位置。

家人发挥着重要的作用

当冲破强迫症成为一个家庭活动时，它会进行得更加顺利。正确的支持会带来很大的不同。如果你深爱着患者，那么第一步就是学习越多的强迫症知识和家庭支持的知识越好。你是这个小组的重要成员。开诚布公地谈论和强迫症的斗争过程，你爱的人需要你在这个过程中扮演什么样的角色。我们在"资料"那一部分也给家庭成员们列出了一些书目。在你帮助家人突破强迫症的时候，它们可是非常有价值的资源。

19.何处寻求帮助

光说不练假把式。

——中国谚语

从本书一开始,我们就建议在开始自主自助治疗前要向心理健康专家咨询。这个步骤可能会对你的康复进程有很显著的促进贡献。你们中的许多人已经推迟了和专家讨论强迫症状的安排,或者已经因为其他疾病去看过专家。你可能已经准备好跟专家一起应对强迫症问题,但是却不知道从哪里开始。本章将会解决你这些问题和担心。

针对强迫症的专业帮助

无论你是否请精神病学专家或心理学家、心理治疗医师来治疗强迫症,能够帮助你的最好的专业人士就是非常了解强迫症及其治疗办法的人。通常情况下就是精神病学家或心理学治疗医师。精神病学家就是专门治疗人大脑和心理疾病的医生。他们的主要任务是给强迫症患者开药治疗。他们一般都没有接受过认知行为疗法(CBT)的训练,但是应该对这种疗法有所认识。而心理学家、心理治疗医师和咨询医师等,虽不能给病人开药,但是他们通常就都接受过认知行为疗法的训练。一个医生同时有这两种能力是非常少见的。所以比较可能的是你需要为自己的治疗团队找两个专家——一个进行药物治疗,一个进行认知行为疗法治疗。

你从药物治疗开始还是从认知行为疗法开始并不重要。就像我们在本书中一直强调的那样,最好的治疗方法就是将二者结合起来。两者对康复来说都有着重要的作用。有些只选择一种治疗方法而忽视或者逃避另外一种治疗方法的患者,就只能接受部分治疗,那么也只会有部分效果。

还要记得,不同的人对药物治疗和认知行为疗法的反应也不同。也就是说,有些康复中的患者会认为药物治疗是关键因素,而认知行为疗法则不那么重要。但是还有其他一些患者,带着同样的热情,认为认知行为疗法是他们康复的关键因素。还有很多人认为两种治疗方式都同样重要。每个人对不同的治疗反应都不一样。对你适合的方法只有由自己从可用疗法中获得的最大收益来决定。

另外,你咨询的精神病学专家或治疗医师应该在治疗强迫症上很有经验,这一点是很重要的。尽管任何有执照的医生都可以给你开药,但是向持有最高级证书的了解强迫症治疗办法的精神病学家咨询是目前为止最好的选择。强迫症基金会(见"资料"部分)有一个精神病学家和治疗医师的名单,上面的医生据称都有治疗强迫症的额外知识和经验。因为强迫症基金会没有专门研究他们建议名单上的每个医生和治疗专家的资历证书和证明(这肯定是个非常繁重且昂贵的过程),因此消费者要保持警惕。这可能只是在当地寻找合格专家迈出的第一步,但是,是非常有用的一步。

强迫症信息中心、强迫症基金会、美国焦虑疾病协会(ADAA)和行为疗法促进协会也有对治疗强迫症有特殊兴趣的专家和治疗医师的名单。这些组织的地址可以在"资料"这一部分找到。

如果当地没有富有经验的治疗师,你可以从众多强迫症治疗中心中选择一个进行治疗。跟强迫症基金会联系,了解目前正在进行的门诊或住院治疗计划的名单。你可以呆在旅馆里,或者和朋友一起去治疗门诊进行一个详细的评估和深入的治疗。后续的疗程可以通过电话来完成。如果强迫症有伤害自己的风险或危险,那么住院治疗可能就是有必要的了。

因为治疗在时间和金钱上来说都可能是非常昂贵的,因此仔细选择治疗医师。用本章中后面出现的选择咨询师面谈记录表格作为评估治疗医师的指南。从曾经在你想要找的医师那里接受过治疗的病人那里了解反馈。然而,要注意此时可能出现的"做出完美决定"的强迫思维。这会延迟你得到自己需要的重要帮助的时间。带着内心深处关于什么是最好的感觉前进——就那么做,并且坚持到底。

询问未来治疗师的问题

(1)你通常是用什么技巧或者办法来治疗强迫症?

"认知行为疗法"或"行为疗法"是不错的答案。认知行为疗法是指将认知改变原则(以改变观念和态度为目标)和行为改变原则(以改变强迫行为和仪式化行为为目标)同时使用的治疗方法。更进一步问医师他使用何种行为治疗办法。如果他并没有提到暴露及反应干预或暴露及仪式干预(两种说法都可),你可能需要找另外一个医生了。在通读本书之后你应该对暴露及反应干预有非常好的理解。如果没有,那么回顾本书第3章到第6章。

(2)你是由州政府颁发执照的么?

美国每个州目前都可以给心理健康专家颁发最低教育资格和经历要求的证书。尽管拥有这个证书并不能表示这名医师就有能力,但这应该是你检查的最基本的要求。选组有州政府颁发执照的医师,可以当你成为无能或不合适治疗行为的受害者时给你提供法律上的依靠,虽然这种情况很少发生。

(3)你有哪些证书呢?

在寻求进行认知行为疗法治疗时,要注意心理健康学系的硕士学位是可以接受的最小程度的训练。然而,也不要过度关注证书。一个有能力和丰富强迫症治疗经验的硕士治疗师要比一个接受了很多教育但实际经验不足的博士有用好几倍。在强迫症基金会、美国焦虑疾病协会(ADAA)和行为疗法促进协会(ABBT)寻找其中的会员。药物治疗需要硕士学位的治疗师,最好是精神病学专业的硕士。

(4)你有强迫症么? 或者你认识什么人患有强迫症么?

这是个不错的问题,虽然有些无礼。尽管合格的心理治疗专家几乎不可能会患上强迫症,但是他们中间确实很多都有家人患病的个人经历。这可以作为他更好理解强迫症的标志。

(5)你从哪里学会治疗强迫症的办法的?

作为经来说,接受训练是非常重要的。仅仅一个星期的专业强迫症治疗师训练是不够的。要关注背景信息里是否有接受过针对焦虑疾病进行认知行为疗法的深入训练的记录,还要关注目前正在指导的案例记录。精神病学家应该有证据证明自己曾经专门接受了药理学方面的继续教育。

(6)你治疗过多少强迫症患者的强迫症呢?

数字并不重要,重要的是这个医师有为强迫症患者治疗强迫症的经历。许多不是专家的人都帮助过患者解决过很多种类的生活压力方面的问题。尽管这使他们或多或少的了解了强迫症,但这并不是为强迫症患者治疗强迫症所要求的充分的背景知识和经验。

（7）使患者病情改善的最重要的相关因素有哪些？

要找强调将药物治疗和认知行为疗法结合起来使用，并且同时强调家庭帮助重要性的治疗师。

（8）目前你的病人中间，有多少患有强迫症呢？

治疗师的工作越集中于强迫症和焦虑症越好。然而要注意，只有治疗强迫症和焦虑疾病的专家才有可能有很多目前专门接受强迫症治疗的病人。

（9）如果有需要，你是否愿意离开办公室进行暴露及反应干预训练呢？

灵活性在这里是关键。如果暴露练习需要一次或者一系列家访，治疗师是否愿意做需要做的事呢？

（10）在暴露和反应干预练习的时候，如果我在两个疗程之间被"卡"住了或者需要帮助，那个时候你可以帮助我吗？

灵活性在这里又是关键。治疗师必须完全理解暴露练习可能带来的巨大压力，愿意在疗程中间的时候提供短暂的电话帮助并且监控进展。

（11）你支持合适地使用药物治疗强迫症吗？

要对那些对药物治疗有着很深偏见的医师，或者将药物视为治疗强迫症唯一办法而公开抨击暴露及行为干预疗法的医师保持警惕。

（12）在结束治疗时，我会康复到何种程度呢？

如果这个医师向你保证完全康复，或者向你吹嘘一个冗长的已经治愈的患者的名单时，离开他的治疗室。许多合格的、有能力的治疗室都不会向你保证完全康复，相反地，他会给你提供明显减轻症状的希望，提供使你通过学习，尽管有强迫症还能过上更满意的生活的帮助。

其他考虑

（13）你和治疗师相处得来吗？

能够舒适地和治疗师谈论疾病并能向他/她敞开心扉这一点是非常关键的。你必须信任这个人，并且愿意做任何他/她说的对取得进步非常必要的事。

（14）如果没有治疗强迫症的经历，这个治疗师是否有愿意学习更多的关于强迫症的知识？

很多地方都没有有治疗强迫症经验的治疗师。愿意学习并且帮助你进行自主自助治疗计划的医师是不错的第二选择。

```
┌─────────────────────────────────────────────────────────────┐
│                   咨询师选择面谈记录表                          │
│                                                               │
│   名字:                                                       │
│   预约诊疗费用:                                                │
│   预计接受治疗次数:                                            │
│   证书、教育、经历、培训:                                      │
│   目前和过去一共治疗过的强迫症患者人数:                        │
│   是否愿意离开办公室进行暴露及反应干预练习:                    │
│   在需要药物治疗时可以推荐给病人的精神病学专家:                │
│   整体印象:                                                   │
│                                                               │
└─────────────────────────────────────────────────────────────┘
```

互助小组

如果当地有互助小组,那么不错的互助小组可以帮助你达到突破强迫症的目标。意识到你的症状并不特殊可能是一个非常大的安慰。互助小组还对强迫症患者的家庭也大有帮助,尤其是对儿童或青少年患者的父母。

匿名强迫症患者协会(OCA),是 1988 年由罗伊·C 创建的一个互助组织。它利用的原则和其他十二步骤计划与匿名戒酒协会、匿名戒毒协会、匿名戒赌协会、嗜酒者家庭互助会等协会的原则相似。这个计划在罗伊·C 的著作《匿名强迫症患者协会:从强迫症中康复》的书中有所描述。互助小组的名单可以通过它们的网站和电话查到(参见本书"资料"部分)。

"给强迫症患者另外一种生活方式"(GOAL)是由费城的一个强迫症互助小组开始的互助小组形式。它们强调的是在小组集合的中间时间选择行为目标进行练习。乔纳森·葛瑞森医生,"给强迫症患者另外一种生活方式"的创立者之一,建议要有一个有治疗强迫症经验的专业人士来指导小组活动。这个人负责回答问题,使见面会在正常轨道上进行,并且在必要的时候给予个人帮助。

当地的互助小组可以利用这些组织形式中的一个,也可以使用别的已经证明对当地患者有效的组织形式。通过强迫症基金会,你可以找到全国甚至国际范围内举行强迫症互助小组见面会的名单(参见本书"资料"部分)。

网络中的帮助

强迫症患者和他们家人也能从网络世界里得到帮助。网上有很多针对强迫症患者和他们家人的讨论小组。除了一个更详细广泛的关于强迫症影响和治疗的讨论目录之外，还有很多针对家人、父母、青少年、儿童和有个别特殊症状的患者的支持目录。你可以在 ocfoundation.org. 上注册成为强迫症基金会的会员。在加入一个特定的小组之后，你将会收到整个小组的邮件。你可以回复、阅读或者删除信息。"堵在门廊"（www.stuckinadoorway.co.uk）是建立在英国的一个为强迫症患者设立的优秀的网络信息平台。在那上面有相当多的既有同情心又有坚实知识基础的人们。

还有很多网页致力于提供强迫症的知识和信息。许多网页都有"向专家咨询"这一链接，还有信息平台、聊天室以及寻求应对强迫症的资料。我们在本书"资料"那一部分也列出了一些我们最喜爱的网站。

这只是开始

在本书结束之际，我们真诚的希望你在突破强迫症的路上一切安好。对许多人来说，突破是一生的挑战，因为强迫症时有时无。"资料"那部分还充满了很多帮助和希望。除了列出来的网页和互助小组之外，我们还列出了许多致力于帮助人们突破强迫症的组织及其资料。

附　录

针对家人和朋友的强迫症简介

强迫性神经症是以耗费时间的、让人抑郁低落的强迫思维或强迫行为为特征的。它干扰了患者的正常生活,影响了患者和他人的关系,影响了他们的日常行为。强迫思维是指侵入人脑中的、导致巨大担忧和焦虑的持续冲动、念头、意象和想法。强迫行为则是为了应对强迫思维、减轻或阻止担忧和焦虑的重复行为或心理活动。他们经常有神奇地阻止或者避免可怕事件如死亡、疾病或者其他想象厄运的意图。

强迫症的诊断是在精神病学检查、发病历史和症状陈诉、日常行为干扰程度分析的基础上做出的。根据出现症状的性质、长度和频率,医生会将强迫症和其他有相似症状的心理疾病区分开来。

研究表明,80%~99%的人都会出现困扰性的想法。但是很多人能够在大脑中克制这种不愉快的念头而没有感受到太多的不适,或者他们可以轻松地将这种不好的念头完全驱散。他们的这种想法跟强迫症患者的困扰性想法相比,时间上更短,程度上更轻,发作频率更低。而强迫症患者的强迫思维,相反,通常会有一个特别的有力的开始,会产生显著的不适感并且导致强大的、无法抵抗的中和或减轻这种不适感的冲动。

强迫症患者常常还会遭遇抑郁的困扰。大约1/3的患者在寻求治疗时有抑郁症状。大约2/3的患者在他们一生中至少有一次以上的抑郁病史。而剩下的很多患者都有其他形式的程度较轻的抑郁症状。注意观察抑郁的警示征兆是非常重要的。

什么导致了强迫症?

没有人知道这个问题的确切答案,但是研究者正在剥茧抽丝,解开这个谜团。逐渐增多的证据显示,它倾向于在家庭中发作,并且是由大脑结构和回路的轻微变异导致的。最常见到的理论就是，强迫症的病因与大脑重要的神经传送物质——血清素的水平不正常相关。大脑成像研究已经显示出强迫症患者的大脑有个别部分是不正常的。这些部分包括丘脑、尾状核额眶部皮质和扣带回。

如何治疗强迫症？

药物疗法和认知行为疗法是最有效的治疗强迫症的办法。它们可以单独使用，但是如果一起使用，它们就是和强迫症斗争的强大武器。治疗强迫症的最有效药物血清素再吸收抑制剂类药物，包括安拿芬尼、百忧解、舍曲林、帕罗西汀、兰释、西酞普兰和草酸盐依地普仑。它们可以帮助纠正大脑化学不平衡和减轻强迫症状。有些患者可能需要尝试一种以上的药物来发现对他们最有效的药物。而其他人将会需要多种药物混合服用。

认知行为疗法通过给患者提供控制强迫思维和强迫行为的工具来提供帮助。刚开始的时候它可能看上去非常有挑战性，甚至有些吓人，但是强迫症状的减轻使得这一切都值得。同时使用的时候，药物治疗和认知行为疗法互相补充。药物改变血清素的程度，而认知行为疗法通过教给患者对抗强迫行为和强迫思维的技巧来帮助改善患者的行为。药物可以减轻焦虑，从而使应用认知行为疗法进行治疗变得更加容易。

暴露及反应干预

暴露及反应干预，也叫暴露及仪式干预，是治疗强迫症的主要行为技巧。它包括将患者延长暴露与真实焦虑场景和引发仪式行为刺激源中。比如说，强迫症患者会被要求实际触摸或者直接接触他们害怕的东西。比如一个空的垃圾桶，或者是其他"被污染"的东西，而不能进行洗手行为来减轻焦虑。经过重复练习，患者逐渐意识到他们害怕的灾难性后果没有发生也不会发生，而且与这个情境相关的最初的严重焦虑也逐渐减少。这就是"习惯化"过程。暴露最好以阶段进行，以婴儿学步的方式走向对恐怖物品或情境，完成"习惯化"的目标。

反应干预的目的是减少仪式化行为的频率。强迫症患者被要求面对恐惧源，经历进行仪式行为的冲动，然后自觉地阻止类似洗手或重复检查的行为。最初患者可能被要求延迟进行仪式行为，然后逐渐地向彻底抵制强迫行为而努力。

《不要强迫你自己》带领人们经过自主自助项目突破强迫症。最主要的工具就是暴露及反应干预。这个项目同时还使用认知疗法的一些原则。包括改变歪曲观念和信念等。认知疗法鼓励患者明确不正确的态度和观点,然后用更健康更精确的观念来代替它们。

你能做些什么?

做个鼓励者。读本书的前几章,对强迫症有更好的理解。第17章"强迫症是家庭事件"会帮助你在你爱的人和强迫症斗争的过程中提供支持、接受和鼓励。

耶鲁-布朗强迫症量表(Y-BOCS)

问题1~5是关于强迫思维。

强迫思维是侵入思维的令人困扰的想法、意象或者冲动,它抵制你想克制这些想法、意向和冲动的愿望和努力。这些想法通常以伤害、风险和危险为主题。常见的强迫思维有对"污染"的过度恐惧,反复发作的对危险的怀疑,对顺序、对称或者精准的极端关注和对失去重要物品的恐惧。

请回答下面的问题。把适合的数字写在前面的方框里。

1.被强迫思想占据的时间

问题:你有多少时间被强迫思维所占据?

0=无。如果你检查这个答案,并且问题2、3、4、5的答案都为零,那么前进至第6题。

(1)无。

(2)轻度。偶尔出现(一天内少于1小时)。

(3)中度。经常出现(一天内1~3小时)。

(4)重度。频繁出现(一天内3~8小时)。

(5)极重度。近乎持续出现(一天内超过8小时)。

2.社交或工作能力受强迫思维影响的程度

问题:强迫思维使你在社交、学习或工作中受到多少干扰? 有没有因此而使你不能完成某件事情?

(1)无。

(2)轻度。轻度影响社交或工作,但整体活动未受影响。

(3)中度。肯定影响社交或工作,但还可加以控制。

(4)重度。社交或工作受到相应程度的损害。

（5）极重度。丧失社交或工作能力。

3.强迫思维所致痛苦烦恼程度

问题：你感受到多少痛苦烦恼？

（1）无。

（2）轻度。较少有痛苦烦恼，且程度较轻。

（3）中度。经常有痛苦烦恼，但还能控制。

（4）重度。感到明显痛苦烦恼，且次数很多。

（5）极重度。近乎持续感烦恼，以至于什么事情都不能做。

4.对强迫思维抵制

问题：你做过多少努力来摆脱强迫思维？一旦强迫思维出现，你多少次试图转移注意力或不理会它？

（1）一直努力去克服强迫思维。

（2）大部分时间里试图去克服。

（3）做过一些努力试图去克服。

（4）服从于所有强迫思维而没有克服的企图，但有些勉强。

（5）完全并且乐意服从所有的强迫思维。

5.控制强迫思维的程度

问题：你能控制住多少强迫思维？你成功地阻止或转移了多少强迫思维？

（1）完全能控制。

（2）基本能控制。能通过做些努力和集中精神来阻止或转移强迫思维。

（3）能控制一些。有时能阻止或转移强迫思维。

（4）很少能控制。很少能成功地阻止强迫思维的进行。很难因转移注意力而摆脱强迫思维。

（5）完全不能控制。完全无意地在体验强迫思维，很少能甚至仅是瞬间地摆脱强迫思维。

下面的几个问题是关于强迫行为的。

强迫行为是人们不得不采取某些行为来减轻焦虑感或者其他不适感的冲动。患者经常做重复性的、有目的和意图的行为，这种行为被称为仪式化行为。这些行为本身看上去是合适的，但当过度之后就会变成仪式行为。清洗、检查、重复、拉直和收藏等许多其他的行为都可能是仪式行为。有些仪式行为是心理上的。例如，在心里低声地重复地想或者默念某事。

6.花费在强迫行为上的时间

问题:你有多少时间用于强迫行为上？你在日常生活中出现仪式动作时,完成这项活动所用时间比正常人增加多少？仪式行为是否经常出现？

（1）无。

（2）轻度(每天少于1小时),或偶尔出现。

（3）中度(每天1~3小时),或频繁出现(一天多于8次,但多数时间里没有)。

（4）重度(每天3~8小时),或出现非常频繁(一天多于8次,且多数时间里都有)。

（5）极重度(每天多于8小时),或几乎持续性出现(出现次数太多而无法统计,并且几乎每个小时都出现数次)。

7.受强迫行为干扰的程度

问题:强迫行为使你在社交、学习或工作中受到多少干扰？有没有因此而使你不能完成某件事情？

（1）无。

（2）轻度。轻度干扰社交或工作。但整体活动未受影响。

（3）中度。明显干扰社交或工作,但还能控制。

（4）重度。导致社交或工作相当程度受损。

（5）极重度。丧失社交或工作能力。

8.强迫行为所致痛苦烦恼程度

问题:如果阻止你正在进行中的强迫行为,你会有什么感觉？你会变得多么焦虑？

（1）无。

（2）轻度。阻止强迫行为后仅有轻度焦虑,或在进行强迫行为时只有轻度焦虑。

（3）中度。在强迫行为受阻时,焦虑有所增加,但仍可忍受,或在执行强迫行为时,焦虑有所增加而仍可忍受。

（4）重度。在执行强迫行为时,或被阻止执行时,出现显著持久的焦虑,且越来越感不安。

（5）极重度。对指在改变强迫行为的任何干预,或者执行强迫行为时焦虑体验难以忍受。

9.强迫行为产生的抵制程度

问题:你做了多少努力以摆脱强迫行为？

（1）总在努力试图摆脱强迫行为，或症状轻微而无需摆脱。

（2）大多数时间在试图摆脱。

（3）做过一些努力欲摆脱。

（4）执行所有的强迫行为，没有想控制它们的企图，但做时有些勉强。

（5）完全并心甘情愿地执行所有的强迫行为。

10.控制强迫行为的程度

问题：你想执行强迫行为的内心驱动力有多强？你能控制住多少强迫行为？

（1）完全控制。

（2）基本能控制。感到有压力要去执行强迫行为，但往往能自主地控制住。

（3）部分能控制。感到强烈的压力必须去执行强迫行为，不努力的话便控制不住。

（4）很少能控制。有很强烈的欲望去执行强迫行为，费尽心力也只能延迟片刻。

（5）不能控制。完全不由自主地欲望去执行强迫行为，即使作片刻的延迟也几乎不能忍受。

总分：

注意：根据作者的经历，耶鲁-布朗强迫症量表量表分值含义如下：

0~14：没有或轻度强迫症

15~23：轻度到中度强迫症

23~29：中度到重度强迫症

30~40：重度到破坏性强迫症

参考文献

Alsobrook, J. P., Ⅱ, and D. L. Pauls. 1998. Genetics of obsessive-compulsive disorder. In *Obsessive-Compulsive Disorders: Practical Management, Third Edition*, edited by M. Jenike, L. Baer, and W. Minichiello. St. Louis, MO: Mosby, Inc.

American Psychiatric Association. 1994. *Diagnostic and Statistical Manual of Mental Disorders, Fourth Edition (DSM-IV-R)*. Washington, DC: American Psychiatric Association.

Azrin, N., and R. G. Nunn. 1973. Habit reversal: A method of eliminating nervous habits and tics. *Behaviour Research and Therapy* 11(4):619-628.

Baer, L., and M. Jenike. 1998. Personality disorders in obsessive-compulsive disorder. In *Obsessive-Compulsive Disorders: Practical Management, Third Edition*, edited by M. Jenike, L. Baer, and W. Minichiello. St. Louis, MO: Mosby, Inc.

Beck, A. T., G. Emery, and R. L. Greenberg. 1985. *Anxiety Disorders and Phobias: A Cognitive Perspective*. New York: Basic Books.

Billett, E. A., M. A. Richter, and J. L. Kennedy. 1998. Genetics of obsessive-compulsive disorder. In *Obsessive-Compulsive Disorder: Theory, Research, and Treatment*, edited by R. P. Swinson, M. M. Antony, S. Rachman, and M. A. Turner. New York: The Guilford Press.

Ciarrocchi, J. 1995. *The Doubting Disease: Help for Scrupolosity and Religious Compulsions*. Mahwah, NJ: Paulist Press.

—. 1998. Religion, scrupulosity, and obsessive-compulsive disorder. In *Obsessive-Compulsive Disorders: Practical Management, Third Edition*, edited by M. Jenike, L. Baer, and W. Minichiello. St. Louis, MO: Mosby, Inc.

Damecour, C. L., and M. Charron. 1998. Hoarding: A symptom, not a syndrome.

Journal of Clinical Psychiatry 59(May) :5.

Ellis, A. 1962. *Reason and Emotion in Psychotherapy*. New York: Lyle Stuart.

Freeston, M. H., and R. Ladouceur. 1997. What do patients do with their obsessional thoughts? *Behaviour Research and Therapy* 35(4) :335-348.

Freeston, M. H., R. Ladouceur, F. Gagnon, N. Thibodeau, R. Rheaume, H. Letarte, and A. Bujold. 1997. Cognitive-behavioral treatment of obsessive thoughts: A controlled study. *Journal of Consulting and Clinical Psychology* 65 (3) :405-413.

Freeston, M. H., R. Rheaume, R. Ladouceur. 1996. Correcting faulty appraisals of obsessional thoughts. *Behaviour Research and Therapy* 34(5) :433-446.

Frost, R., and R. Gross. 1993. The hoarding of possessions. *Behaviour Research and Therapy* 31(4) : 367-381.

Frost, R., and R. Steketee. 1998. Hoarding: Clinical aspects and treatment strategies, In *Obsessive-Compulsive Disorders: Practical Management, Third Edition*, edited by M. Jenike, L. Baer, and W. Minichiello. St. Louis, MO: Mosby, Inc.

Geller, D. A. 1998. Juvenile obsessive-compulsive disorder. In *Obsessive-Compulsive Disorders: Practical Management, Third Edition*, edited by M. Jenike, L. Baer, and W. Minichiello. St. Louis, MO: Mosby, Inc.

Greenberg, D. 1984. Are religious compulsions religious or compulsive? *American Journal of Psychotherapy* 38:524-532.

Greenberg, D. 1987. Compulsive hoarding. *American Journal of Psychotherapy* 41: 409-416.

Greist, J. H., and J. W. Jefferson. 1995. *Obsessive-Compulsive Disorder Casebook*. Washington, DC: American Psychiatric Press.

Hecht, A. M., M. Fichter, and P. Postpischil. 1983. Obsessive-compulsive neurosis and anorexia nervosa. *International Journal of Eating Disorders* 2:69-77.

Husted, D., and N. Shapira. 2004. A review of the treatment for refractory obsessive-compulsive disorder: From medicine to deep brain stimulation. *CNS Spectrums* 9(11) :833-847.

Jenike, M. 1996. *Drug Treatment of OCD in Adults*. Milford, CT: Obsessive-Compulsive Foundation.

—. 1998. Theories of etiology. In *Obsessive-Compulsive Disorders: Practical Management, Third Edition*, edited by M. Jenike, L. Baer, and W. Minichiello. St. Louis, MO: Mosby, Inc.

Jenike, M., H. C. Breiter, L. Baer, D. N. Kennedy, C. R. Savage, M. J. Olivares, et al. 1996. Cerebral structural abnormalities in patients with obsessive-compulsive disorder: A quantitative morphometric magnetic resonance imaging study. *Archives of General Psychiatry* 53:625-632.

Keuthen, N., R. L. O'Sullivan, and D. E. Jeffrey. 1998. Trichotillomania: Clinical concepts and treatment approaches. In *Obsessive-Compulsive Disorders: Practical Management, Third Edition*, edited by M. Jenike, L. Baer, and W. Minichiello. St. Louis, MO: Mosby, Inc.

Koplewicz, H. S. 1996. *It's Nobody's Fault*. New York: Times Books.

Langer, E. J. 1990. *Mindfulness*. Cambridge, MA: Perseus Publishing.

Leonard, H. 1989. Childhood rituals and superstitions: Developmental and cultural perspectives. In *Obsessive-Compulsive Disorder in Children and Adolescents*, edited by J. L. Rappoport. Washington, DC: American Psychiatric Press.

March, J., and K. Mulle. 1998. *OCD in Children and Adolescents: A Cognitive-Behavioral Treatment Manual*. New York: The Guilford Press.

McDougle, C. J., and W. K. Goodman. 1997. Combination pharmacological treatment strategives. In *Obsessive-Compulsive Disorders: Diagnosis, Etiology, Treatment*, edited by E. Hollander end D. J. Stein. New York: Marcel Dekker, Inc.

Nakatani, E., A. Nakagawa, Y. Ohara, S. Goto, N. Oozumi, M. Iwakiri, Y. Yamamoto, K. Motomura, Y. Iikuta, and T. Yamagami. 2003. Effects of behavior therapy on regional cerebral blood flow in obsessive-Compulsive disorder. *Psychiatric Research: Neuroimaging* 124:113-120.

Niehous, D. J. H., and D. J. Stein. 1997. Obsessive-compulsive disorder: Diagnosis and assessment. In *Obsessive-Compulsive Disorders: Diagnosis, Etiology, Treatment*, edited by E. Hollander and D. J. Stein. New York: Marcel Dekker, Inc.

O'Sullivan, G., H. Noshirvani, and I. Marks. 1991. Six-year follow-up after exposure and clomipramine therapy of obsessive-compulsive disorder. *Journal of*

参考文献

Clinical Psychiatry 52:4.

Pedrick, C. 1997. *Obsessive-Compulsive Disorder*. Roseville, CA: National Center of Continuing Education, Inc.

—.1999. Ministering to students with obsessive-compulsive disorder. *Teachers in Focus*, February. Phillips, K. A. 1998. Body dysmorphic disorder: Clinical aspects and treatment strategies. In *Obsessive-Compulsive Disorders: Practical Management, Third Edition*, edited by M. Jenike, L. Baer and W. Minichiello. St. Louis, MO: Mosby, Inc.

Piacentini, J., and F. Graae. 1997. Childhood OCD. In *Obsessive-Compulsive Disorders: Diagnosis, Etiology, Treatment*, edited by E. Hollander, and D. J. Stein. New York: Marcel Dekker, Inc.

Rachman, S., and P. de Silva. 1978. Abnormal and normal obsessions. *Behaviour Research and Therapy* 16:233-248.

Salkovskis, P. M. 1985. Obsessional-compulsive problems: A cognitive-behavioural analysis. *Behaviour Research and Therapy* 23(5):571-583.

Salzman, L. 1973. *The Obsessive Personality: Origins, Dynamics and Therapy*. New York: Jason Aronson.

Schwartz, J. M., with B. Beyette. 1996. *Brain Lock: Free Yourself from Obsessive-Compulsive Disorder*. New York: HarperCollins.

Seuss, L., and M. S. Halpern. 1989. Obsessive-compulsive disorder: The religious perspective. In *Obsessive-Compulsive Disorder in Children and Adolescents*, edited by J. L. Rappoport. Washington, DC: American Psychiatric Press.

Steketee, G. S. 1993. *Treatment of Obsessive-Compulsive Disorder*. New York: The Guilford Press.

Steketee, G. S., R. O. Frost, J. Rhaume, and S. Wilhelm. 1998. Cognitive theory and treatment of obsessive-compulsive disorder, in *Obsessive-Compulsive Disorders: Practical Management, Third Edition*, edited by M. Jenike, L. Baer, and W. Minichiello. St. Louis, MO: Mosby, Inc.

Swedo, S. A., and H. Leonard. 1998. *Is It "Just a Phase"? How to Tell Common Childhood Phases from More Serious Problems*. New York: Golden Books.

Wegner, D. M. 1989. *White Bears and Other Unwanted Thoughts*. New York: Viking Penguin.

Yaryura-Tobias, J. A., and F. A. Neziroglu. 1997a. *Biobehavioral Treatment of Obsessive-Compulsive Spectrum Disorders*. New York: W. W. Norton.

—.1997b. *Obsessive-Compulsive Disorder Spectrum: Pathogenisis, Diagnosis, and Treatment*. Washington DC: American Psychiatric Press.

Zung, W. W. K. 1965. A self-rating depression scale. *Archives of General Psychiatry* 12:63-70.

参考文献

鹿鸣心理（心理自助系列）书单

书　名	书　号	出版日期	定价
《聆听心声——成功女性的选择》	ISBN:9787562444299	2008年4月	16元
《艺术地生活》	ISBN:9787562443025	2008年5月	35元
《思维方程式》	ISBN:9787562446750	2008年12月	18元
《卓越人生的8个因素》	ISBN:9787562447733	2009年3月	36元
《家有顽童——孩子有了多动症怎么办》	ISBN:9787562448266	2009年5月	18.5元
《疯狂》	ISBN:9787562448600	2009年8月	29.8元
《找到自己的北极星》	ISBN:9787562452355	2010年1月	39元
《思想与情感》	ISBN:9787562452744	2010年5月	32元
《不羁的灵魂：超越自我的旅程》	ISBN:9787562453628	2010年5月	25元
《创伤后应激障碍自助手册》	ISBN:9787562459460	2010年5月	38元
《生命逝如斯——揭开自杀的谜题》	ISBN:9787562459477	2011年7月	25元
《神奇的NLP：改变人生的非凡体验》	ISBN:9787562463046	2011年12月	17元
《登天之梯：一个儿童心理咨询师的诊疗笔记》	ISBN:9787562461692	2011年12月	27元
《良知泯灭：心理变态者的混沌世界》	ISBN:9787562462941	2011年12月	25元
《摆脱桎梏：抑郁症康复的7步疗法》	ISBN:9787562462514	2011年12月	38元
《癌症可以战胜——提升机体抗癌能力的身心灵方法》	ISBN:9787562463979	2012年3月	21元
《我的躁郁人生》	ISBN:9787562467427	2012年6月	29.8元
《大脑使用手册》	ISBN:9787562467199	2012年7月	45元
《自我训练：改变焦虑和抑郁的习惯》	ISBN:9787562470151	2012年10月	36元
《改变自己：心理健康自我训练》	ISBN:9787562470144	2012年10月	32元
《梦境释义》	ISBN:9787562472339	2013年3月	39元
《暴食症康复指南》	ISBN:9787562473008	2013年5月	45元
《厌食症康复指南》	ISBN:9787562473886	2013年7月	39元
《抑郁症：写给患者及家人的指导书》	ISBN:9787562473220	2013年7月	20元
《双相情感障碍：你和你家人需要知道的》	ISBN:9787562476535	2013年9月	56元
《羞涩与社交焦虑》	ISBN:9787562476504	2013年9月	38元
《洗脑心理学》	ISBN:9787562472223	2013年10月	46元
《学会接受你自己：全新的接受与实现疗法》	ISBN:9787562476443	2013年12月	45元
《辩证行为疗法：掌握正念、改善人际效能、调节情绪和承受痛苦的技巧》	ISBN:9787562476429	2013年12月	38元
《关灯就睡觉：这样治疗失眠更有效》	ISBN:9787562482741	2014年8月	32元
《心理医生为什么没有告诉我》	ISBN:9787562482741	2014年9月	76元
《强迫症：你和你家人需要知道的》	ISBN:9787562476528	2014年9月	56元
《远离焦虑》	ISBN:9787562476511	2014年10月	预定价38元

请关注鹿鸣心理新浪微博：http://weibo.com/555wang，及时了解我们的出版动态，@鹿鸣心理。